中文翻译版

你的身体适合怀孕吗？

揭开"不明原因"不孕、流产和试管婴儿失败的秘密

Is Your Body Baby Friendly?

"UNEXPLAINED"INFERTILITY,MISCARRIAGE & IVF FAILURE

原　著　Alan E. Beer,M. D.
　　　　Julia Kantecki　Jane Reed

主　译　刘湘源　金　鑫

科学出版社

北　京

图字:01-2018-4310

内 容 简 介

本书围绕造成妊娠障碍的几大类免疫问题,详细介绍了组织相容性、抗凝血、对怀孕"免疫"、抗精子抗体、过界的自然杀伤细胞、抗激素抗体和抗神经递质抗体等问题的免疫检查和免疫治疗方法,揭开了"不明原因"不孕、流产和试管婴儿失败的秘密,告诉正在经历流产与不孕的患者:由免疫因素引起的着床失败和流产是可以避免的。本书也给相关学科医师提供了从免疫角度解决生殖问题的有效方法和指导。

图书在版编目(CIP)数据

你的身体适合怀孕吗?:揭开"不明原因"不孕、流产和试管婴儿失败的秘密/(美)阿兰·比尔(Alan E. Beer),(美)朱莉亚·堪特齐(Julia Kantecki),(美)简·瑞德(Jane Reed)著;刘湘源,金鑫主译.—北京:科学出版社,2020.6
书名原文:Is Your Body Baby Friendly? ——"Unexplained" Infertility, Miscarriage & IVF Failure
ISBN 978-7-03-065200-3

Ⅰ.你… Ⅱ.①阿… ②朱… ③简… ④刘… ⑤金… Ⅲ.①不孕症—防治 Ⅳ.①R711.6

中国版本图书馆 CIP 数据核字(2020)第 086035 号

责任编辑:程晓红 / 责任校对:张 娟
责任印制:霍 兵 / 封面设计:袁 遥 龙 岩

你的身体适合怀孕吗?

科 学 出 版 社 出版
北京东黄城根北街 16 号
邮政编码:100717
http://www.sciencep.com
天津市新科印刷有限公司印刷
科学出版社发行 各地新华书店经销
*
2020 年 6 月第 一 版 开本:720×1000 1/16
2024 年 5 月第九次印刷 印张:17
字数:333 000
定价:98.00 元
(如有印装质量问题,我社负责调换)

译者名单

主　译　刘湘源　金　鑫
副主译　付锦华
校　稿　刘湘源　商　微　王　芳　汪丽萍　张慧君　郭仲杰
参与翻译人员（按姓氏笔画排序）

于若寒	于新艳	万　莉	王振青	王晓磊	邓晓莉
申　展	付　爽	刘　畅	刘　蕊	刘仲伟	刘建春
刘佩玲	刘晓敏	孙　琳	孙笑丛	牟方祥	李　明
李　莹	李　颖	李欣艺	李常虹	杨　搏	张　舸
张　璐	张永泉	张学勤	张莉芸	张警丰	陈西平
陈泽宇	范　丽	建磊磊	金　鑫	金银姬	赵倩倩
胡燕军	费亚楠	姚　军	姚中强	柴　静	郭　越
郭晓良	郭乾育	彭　萍	蔡珠华	翟佳羽	熊丽桂

谨以此书献给我的导师、合伙人和挚友，医学与理学博士 Rupert E. Billingham 先生

"科学可以改变信仰！如果你还觉得不孕症、试管婴儿失败、复发性流产、早产、低出生体重是（无法用科学论证的）'上帝的意志'，你就永远不会找到有效的治疗方法。"

Peter Medawar 爵士（诺贝尔奖获得者）

中文版序一

怀孕,生儿育女,这看似平常的生活小事,其实大有学问。

最近几年,女性不孕和自然流产的发病率越来越高。这部分女性,或不易怀孕,或频频遭遇胚胎停育、自然流产,给她们带来巨大的痛苦。过去,人们都认为自然流产无非就是一种自然选择,是自然界的优胜劣汰,是因为胚胎本身质量不好而自然导致了流产。其实,免疫因素在正常的妊娠中扮演着至关重要的角色。将近一半以上的胚胎停育、自然流产其实与免疫因素异常密切相关。

或许很多人不理解,免疫因素如何影响怀孕呢?其实免疫系统从很多方面影响着妊娠结局,其中最重要的就是"免疫耐受"。免疫系统最基本的功能作用之一就是"识别异己"。对于器官移植的病人来说,他们自身的免疫系统会攻击外来的移植物,发生免疫排斥,因此在手术之后,免疫排斥问题往往就成了移植成败的关键。对于母体而言,子宫中的胚胎,算是一种"半外来物",因为它还含有来自父方的遗传物质,所以母体的免疫系统对胚胎并不是完全接纳的,而母亲要能够顺利地完成妊娠,离不开免疫系统对胚胎的耐受。

我们在临床工作中遇到过非常多的因为免疫因素导致不孕、自然流产的患者,但是到目前为止,我们国内还没有一部科普作品能够很好地向大家介绍什么是"生殖免疫",免疫如何影响生育问题? *Is Your Body Baby Friendly*?这本书原著已经问世 10 多年,帮助了很多反复自然流产患者了解自己所遇到的问题。现在我们终于迎来了这本书的中文译著版本,相信也一定能够让更多的国内患者受益。

复旦大学附属妇产科研究所　李大金

2020 年 2 月

中文版序二

大约 10 年前,我开始尝试子痫前期的预防性治疗,凭借扎实的产科功底和运用基础的抗凝、抗栓治疗,大部分子痫前期患者没有复发并成功圆梦。如此摸索前进了 3 年,治疗成功率颇高,我也颇感慰藉。

然而没有经过系统的理论学习,面对疑难杂症时,有限的治疗便显得捉襟见肘。在医学的世界里,允许特例治疗失败,但是不允许放弃特例治疗。2012 年,一位经我治疗的患者,子痫复发,保胎以失败而告终。这个个例对我的打击很大,困惑、愧疚、沮丧,五味杂陈!最糟的不是她失败了,而是我不知道为什么失败。我同时感觉到,子痫前期的发生,不只是高凝血、高血压这简单的几个原因,应该有更深层次的病因没有找到!

此后我不断地关注相关文章,发现子痫前期的文章参考文献多来自一个名为 Beer 的博士,并很快通过各种途径,知道了 Beer 博士及其出版的一本著作,专门讲述复发性流产、子痫前期和反复移植不着床的病因及治疗。我迫切地通过美国的朋友购买到了 Beer 博士的这部著作 *Is Your Body Baby Friendly*?如获至宝!

那段时间,我刚刚做了个大手术,在家休养。一个多月的时间里,我如饥似渴地把这本书从头到尾,详细彻底地读了几遍,感觉醍醐灌顶,彻底刷新了我二十几年的妇产科知识,对子痫前期、复发性流产和反复移植不着床的病因解释,也有了一个颠覆性的认知和思维模式,感觉之前在防治子痫前期方面,我的认知只是冰山一角、井底之蛙是也!从此,我真正走上了生殖免疫这一条荆棘、崎岖和孤独的小路!之所以这么说,是因为这方面的理论国内无迹可寻,没有文章、没有指南,全靠自己一步步的探索和不断的临床实践,在前进的路上,很可能有各种各样的"坑"在等着我踩;之所以是小路,是因为生殖免疫是一个边缘学科,涉及多学科协作,所以,必须强迫自己成为一个全科医生,才能基本掌握这个学科的皮毛,走这条路,只能"蹄疾而步稳"!医生对深奥知识的融会贯通、大胆创新,保胎实践过程中的谨慎稳妥,患者的极高依从性和坚强的意志,都是这个学科的必备条件,这些条件,不是单选、多选,而是全选!从那以后的 7 年,我按 Beer 博士的治疗思路,应用于临床,取得了不错的成绩。

该书以通俗的语言,不但全面解读了生殖免疫的全貌,还从临床治疗上给足了治疗方法和疗效解读！更为可贵的是，Beer 博士还从患者的角度去思考生殖免疫给她们带来的痛苦和解决的方法！让成功的患者帮助其他仍在路上的患者，让她们和医生一起努力、互相鼓励，最终圆母亲梦！希望这本书的出版，能够为致力于生殖免疫专业的各位医生提供有力的学术支持，也能为在痛苦中挣扎的患者提供准确、全面的帮助，希望我们、你们，生殖免疫路上的开拓者、奋进者、奉献者，心中有梦想，脚下有力量！

青岛锦华医院院长　付锦华

2020 年 2 月

中文版序三

胚胎因携带父系遗传基因对于母体来说相当于一个同种异体移植物,但在正常妊娠过程中并不被母体的免疫系统排斥,这是免疫学原理的唯一例外,反映了母胎免疫调节的复杂性和独特性。研究生殖道黏膜免疫调节、妊娠免疫调节、妇产科免疫学疾病以及免疫学技术在生育调节中的应用即为生殖免疫学。生殖免疫学作为生殖生物学与免疫生物学交叉的边缘学科,其涉及的学术领域不仅包括基础医学和临床医学的交融,还体现了转化医学的重要实践,成为近年来生殖医学和免疫学领域的热点研究课题。

生殖医学中生殖功能受损的原因众多,其中免疫因素引起的病理妊娠的发生在近二十年来受到广泛的重视。*Is Your Body Baby Friendly?* 由美国 Alan E. Beer 医生等编写,重点围绕生殖免疫功能异常与不孕、反复试管婴儿失败、反复自然流产、早产和低体重儿等反复妊娠丢失的发病机制和治疗措施展开,从免疫学角度提出相应的促进生殖健康和防治生殖疾病的措施。

我们希望为读者提供关于临床免疫学全面而权威、将生殖免疫学与临床紧密相连、但又侧重于生殖免疫疾病的诊断和治疗的内容。本书总结了 Alan E. Beer 医生长期的临床实践经验,它使得生殖免疫学在迅速发展的临床学科中的关键作用得到了充分的认识,可为临床医生特别是妇产科医师、研究生及相关医学研究人员提供生殖免疫学系统知识及该领域的最新研究进展。

我们相信对于包括临床免疫学医师、临床妇产科医师,和对免疫性疾病的机制感兴趣的基础免疫学家都能从本书中获益和受到启发。

上海市第一妇婴保健院生殖免疫科主任医师　鲍时华
2020 年 2 月

V

中文版前言

Is Your Body Baby Friendly? ——《你的身体适合怀孕吗?》,是美国生殖免疫学 Beer 教授主编的一部关于如何面对反复不良妊娠而保护好"你的宝贝"的专著。此书所贯穿的中心意思是描述和强调了免疫因素在复发性不良妊娠中的作用,也许本书的面世能有力地回答国内学术界的质疑,也能使"任何不良妊娠均是优胜劣汰"观点得到一些纠正,让从事这方面研究的医学同行对"免疫性保胎"有一个更深的全面认识。

在 *Is Your Body Baby Friendly?* 中文版即将出版之际,写此前言,临笔踟蹰,一时万千思绪涌上心头。回忆起翻译此书的缘起是四年前仲秋某日,一位经我治疗已成功诞子的广西患者郑重找到我,掏出一本全英文的 *Is Your Body Baby Friendly?* 说:"主任,这是我从美国买来的原版书,虽然我是英语教师,但不太懂专业术语,不过,通过查阅专业词典,觉得写得非常好,我赠给您,希望对您和一些深受痛苦的复发性不良妊娠患者有用。"拿到书后,我系统翻阅了一遍,觉得内容实用、通俗易懂,应该会对复发性不良妊娠患者及从事该领域诊疗工作的医生带来不少益处。于是,便产生了把该书翻译为中文版的念头——制定系统计划、组织专业人员、协调翻译进度、按时完成译制。

历年来,从我收到的数千封患者信件角度看,所有患者无一例外地从自身角度描述了经历复发性不良妊娠及辅助生殖多次失败所带来的撕心裂肺的痛苦——一种痛彻身心的绝望。她们到底经历了什么,旁人可能很难感同身受,多少次清宫、多少次手术、多少次努力、多少次失败、多少次沮丧、多少次无奈……因如此不幸的经历而身心俱疲,而心力交瘁,而万念俱灰,流下无数辛酸血泪,甚至遭遇家庭破碎。

记得一位来自河北的 L 女士,在经历多次不良妊娠、经保胎成功后,倾吐了自己的心声:"最开始是'恨',恨医生用药,恨自己保护不了宝宝。第 3 次流产后,从医院回来正是 2010 年的大年三十,那时候死的心都有,自己受罪,保护不了宝宝,连累全家,让全家跟着一起心痛。看着父母苍老的容颜,心里更不是滋味。张家口的冬天特别冷,大过的,我就想出去冻死。第 4 次妊娠出现胎儿水肿水囊瘤,被迫引产,自己变成了行尸走肉,每天傻傻的,出了月子没待在家,去各地的亲戚朋友家,在这里待二十天,在那里待一个月,心里总是极度空虚!"还有一位患者,经历了15 次辅助生殖失败,第 16 次经过保胎治疗成功后,怀孕到 16 周,因宫颈机能不全再次流产,她当天便从 10 多层的病房大楼跳了下去,结束了自己的生命。我本人从事临床工作几十年,亲见这样的人间悲剧甚多。很多本可治愈的患者,或因歧见、或因谬误,延宕治疗,导致病情积重不返,乃至悲剧不断上演,不亦悲乎?

经过我们长期的临床实践发现,免疫异常和凝血异常导致复发性不良妊娠所占的比例是最大的,而这两方面的问题又往往不被传统医生所了解,或容易被忽视。辅助生殖胚胎反复不着床也同样有免疫因素的存在,因受精卵的一半来自父亲,如果因某些原因使母体的免疫调节和免疫耐受机能丧失或紊乱,来自父亲的部分可能被母体视为异物,出现胚胎的排斥而导致妊娠失败,我们应用一些免疫抑制剂和免疫调节药,就可帮助母体很好地接受受精卵,从而实现成功妊娠。但令人遗憾的是,这样经过临床充分验证,理事圆熟的系统治疗方案却一直未能在业内受到应有的重视。其实纵观医学发展史,每一项新技术和新事物的诞生,总是要经历坎坷曲折,甚至是颠覆。诺贝尔奖获得者、试管婴儿之父罗伯特·爱德华兹(Robert Edwards)在世时,也曾一直受到同行的辱骂和打压,好在经过他二十余年不屈不挠的努力,终究还是克尽功成。斯人斯事,是我一直以来能够矢志不渝、攻坚克难的动力。

鲁迅说:其实地上本没有路,走的人多了,也便成了路。但假如没有人愿意披荆斩棘、开辟道路,那世间就不会有医学的持续进步和发展。作为一名临床医生,仁心仁德,不可毁堕!何况生殖免疫这样厚德培民、利家利国的事业,我们每个人均应有一种责任感,不计艰险、不忘初心、砥砺前行。

这里要特别感谢副主译付锦华主任的鼎力支持,没有她的帮助,本书的及时出版不可想象。还要感谢汪丽萍教授、商微教授、郭仲杰、张慧君、王芳等诸位同仁在校对过程中提供的无私帮助。感谢北医三院风湿免疫科、北京妇产医院、海淀医院风湿免疫科、山西大医院风湿免疫科、潍坊市人民医院风湿免疫科相关医师的参与。此外,还要感谢所有在本书翻译的不同时期,对这项工作给予肯定、赞同、帮助的专家、学者、同事和患者……没有你们的鼎力支持,本书的出版完成将变得无法想象。

总之,我衷心地希望,通过本书的出版,真正能为深受极大痛苦的反复不良妊娠的患者们带来光明和希望!真正对生殖免疫学的发展有所帮助!

北京大学第三医院风湿免疫科主任医师 刘湘源

2020 年 1 月

原著序

妊娠失败和反复流产摧残着患者的精神和肉体，使患者耗费大量金钱、浪费宝贵的卵子、耽误宝贵的生育时机，也让医护人员倍感沮丧。

每一例流产背后都有明确的原因，本书皆有列举阐述。Alan Beer 医师在书中分门别类地论述了该如何应对那些所谓"不明原因"或"没有希望"的流产病例。如果您已经排除了染色体异常、子宫缺陷、感染和激素等常规原因引起的流产，本书就是为您以及那些仍然被不明原因流产所困的患者所写。

免疫系统是人体最重要的一环，它保护着我们，使我们免受感染和异常细胞（可能发生恶变的）的伤害。通过从肿瘤中提取标志物，并诱导针对此标志物的免疫反应，许多过去被认为是终末期的癌症患者现在都得到了治疗。

不孕治疗领域的医务工作者用了这么久才发现复发性不孕/流产与免疫攻击之间的关联，着实让我感到意外。因为在胚胎移植的过程中，胚胎与母体（胚胎载体）的基因显然是不同的。多数人在移植后能够成功妊娠本身就是件神奇的事情。而少数患者则没这么幸运，她们被免疫攻击和血栓困扰着，进而引起胚胎着床失败、流产或宫内营养不足。

Alan Beer 医师倾注了毕生的精力研究和治疗复发性不孕及流产。能够与他相识并共事近 15 年是我的荣幸。

Alan Beer 医师在本书中对各种病例进行了思路清晰的分析并提出了相应的治疗方案，这些治疗方案曾使数千例一度绝望的患者们圆了自己的宝宝梦。

Christo Zouves 医学博士

主任医师

Zouves 生育中心

加利福尼亚达利城

原著前言

不孕症、复发性流产或试管婴儿失败？别再怪运气差了，可能是你的免疫系统在捣鬼。

经历了流产或助孕治疗失败带来的身体痛苦和心理打击后，最难熬的部分往往是那份彻底的绝望感。那种叫天天不应、叫地地不灵的感受使许多患者陷入了严重的抑郁状态。怀孕梦断后的日子度日如年，时间或许能治愈心灵的创伤，可心中的疑惑却一直留存：为什么会这样？哪里出了问题？是我的错吗？

在不孕不育治疗领域耕耘了超过 25 年的 Alan E. Beer 医师找出了过去认为"不明原因"的不孕、试管婴儿失败和流产背后的原因。他通过自己的前沿疗法治疗过 7000 多例患者，治疗后 1～3 个自然周期或试管婴儿周期的妊娠成功率超过 85%。

他的患者平均年龄 36 岁，其中许多已经被之前的医师告知无法生育。她们平均接受过 4 次试管婴儿，不是胚胎着床失败就是流产，主流医疗机构给出的解释都是"不明原因"（特发性）。她们年龄都不小，身体的问题也不简单，她们是一群疲惫的战士，在与不孕症的斗争中尝试过各种传统和非传统的疗法。正是这样的一群患者，在 Beer 医师的帮助下成功拥有了自己的孩子。

不甘心得不到答案，不甘心就这么放弃——带着之前的挫败感和重新拾起的勇气，这些患者找到了 Beer 医师，且大部分都没有通过其他医师的介绍，直接上门。某种程度上说，她们也是不孕前沿治疗领域的参与者，有了她们的参与，后来者的路途便不那么艰辛。在本书中，您将看到患者讲述她们的亲身经历，希望这些经历可以为绝望困惑的您点亮前路。

Beer 医师将导致流产、试管婴儿失败和不孕症的免疫系统疾病分为了 5 类。书中给出了这些理论背后的逻辑，并解释了免疫系统的运作方式以及免疫系统失衡会如何影响妊娠结局，进而阐述了如何通过临时调节免疫反应来解决这些问题，使得身体更加"适合怀孕"。

对正在或曾经饱受妊娠失败折磨的患者来说，Beer 医师的这些发现终于解开了她们心中长存的疑问。正如 Beer 医师所说："让不孕症和流产患者心安的唯一办法就是告诉她们问题是什么，以及能不能解决。否则患者将陷入无尽的自责、悲伤、绝望和疑惑中。"

人类的生育率是低效的，这一问题一直都讳莫如深。本书是有史以来第一本针对这一重大健康问题进行解惑的书籍。书中的论点皆基于事实与数据。从来没有一本科普类书籍在涵盖了如此丰富的关于妊娠失败与免疫系统的专业内容的同时还能如此通俗易懂。

本书是 Beer 医师工作和治疗理念的集大成之作。他的贡献极大地推动了生殖免疫学科的发展，该学科目前是生物医学领域发展最快的学科。目前主流医疗机构已经开始尝试使用这套治疗方法，医学界对它的质疑声也因其疗效显著而逐渐消失。

不管有怎样的争议，有一点是无法否认的：Beer 医师在他人失败的地方取得了成功，并且为世界上数千名女性圆了一个她们过去想都不敢想的梦——将自己的宝贝拥入怀中。

Alan E. Beer博士简介

Alan E. Beer 医师是世界著名的医师和科学家,他学术生涯的大部分时间都在研究免疫系统和生殖健康的关系。近年来,他主要致力于诊断与治疗不孕症、试管婴儿失败、生化妊娠、胚胎着床失败以及复发性流产。迄今为止,他仍在孜孜不倦地研究不明原因流产的病因并不断优化他的治疗方案。

Beer 医师于 1962 年获得美国印第安纳州立大学医学院的医学学位,随后在美国宾夕法尼亚大学免疫和遗传科接受住院医师培训,之后又在妇产科接受专科医师培训。在此期间,Beer 医师对遗传和免疫学产生了浓厚的兴趣,并着手进行了一系列医学试验,这些试验为治疗妊娠失败带来了重大突破。他发现有血缘关系的男女近亲繁殖时,妊娠往往不会成功,且女方会随之出现不孕,这一现象使得他开始思考人类不孕症背后的原因。

Beer 医师于 1971 年获得美国妇产科执业执照。之后分别在宾夕法尼亚大学、得克萨斯大学西南医学院和密歇根州立大学任教。1979 年,Beer 医师被委任为密歇根医科大学妇产科主任,并在这里帮助过一对流产 7 次的夫妻。那时,Beer 医师意识到自然杀伤细胞在妊娠中起着重要的作用,并创立了一套前沿疗法来控制自然杀伤细胞的活性。不到一年的时间,首位通过他的免疫疗法治疗的患者就顺利诞下了一名健康的男婴。

Beer 教授于 1987 在美国芝加哥大学医学院同时担任妇产科和微生物与免疫学系教授。他随后创立了芝加哥大学医学院生殖免疫门诊,专门收治经常规治疗失败的不孕症及流产患者。经他治疗的多数患者最终都拥有了自己的孩子。

1988 年开始,Beer 教授将他的收治人群扩大到了接受辅助妊娠的患者。其中一位经历过 20 次试管婴儿失败的患者,在接受 Beer 教授治疗后不到一年就成功诞下了一对双胞胎。有了这次经历,Beer 教授认为,对于接受试管婴儿的患者来说,不管病情多么复杂,"总还有希望"。

虽然患者数量不断增加,Beer 教授仍然积极参与撰写书籍、专题文章和论文,阐述免疫系统对不孕的影响,并在美国、澳大利亚、欧洲、南美洲的各大医学会议上分享他的研究成果。通过与同行和交叉领域学者分享成果,Beer 教授对生殖过程中免疫与遗传因素的研究得以持续进展。正因如此,他在基础和临床研究过程中十分注重各实验室之间的相互合作。

Beer 教授曾担任美国国立卫生研究院人体胚胎与发育部主任,并积极参与其他与妊娠及人类发育有关课题的研究工作。他还曾担任《生殖免疫学杂志》的主编,是美国生殖免疫学学会的创始成员和前任会长。他现在还是国际生殖免疫协会理事会的高级会员。

Beer 教授于 2003 年开办了 Alan E. Beer 生殖免疫学和遗传学中心,专门为免疫性生殖障碍患者提供评估和治疗服务。2005 年,他与同事 Edward Winger 医师在美国加利福尼亚的圣若泽开设了一家检测实验室。

引 言

"我们找不到失败的原因，一切看上去都很正常"

Julia Kantecki

护士刚刚打电话通知我怀孕检测报告的结果，又是阴性，这已经是连续第 3 次阴性了。我心中五味杂陈，质疑、困惑、愤怒与失望混杂在一起。我已经 40 多岁了，在这次试管婴儿失败后，所有的数据都显示我剩下的怀孕机会越来越少。我当时正在购物中心，放下电话的我只想找个地方坐下来哭一会儿。

20 多年前，我的丈夫接受了输精管切除术，为了能有自己的孩子，我只好选择试管婴儿。我们结婚后不久，他就问过我想不想要孩子，我当时坦诚地告诉他说"再说吧"。那年我 29 岁，完全不知道我的最佳生育年龄已经过去 5 年了。

后来，我在广告公司做总经理，为了事业，我又耽误了 9 年的时间。38 岁那年，我才如梦初醒般地意识到自己已经别无选择，如果不尽快怀孕，我可能永远都不会有自己的孩子了。为了解决这个烦恼，我开始寻医问药。我的家庭医师听说我没考虑过辅助生殖后有些惊讶，于是给了我大概 30 英里（约等于 48.3km）外的一家生殖诊所的电话。因为我的丈夫现在已经有 2 个成年儿子，而且 52 岁的他刚刚当上了祖父，所以对他来说，这件事接受起来还需要点时间。不过看看人家大明星迈克尔·道格拉斯……

第一次与医师见面那天我满心的期待与兴奋。医师告诉我虽然我已经快 40 岁了，但理论上我仍然有可能怀上孩子，尽管他也强调说从现在起我的怀孕概率已经越来越小了，并且我可能已经处在可以怀孕的最后期限。我还记得自己问过一次移植最多可以植入几个胚胎，并且说想要一次移植 4 个胚胎，还天真地说"我好想要双胞胎"。

我把医师的笔记带回家，给我丈夫看了医师画的精子收集过程的草图，然后开始看我能找到的每一本关于试管婴儿和 35 岁以后怀孕的书。我当时以为自己最大的问题是卵子的质量，因为年龄越大、质量越差。我想自己的卵子数量可能会不够，甚至会用到赠卵。即将尝试试管婴儿的我，像是个马上要坐过山车的孩子，想着想着我还一个劲儿地偷笑。可一想到接下来的旅程真的像过山车一样疯狂、未知而且不在自己的控制中，我还是下意识地伸出双手抱住了自己。

后来我才惊讶地发现我对自己的生育能力其实很不了解。我以为我能继承我妈那种信手拈来的怀孕功力——她轻而易举就生了 5 个孩子，老五也是接近 40 岁的时候才生的。而且我从 18 岁开始就一直吃避孕药，我以为现在的子宫肯定是荷尔蒙爆棚，时刻准备好迎接各路"精"英。但其实我并不清楚自己身体的真实状况。

时间到了 2001 年的春天，积极备孕的我蠢蠢欲动。我所在的诊所受孕成功率比较高，35～39 岁每周期受孕率约有 35%。诊所的护士们温柔体贴，讲话轻言细语，这让我感到很放松，也很放心，期待着每一次就诊。接下来就是吃各种药、输各种液，是挺烦的，但良药苦口利于病嘛。那时候我每个月最关注的事情就是自己的月经。

到了 6 月份，诊所开始从我丈夫的睾丸中取精液。他们把取出的精子速冻后再解冻，以检测它们的活性，确保在注入我的卵子的时候质量足够好。我丈夫起初夸下海口说肯定没问题，可不是嘛，他的前妻看一眼他都能怀孕。然而结果并不理想。胚胎学专家告诉我们，经过了速冻/解冻过程之后，几乎观察不到他的精子有任何活动，"除了尾巴有点微微颤动。"因此，为了保险起见，我丈夫需要在我取卵当天取一份新鲜的精液样本。

再次见到医师的时候，我就开心不起来了。我的血检结果中促卵泡激素（FSH）水平是 7.4U/L，医师说勉强算正常，然后又马上补充说："这样的数字我们每天都见得到，到了卵子采集的时候，有些 30 多岁的卵子的质量可能跟 40 多岁的差不多，质量不太……"我听着感觉他是在跟我说："别抱太大希望。"

2001 年 8 月，我开始促排卵，当时离我 40 岁生日还有 3 个月。结果我的老卵巢竟然排出了 15 个卵子，着实让我吃了一惊。经过精子注射后，其中 13 个卵子受孕了。最终医师决定只移植其中 2 个胚胎。2 个之中有 1 个是 4 细胞胚胎，完全没有胚胎碎片，护士看了之后说："真好，长得这么好看的真不多。"

接下来的 2 周，我完全处于神经质的状态，神神叨叨地把各种有的没有的可能怀孕的征兆都记录下来，再后来发现 HCG 激素水平已经降到了 0，没有怀上孕啊。那段时间我不喝咖啡、不喝红酒，每天出门遛狗，吃西兰花，生活得很健康。意志彻底消沉 2 天后，我预约了针灸和催眠师。我必须振作起来。

我的针灸师帮我观了舌象、号了脉之后，说我需要调理，就给我开了一些看着好像碎树皮一样的中药，让我像喝茶那样煎煮了喝。煎出来的药汤黑乎乎的，苦得根本没法下咽，医师只好给我换成药粉，我这才能就着奶昔囫囵地吞下去，那股味道简直别提有多恶心了。代价这么大，这药最好别白喝。

我们又去了诊所，想知道到底哪里出了问题。结果医师叹了口气，告诉我们："那个，我们找不到失败的原因，一切看上去都很正常。有时候确实会这样，没有特别的原因。你的激素水平完全正常，也可能是卵子质量不够好。不过我觉得你还是能怀上的。"离开诊所的时候我们垂头丧气、闷闷不乐。当时我还自欺欺人地觉得是胚胎移植的时候把哪里弄伤了，导致我的子宫收缩的时候把胎儿给挤下去了，所以才没怀上。这件事不能就这么不明不白地过去了，我必须知道原因。

第 2 次备孕做 B 超的等待间歇，我跟一位病友聊了起来。她告诉我这已经是她第 6 次尝试了，还说试管婴儿就是拼运气罢了。我隐约觉得她说得不对，但也说不出理由，就回了她一句："我觉得不是，肯定有原因，不可能只是运气问题。"

我的第 2 次胚胎移植由医师亲自操刀，整个过程一点不适都没有。这次一共移植了 3 个胚胎，过程一切顺利。之后的报告显示有微弱妊娠迹象。结果发现其实是着床不全导致的 HCG 水平从 0 提升到了 5.4U/L 而已。到了下一个周期的时候，3 个完好的胚胎全部没能着床。

这次我和丈夫都哭了，我们回顾了一下过去这段时间发生的事，想办法从绝望的边缘将自己拉回来。我的宝宝梦离我越来越远，想到这里我就开始害怕。难道我就要这样一无所获地踏入可怕的更年期？难道我就要这样无儿无女的老去？我不甘心，这次我一定要找到答案，带我们往正确的方向前进。可这次我依然一无所获。

虽然我的医师发自内心地想帮我，但他实在没办法告诉我失败的原因。他拿着我的病历，皱着眉头翻来覆去地研究我的促排效果和激素水平，可终究还是看不出任何问题。他告诉我说至少看不出有任何年龄因素的影响，可以考虑第 4 次移植。

有个护士曾经告诉我，之前有个患者做了 16 次试管婴儿才成功。当时我吓坏了。我没法想象自己还能再熬过四五次取卵、输不完的液、做不完的血液检查，还有吃不完的激素调节药。我做不到，所以我决定亲自寻找答案。能做的我都做过了：吃有机食品、使用无化学添加剂的清洁剂、做针灸、吃中药、按时锻炼身体、按摩、催眠疗法，甚至还有祷告。现在我除了怀疑我的身体就是注定不适合怀孕以外，实在不知道还能做些什么。

"好消息是你有问题！"

去年一整年我基本上都在网上泡着。我加入了一个论坛，定期更新我求子路上的心路历程。除此之外，通过互联网，我还了解到了世界上其他地方的生殖中心，以及不孕不育方面最新的研究成果。

我最初的想法是去找成功率最高的生殖中心。我母亲住在美国芝加哥北部的莱克布拉夫，因此，我决定去那里的诊所试试运气。做过功课之后，我决定前往芬奇健康科学大学（译者注：后更名为罗莎琳德富兰克林医科大学），当时那里正在开展一个特别的项目，就是通过全面深入的血液检查来判断自身免疫相关的疾病。其实我也有一点免疫系统的小毛病，就是手指有些轻微的关节炎，说不定就是这个导致我不孕呢？虽然看不出两者有什么关联，但是去查一下，把它排除掉也不错。

我约了 Joanne Kwak 博士，她最近刚从 Beer 医师手中接管芬奇大学的一个生殖医学项目。Kwak 博士已经看过了我在英国就诊的病历。她为我介绍了生殖中心的治疗方法，并和我说就目前我的情况来看，我的不孕很可能是由自身免疫问题导致的，也就是说是我自己的免疫系统在抗拒着胚胎，与抗拒异物或癌细胞的原理类似。她还说，其实 2 次试管婴儿失败就已经是免疫排斥的指征了。再之后，生殖中心为我和丈夫采了几份血样去检测。我们其实也不知道自己希望的是什么样的检测结果，其实我的内心深处是希望他们告诉我结果一切正常，我只需要再试 1 次。

1 周后我们去拿结果，面前的护士拿了厚厚一摞检查报告，"Julia，"她轻松地告诉我，"祝贺你，我们查出问题了，而且还不止一个，不过别担心，我们有办法。"告诉我结果的时候，她一直面带微笑，看起来很乐观。受她的影响，我的血液似乎也开始沸腾了。

这份检查报告的细致程度令人咋舌，我的身体状况从这里一览无余。显然，我的问题是血液里自然杀伤细胞和自身抗体的水平过高，导致胚胎移植无法成功。

还有一个问题是，我和丈夫共享 2 个 HLA-DQ 基因型，简单的说就是坏消息。这意味着我必须抑制自己的免疫系统，身体才不会杀死胚胎。护士告诉我，她们做得到，方法是给我使用低剂量的皮质类固醇，通常在器官移植时也会使用这种药物来防止排异。

我们还做了一个叫作莱顿因子 V 的检测，结果是"杂合阳性"，这个绕口的术语的意思是我从父母其中一方遗传了这种基因。实际上，"杂合阳性"这种状况在西方白种人群中相当普遍，呈阳性的人群更易发血栓和卒中。于是我当下就提醒自己别忘了回英国之前买一双弹力袜在飞机上穿。

MTHFR（另一种类型的基因突变）的检测结果也是杂合阳性，意味着我体内的"叶酸代谢异常"，也意味着我动脉硬化和血栓的发病率可能比正常人更高，当然,还意味着我更容易流产或生下来的孩子伴有神经管缺陷。于是医师给我开了一种高剂量叶酸补剂。

我还做了一个长达 1 小时的 B 超,仔细检查了我的子宫和血流状况,结果也是不太乐观。我本来血液循环就不太好,常有四肢冰冷的情况,鼻子也总是发凉,这下发现连身体内部也是这样,流经子宫的血流量很少。最后我的 B 超评估结果是 14 分(满分 21 分),相当于怀孕概率 60％。站在 B 超室的外面,我强装镇定,可内心早已崩溃。

我终于找到了一直以来试管婴儿失败的原因。原本深处黑暗、一无所知的我,面对今天的结果感到头晕目眩,眼前这些客观翔实的数据似乎宣判了我永远无法通过试管婴儿受孕,更不用说自然妊娠了。我去找护士确认这一点,"是的,不治疗的话,肯定怀不上孩子。"护士一再强调。

惊讶已经不足以形容我当时的感受。应该说我彻底傻眼了,之前所有的认知统统被颠覆掉了。我完全没有继承到我母亲的好孕身子骨,相反,我的身体似乎跟胎儿有仇。我现在还必须尽快联系三亲六故,告诉他们凝血因子 V 莱顿突变和血栓的事,告诉他们我们有这个家族基因缺陷。另外,为了预防卒中和深静脉血栓,我的有生之年每天都要服用低剂量的阿司匹林。

然而,护士却告诉我其实这些都是好消息。护士说我现在怀上孩子的概率是 85％。"考虑到你的年龄,"护士补充了一句,"怎么也有 80％ 吧。"我愣了半天没回过神,完全不敢相信自己的耳朵。这也太不可思议了吧! 然而转念间我就平复了下来,默默告诉自己先不要高兴得太早。

Kwak 博士给我在英国的诊所写了一封信,里面有我的各项检查结果和她建议的治疗方案。我的问题看起来很复杂,而治疗方案却似乎很简单。医师建议我在备孕周期采用下面的方案。

1. 小剂量阿司匹林(81mg),每天 1 片。

2. 排卵 48 小时后或胚胎移植后 48 小时内使用孕酮栓剂,每次至少 100mg,每天 2 次;或更高剂量(遵医嘱),用至妊娠第 16 周。若孕检呈阴性则停用。

3. 从备孕周期的第 6 天开始注射肝素,每次 5000U,每天 2 次,用至妊娠,遵医嘱停药。

4. 钙片,每次 500mg,每天 2 次。

5. Folgard RX2.2 每天 1 次。

6. 排卵 48 小时后服用泼尼松,每次 5mg,每天 2 次。孕检阳性后,增至每次 10mg,每天 2 次。

接下来我就去找英国当地的全科医师开处方拿药。因为 Kwak 博士已经在信中礼貌地给全科医师说明了我的情况，所以我以为应该不会有什么问题。

我坐在全科医师的诊室里等他研究 Kwak 医师的治疗意见。等了半天，他摇摇头深深叹了口气说："恐怕我没法给你开这些药，这些药太不符合常规了。你要的这些药一般都不是治疗不孕的。就好比是让我开波音 747，我能看明白说明书，也了解飞机的原理，但我还是不敢开。"

我远渡重洋，从地球的另一头好不容易寻到了不孕的起因，满心以为在这边能多少得到一些认可，没想到我的全科医师竟然如此墨守成规。绝望之际我再三恳求，这才勉强拿到了 1 周的抗凝血药处方，说是让我先用着，再去别处试试。我想这个医师绝对再不想见到我了。

后来我只能从美国搞了些 Folgard 和泼尼松寄到我妈妈在美国的住处，之后从我英国的生殖诊所搞到了依诺肝素钠（克赛，Clexane）。

Kwak 医师一直强调说做体外受精最好用新鲜卵子而不是冻卵。她还告诉我整个周期都服用 Folgard 的话能提高卵子的质量。我以前一直被误导，以为女人一生中能制造的卵子数量是有限的，随着年龄的增长，卵子质量和数量只能一年不如一年。尽管我还有 5 颗冻卵，为了提高成功率，我又做了 1 次促排卵，这次共取了 14 个卵子，其中有 10 个受精，5 个发育成熟。2 天后，诊所选了其中 3 个质量最好的胚胎植入了我的体内，分别是 2 个 4 细胞胚胎和 1 个 3 细胞胚胎。2 周后，我用颤抖的手拿起电话打给医院问我的检测结果，再然后就听到了那既不真实又让人按捺不住喜悦的两个字：阳性！

为了不用侵入性的方式（译者注：羊膜穿刺方式或绒毛膜取样方式）做唐氏筛查，我选择了在孕 11～14 周时采用血检的筛查方式。筛查结果特别好：婴儿唐氏综合征患病概率仅为 1/3300，爱德华综合征仅为 1/41 000。我心里的石头这时才真的落下，为了庆祝自己终于能踏实健康的怀上孕，我去给未来的宝宝买了婴儿床和婴儿车。之后的几个月里，我逐渐减少了泼尼松的用量，以避免突然停药的不良反应。在服用类固醇的这段时间，我没有感到任何明显的不良反应。大医院专家也告诉我说我服用的剂量很小，药物也无法穿过胎盘屏障影响到胎儿，让我放心服用。

我依旧每天注射依诺肝素钠（Clexane）。每隔 2 周我就去住处附近的医院做 1 次常规体检，没问题的话，专家会给我开下一次的处方。有一次我去医院的时候，有个护士告诉我说给有流产史的患者开抗凝血药物的做法很常规——不过就算这样，我的全科医师还是不肯给我开。

从之后的几次 B 超看，我的宝贝个头不错，心搏规律有力。"他"是个男孩。因为自己算是个高龄产妇，专家就直接让我做剖宫产了，我也就没有去研究其他的生产方式。

预产期前的几周，我停用了依诺肝素钠，这是为了防止生产时候的突发事件。在预产期后第 2 天，医师给我安排了剖宫产的时间。手术当天的早上我的羊水破了，医师给我用了引产药，又过了 12 个小时，我开始进入产程，经过了 1 小时精疲力竭的努力，我终于见到了我们的宝宝——我们的"无价之宝"。

宝宝降生后，助产士说之前还没见过我这样的胎盘，还说摸起来像砂纸一样，让大家都摸摸看（我母亲和丈夫表示不用了）。助产士还说这个胎盘看着就像是正常的胎盘里外颠倒了。我后来才知道，免疫系统有问题的妈妈就可能会有这样的胎盘。沙砾样的表面其实是胎盘钙化程度过高导致的，幸运的是宝宝很健康，并没有因此被连累，不过要是当时使用了更强效的免疫治疗方案，可能胎盘的问题也能被避免。

我后来才知道，与其他方案相比，Kwak 博士给我的治疗方案其实已经算比较保守的了。如果需要更激进的治疗方法，就需要去找另一位医师了。他是我参与的这个生殖免疫项目的创始人，没有他，就没有这一系列革命性的检测治疗手段。他就是 Alan E. Beer 医师。

一个想法的诞生

为了将自己身上的免疫问题研究得更透彻,我混迹于一个叫作"生殖免疫关怀"的网站中。如果说我这两年粗浅了解的那些与试管婴儿有关的免疫学术语还算"人类语言"的话,那么这个网站里的人说的简直就是"外星语言"。帖子里动不动就能看到什么"细胞因子比值""NK 细胞检测""NK 细胞数量激增"之类晦涩难懂的术语。

网站里有些会员已经久病成医,发的帖子非常专业,简直不像是患者。还有好多人经历过多次流产和试管婴儿失败,甚至是胎停育。我还看见过因此离婚和得抑郁症的。在这里,我看到的是没有掩饰地提问与毫无保留地回答;在这里,我看到的是勇敢要强的病友们通过发帖相互支持、打气、交换信息。

她们专注、坚定、冷静、缜密。有些反对免疫疗法的家伙暗讽她们是一群内分泌失调的傻女人,我觉得她们完全不是。她们怀疑一切,是因为多年以来那些墨守成规的医师让她们大失所望;她们强硬务实,是因为她们为了维护自己的权益常年跟保险公司周旋。她们的身上少了一分多愁善感,多了一分清醒客观。她们更像是战士和医学生。

网站站长叫 Jane Reed,这位了不起的母亲在 Beer 医师的帮助下已经有了 4 个孩子。没有她,就没有今天的网站。有时候我在想她是不是会分身,因为她可以一边照顾那么大一个家庭,一边还能花那么多时间每天在论坛上帮人答疑解惑。

有些新会员会在帖子中流露出低落的情绪,Jane 往往会这样帮她们打气:"我深知你现在的疲惫与无助,我很同情你。不过我希望你知道,在和免疫疾病作斗争的路上,你不是一个人在战斗。如果你现在觉得恐惧、不安和孤独,我希望你了解,我们大家也是这么过来的,尤其是像你这样刚刚踏上征程的时候,这些负面情绪会特别强烈。恐怕这里没有一个人没有被打针吃药、治疗费和对这种病的不了解打倒过,特别是在医师也不理解你的时候。不过这也恰恰是这个网站存在的意义——你可以在这里学到知识、找到陪伴、得到帮助。通过网络,我们心连心。"

网站里总是有人说,要是有人能写一本介绍 Beer 医师其人其事的书就好了,这样的话,那些不上我们网站的病友就也能用上他的治疗方法了。碰巧的是,后来又有两家媒体也表达了希望把这一全新医学概念带入公众视野的意愿。

第一篇报道于 2003 年初发表,故事的主角是一名 42 岁的英国母亲。她叫

Annette Quinlan，曾不幸的连续流产 19 次，她的第一个孩子是在孕 7 周流产的，之后又连续流产了 7 次，之后她被转诊至利物浦女子医院，在那里查出了她子宫内自然杀伤细胞的水平极高。尽管 Annette 后来使用了类固醇免疫抑制治疗，却还是没能让她摆脱流产的厄运，当时她几乎放弃。然而倔强的她还是决定继续尝试，做更多的检测化验。她当时的想法是，即使她自己不能成功受孕，至少检测结果能作为医学数据帮助到有同样问题的患者。幸运的是，经过了长达 14 年的不懈努力，这位坚强的母亲终于获得了一名女婴。

几周后，另一份在英国全国范围内发行的报纸发表头版头条文章《育儿经："治疗"流产仅需 15 英磅：新发现——调节免疫系统可防止流产》。文章讲述了一位电视制片人 Gillian Strachan 在经历了 6 次流产后诞下了一名男婴的过程。

文章的主人公 Gillian 在将近 40 岁的时候开始备孕，但每次怀孕都以失败告终。为了能怀上孩子，她尝试过各种办法，包括发丝化验（查身体缺乏的微量元素），还专门找营养师调理过饮食，但没有一个医师帮她解决问题。直至最后她才查出自己有易栓症。在已经有 6 周身孕的时候（她反复在这个时间点出现习惯性流产），才开始接受抗凝治疗。

2001 年底，Gillian 在广播里无意间了解到在美国芝加哥的一位名叫 Alan E. Beer 的专看不孕不育症的医师，这位医师是自然杀伤细胞可能参与流产的发现者。她通过互联网找到了 Beer 医师。

这位 Beer 医师的几乎全部学术生涯都围绕着妊娠期间免疫系统所发挥的生理和病理作用。如今，他用长久积累下来的革命性的治疗方法帮助着全球广大的不孕症、试管婴儿失败以及复发性流产患者，且疗效显著。尽管如此，大多数治疗不孕症的从业者却不了解 Beer 医师的治疗理念，因此，他的治疗方法尚未得到主流医疗机构的认可。

家住英国的 Gillian 这样形容她的医师在听到 Beer 医师诊疗理论后的反应："我的医师觉得我是在跟他开玩笑，那种感觉就好像我在跟他说圣诞老人这两天就要去我家给我送宝宝了。"而 Gillian 并没有就此放弃，而是联系到了 Hassan Shehata 医师，身为医学博士的 Shehata 医师当时在英国萨里的埃普瑟姆医院（Epsom Hospital）以及伦敦市中心的李斯特医院（Lister Hospital）担任妇产科专家，他与 Beer 医师使用的是相似的诊治手段。通过血检，Shehata 医师发现 Gillian 的自然杀伤（NK）细胞计数偏高，随后为她开了类固醇抑制免疫药。治疗几个月后，Gillian 就成功怀孕了。

当被问及如何看待医学界对用免疫相关检测来判断流产病因的质疑时，Shehata 医师如是说："有些医师对患者的话充耳不闻，还自以为是地以为免疫疗法缺乏临床证据，这真的很可悲。还有一些医师喜欢用鼻孔看人，就好像患者智商有问题、什么都不懂似的。据我所知，有的患者会因为自己的病而做大量的功课，这些人懂的往往比医师还多。"

谈到 Beer 医师时，Shehata 医师对他表示了极高的赞誉："我个人认为他是生殖免疫学科伟大的先行者。我正是在研读了他的早期成果之后，才开始对这一学科产生了兴趣。经过了这么多年的研究，我可以证明 Beer 医师的观点是正确的——免疫系统、不孕症和流产之间的确存在着联系。"

流产:道不出原因的高发病

我家宝宝几个月大的时候,我的一个闺蜜来我家住。有天傍晚,她得意洋洋地向我们宣布她有了! 预产期是来年夏天。我们当时马上开了香槟为她庆祝。没想到的是,才过没几天的一个晚上,当时我们正吃着晚餐,她突然说感觉不对劲,说罢就冲到楼上的厕所里去了。半个小时过后,她一边哭着一边跌跌撞撞地从楼上往下走,哽咽了半天才说想跟她丈夫单独谈谈。两人谈了很久。再次见到他俩的时候,两个人一副心神不安的样子,然后一脸凝重地告诉了我们发生了什么。

原来闺蜜已经孕 11 周了,眼看就要熬过妊娠 3 个月的危险期。然而从 3 周前开始,她偶尔会阴道出血。她的医师说这种现象很普遍,叫她不用担心。不过随着出血量越来越大,她觉得自己肯定出了大问题。

她们决定立即回家,次日早晨就去做 B 超。检查后发现她怀上的是一个空囊(没有卵黄囊的枯萎卵,卵黄囊是有胎儿发育的必要成分)。他们面临着两个选择:等空囊自然排出或清宫(扩开子宫颈,用刮匙将胎儿从子宫中刮下)。他们等了 1周,没有任何动静,于是去做了清宫。

抱着"我们就要有孩子了"的心情,我的闺蜜和她丈夫一度有过许多美好的憧憬,现在突然间全没了。面对下一次备孕,他们不可能再像之前那样无忧无虑。他们会暗自担心厄运再次降临,还会琢磨采取什么措施才能尽量避免再次流产的发生。闺蜜有一次向我倾诉说虽然流产的事已经过去那么久了,他们夫妻俩还是会经常坐在一起哭一阵,心里才会好过一些。

实际上,澳大利亚的一个心理学研究专家小组已经证实,流产后的低落情绪被业内人士严重低估了。这个小组在《英国医学心理学杂志》发表的报道中指出,流产所带来的低落情绪会在流产后长达 4 个月中每天经历,而迟迟走不出来的原因之一就是流产这件事一直没有一个答案。"不明不白"地失去了自己的孩子对夫妻双方的心理影响巨大,原本就已经因为流产而苦不堪言的他们,往往还因自责变得更糟糕。

文章中,研究人员列举了一些患者自己归结的流产原因:工作太辛苦、喝咖啡、刚怀上孩子那几个月出门旅游;还有一些则是翻出旧账,认为自己无法受孕或足月妊娠的原因是之前做过人工流产或服用过避孕药。

我也经历过试管婴儿失败,在那些完美的胚胎被自己的身体扼杀后,我当然知道自己流过多少泪。虽然当时植入的受精卵甚至都没有着床,我还是会本能地责怪自己,我当时就觉得发生了这种事只能怪自己,怪不得其他的人或事。我会莫名其妙地想东想西,想我究竟是怎么害死我的孩子的:"是不是我给自己的压力太大了?""是不是我在应该卧床休息的时候跑去打扫房间了?""该不会是因为那杯红酒吧"……

看过 Beer 医师的问与答之后,他的一句话一直在我的脑海中萦绕:"女性的身体素质其实比人们想象的要好得多,孕育生命这件事不在话下。"我在想,既然是这样,为什么会有那么多早期流产? 又怎么会有那么多夫妻在求子之路上走得那么艰辛?

幸运的是我在做试管婴儿的时候,免疫问题发现得比较早。要是当初没有做免疫抑制和抗凝治疗,我可能根本怀不上孩子,或是一次接一次的流产。那么,为什么总有一些人的身体就不适合怀孕呢?

孕早期流产已经频繁到几乎被认为是普遍现象。Henry Lerner 医师在其2003 年出版的关于流产的书中将孕早期流产描述为一种"自发、频发且常规的现象"。的确,我们从英国和美国看到的流产数据不太乐观,整体流产率为 10%～25%,这其中 75% 原因不明,因为大多数人在流产后并没有追踪流产原因。一般第 1 次流产后,医生不会做任何处理,只是让患者"再试一次"。

高龄妇女怀孕更容易出现胎儿染色体缺陷的问题,因此,美国妇产科学会建议,对 35 岁以上、连续发生过 2 次流产的女性排查流产原因。现实却是,除非有至少 3 次连续流产病史,大多数妇产科医师在患者第 1 或第 2 次流产后,只是草草写下"不明原因"4 个字,压根就不去积极寻找病因。

然而 Beer 医师却不会这么做,他认为每次流产都不是偶然,必有原因。他告诫大家:"胎儿的死亡必然事出有因,我强烈建议在头一两次流产后就立刻去做检查,完全没必要等连续 3 次——从我了解到的资料来看,这么做毫无科学根据。我们会不会得 3 次肺炎才去医院? 身体不管哪里出了问题,都可以第一时间就做活检,为什么到了流产的时候,我们就不这么做了呢?"

以下数据摘自 www.womens-health.co.uk 网站:"怀孕人群的整体流产率超过 25%……其中大部分发生在孕早期,即妊娠第 1～13 周。生化妊娠(胚胎着床早期,即临床所定义的妊娠期之前)的发生率约为 30%。流产人群的 50% 或只是运气使然……大多数早期流产的原因仍不明确。约每 36 名女性中就有 1 名在一生中会出现 2 次不明原因的流产。"

姑且不提这些数据,起码我们应该都会承认现在的流产率的确居高不下,且高流产率的背后一定事出有因。"原因不明""运气使然""运气不佳"根本就不是医学术语，而是赌徒的语言，病历上根本就不该出现这些话。难道流产就是倒了霉？就像被雷击了或者被车撞了？流产不仅意味着生命的终结，还意味着悲剧的上演。对于如此沉重的事件，现代医学怎么会允许用这类话语来草草打发患者？更让我感到不解的是，纵使流产率如此之高，却为何极少有人去探究背后真正的原因？

曾有病友在谈论自己的流产经历时说道："我要是在第一次流产之后马上做检查就好了，那样的话我们说不定就能找到原因，而不至于再流产一次了。不过事实上，只有再流产一次医师才会重视患者的保胎问题。这种判断标准真够折腾人的。"

更何况，由于知识水平的局限，常规检查项目不一定能找出复发性流产的原因。或许是诊疗费或诊疗规程方面的限制，许多医院无法真正解决患者的问题。比如伦敦圣玛丽医院（St. Mary's Hospital）在它们的一份名为《是什么导致了流产》的患者须知中强调："即使全面评估后，仍有许多复发性流产的病因未明。"

再看看美国妇产科学会是怎么说的：业内关于复发性流产的研究成果和治疗方案五花八门，导致部分患者和医师采用了其中的某些"替代疗法"或是诉诸于某些"假说病因"。甚至连英国政府御用的公立医疗系统行医标准指定方英国皇家妇产科学院也表示："治疗复发性流产时，不提倡采用经验疗法。"

无独有偶，某知名生殖专家曾公开表示："曾有多次流产史的患者，即使未能找出流产病因，下一次成功受孕率仍然过半，你唯一需要的'治疗'就是爱的力量！"不难看出，有多少这样的医师，明明自己拿不出任何临床证明有效的治疗方案，却仍然不愿意尝试从免疫的角度解决生殖的问题。

"由免疫因素引起的着床失败和流产完全可以避免"——我们应该把这个信息传递给每一位正在经历流产与不孕的患者——正因如此，Beer 医师才愿意在百忙之中抽出时间参与本书的撰写，将长久未解的秘密公之于众。

"别担心。有问题,我们就能查出来;查不出问题,更值得开心。重点是,借助诊疗可以使你了解,你只是身体出了问题,而不是做错了什么。可能你还是会担心再次流产,但这次我们将明确病因,只有这样,我们才能克服它并战胜它。"

Alan E. Beer 博士

目 录

1

生殖免疫学：
找出"不明原因"之原因

Alan E. Beer 博士

从"满心期待"到"折戟沉沙"，不孕症、流产和试管婴儿失败带给患者的是身心疲惫、家庭破裂和心灰意冷。她们独自承受着不幸，日渐消极、悲观与封闭，甚至怀疑自己的生育能力。此刻，能帮她们走出泥潭的方式只有向她们证明：她们其实可以生育。

长久以来，医师在面对复发性流产的时候，说得最多的话就是"天意"或"人体的自然排异"。有的医师真的认为流产与癌症、肺炎、艾滋病一样，就是因为运气差。哪个神智正常的医师会在他的论文里将某种疾病诊断为"运气差"？可就是这些医师在处理不孕的时候采取的就是这样的套路：常规检查治疗－无效－送去做试管婴儿。殊不知，这些患者也许并不是真的无法生育，而是另有原因。

在多数情况下，如果采用试管婴儿的患者仍然无法妊娠，医师给她们的结论往往还是"运气不好"，并鼓励她们再试一次，但使用赠卵或赠胎。有些可怜的患者，如此抱着"该转运了吧"的心理，一次又一次的尝试，却一次又一次的失败。她们付出的代价往往是毕生的积蓄，甚至债台高筑。

四处碰壁后，她们开始情绪低落与沮丧，不再相信自己能要上孩子。我最替她们难过的地方是，整个过程中，她们心中的希望是一点点被蚕食掉的。每天，我都会遇到许多走投无路的患者上门寻找妊娠失败的原因，她们中的多数都希望得到进一步的治疗。为了让如此众多的患者得到救治，我决心将免疫参与（身体没有其他问题的）女性不孕和流产的机制了解清楚。

20 世纪 80 年代时，我发现某些免疫活化产物会导致胎盘损伤、流产、胚胎损伤和着床失败。自然杀伤细胞——也就是本应该帮助身体对抗癌症的细胞——在子宫或血液中的浓度有时会过高，这会杀死胚胎或干扰内分泌系统（导致妊娠所需的激素不足）。如果妊娠期不采取免疫抑制治疗，在生产时，母亲和新生儿还常常会出现并发症。

我在研究中发现了一个现象：某些夫妇双方的基因组合之后，产生的胚胎会被母体的免疫系统误认为异物，甚至是癌细胞。结果进入子宫的胚胎就像是羊入虎口，即使植入的是高质量的试管婴儿胚胎，也始终无法妊娠。换句话说，母亲成了杀死自己宝宝的连环杀手。

自身免疫问题不仅会伤害胎儿，还会损害甲状腺、(胰腺中)分泌胰岛素的细胞和(身体各器官)分泌 5-羟色胺的细胞。你猜对了，由于生理状态的改变，不孕症常会伴随精神失常——我没有在开玩笑。是时候严肃对待不孕症了，因为它不仅意味着不能生育，还意味着其他健康问题。

不难看出，我们不应只是为了怀孕而"应个急"，暂时调节一下免疫系统了事；而应着眼于患者的长期健康，彻底了解其身体状况。通过特殊的检查手段，完全可以查出妊娠失败的深层原因。只有这样，下一步的免疫调节才能有的放矢。

悲哀的是，如果你把这些观点告诉你的医师，等待你的很可能是冷眼与嘲笑；但也正是这些医师，在免疫问题影响到甲状腺、胰岛素分泌细胞和关节时，他们却会正视免疫因素。在他们眼中，除了传统保胎药可以治疗不孕和复发性流产之外，其他的都没有生理学病因。我之所以这么说，是因为在治疗高龄女性不孕(妊娠失败不少于 3 次的)方面，全世界没有人比我更有经验。

我期盼有一天，患者不再需要熬过毫无价值的 3 次(或更多次)着床失败或流产，才有人告诉她们免疫问题或许才是原因，是可以通过治疗解决的。我认为，除了医学领域目前提倡的"妊娠风险评估"，我们务必加入"免疫风险评估"。我坚信，通过这个评估，我们可以排查出有免疫问题的人群(即使是首次试管婴儿之前)，从而大幅减少她们金钱、时间和感情的浪费。孕育生命对于人类的生殖系统而言绰绰有余，如果妊娠失败，就肯定事出有因。

我的研究表明，有五类免疫疾病可以导致不孕症、试管婴儿失败或流产。在过去的 25 年里，我治疗过的 7000 多名患者总共诞下过 7000 多名婴儿。经我治疗的近 90% 患者在 3 个自然周期或试管婴儿周期内都能成功受孕。我在工作中遇到过许多鼓舞人心的故事，通过本书与大家分享其中的一小部分。

50% 的患者中，有 50% 以上是直接找到我的，而非通过她们原来的医师介绍，甚至有一些是不远万里专程来访。对于那些通过免疫治疗最终受孕并顺利产子的患者，她们的成功很大程度源于那份寻找答案的决心。她们也为后来者踏出了一条道路，为求子路上的疲惫身影指引了方向。我不认为自己无所不知，但说到这一领域的经验，我依然底气十足。而这些宝贵的经验，正是来源于许许多多像您一样的患者。

请相信，即使您已经失掉所有希望、流干所有眼泪、想尽所有办法，我们仍然有很大把握让您也享受到天伦之乐。作为医师，讲出或者写下莫须有的事情有悖于我的职业道德，但事实是，有那么多像您一样的患者都得到了治愈。我想再强调一次，孕育生命对于人类的生殖系统而言，真的是绰绰有余，你也可以向自己证明这件事。

2

什么是生殖障碍

试管婴儿失败后空荡的心、一连几个月怀不上孩子的焦急、流产后肉体与心理的双重痛苦……不孕不育的千沟万壑中,无论你走过哪一条,心中未免都会疑惑:"我是怎么了?"

目前被普遍认可的不孕不育原因有 6 种:

- 染色体异常
- 子宫或宫颈异常
- 激素失调
- 感染和疾病
- 环境因素
- 免疫系统问题

每一种原因貌似相互独立,互不相干,实则全部直接或间接与异常免疫活动有关。Beer 医师更是认为,今后免疫问题将被证明是大多数流产、不孕症和试管婴儿失败最重要的因素。要明白它们之间的联系是如何建立的,就需要先梳理每一种原因的细节。

染色体异常

染色体异常所引起的流产常出现在孕 10 周前,这种异常一般因细胞分裂过程中的差错所致。当存储在 DNA 中的遗传信息被改变时,其功能也随之发生改变,此时细胞突变就发生了。年龄增长与染色体异常的关系最密切,然而环境中的诱变物质也可破坏基因和染色体而导致异常。

染色体异常有两种基本类型:数目异常和结构畸变。在受孕时,两套 23 条染色体结合创造出全套 46 条染色体。一些病例中,当精子或卵子中的染色体数量从 46 条减至 23 条(减数分裂时),会意外地多保留一条染色体(三体型),使得胚胎中带有 47 条染色体，这样的胎儿如果没有在前 2 个孕期流产，存活者就会发展为具有先天缺陷的患儿。"高龄产妇"（35 岁以上的产妇）更易产下三体型（译者注：唐氏综合征）患儿，约 660 个新生儿就会发生 1 例。

Beer 医师发现，染色体异常的胚胎在发育早期同样可能存在免疫应答。他认为："存在免疫问题的身体，其攻击对象不仅有正常胚胎，还有存在基因缺陷的胚胎。因此，由染色体异常导致流产的诊断并不意味着可以排除免疫病因。曾有例流产过四五次的患者带着第一次流产后保存的胎盘石蜡切片来找我。为她做过血检并分析过切片后，我惊奇地发现，血检所揭示的免疫问题在第一次流产的胎盘中也可以观察到。因此，免疫问题与胎儿是否有遗传缺陷并无关联。"

研究表明，试管婴儿过程中培养的胚胎，约有 50％存在染色体缺陷；非复发性流产的胎儿，约有 66％。也就是说，健康婴儿只占全部流产的约 40％。如果流产的起因是免疫问题，那么多数患者都能得到有效的治疗。

解剖结构异常

15％～20％的孕中期流产与宫颈病变有关。病变的宫颈会过早扩宽和开张，其原因包括清宫次数过多、严重炎性免疫反应以及己烯雌酚（DES）的使用。DES是一种 20 世纪 40～70 年代早期广泛用于预防流产的药物。由于发现该药物可诱发一种罕见的阴道癌，且 DES 使用者的女性后代中，有近 50％发展出子宫缺陷，不孕率也高达 1/3，美国于 1971 年全面禁止了该药物在妊娠期的使用。

研究人员观察到了某些接触 DES 的女性后代其免疫系统发生了某些病变。Beer 医师认为这些改变实则遗传自母体，也即是导致母体流产的自身免疫问题。他说："我发现服用 DES（治疗不孕症和流产）的母亲生下的女儿常常患有与母亲相同的免疫问题。而她们的女儿经适当的免疫治疗后，生育能力与正常人无异。"

某些复发性流产患者的子宫形状不规则，这也可能影响胎儿的发育，如子宫纵隔（形成子宫过程中组织本应双侧融合却只在宫底融合）可导致某些区域的血流量过少，进而影响胎儿的营养供应；其他子宫异常包括双角（2 个）子宫、单角子宫（子宫异常小）和 T 形子宫。然而 Beer 医师认为："T 形子宫与流产关联不大，需要解决的应是现象背后的遗传性自身免疫问题。"

大的子宫肌瘤可影响小部分孕妇的胚胎着床。Beer 医师建议，当子宫肌瘤过大、侵入宫腔（并影响子宫血流）时，建议摘除。

激素(内分泌)失调

在月经周期的后半段,子宫内膜在孕酮的作用下为受精卵着床待命。孕酮水平低是促卵泡激素过高的信号,表明排卵或黄体(由排卵后的卵泡转变而成的身体结构)质量不佳。孕酮这一关乎生命繁衍的激素不足的另一个原因是身体中在产生对抗它的自身抗体。

甲状腺素不足也可引起妊娠终止。甲状腺疾病可引发抗甲状腺抗体的产生,亦可引发自然杀伤细胞水平升高,继而导致着床失败。可惜的是,激素检查时常漏检自然杀伤细胞水平值。

感染和疾病

病原体也能活化免疫系统,如 Epstein Barr 病毒(译者注:EB 病毒)、6 型疱疹病毒和巨细胞病毒(CMV:疱疹病毒的一种)。Beer 医师发现,成年人水痘和 EB 病毒最易导致免疫性不孕症。

流产与另一些疾病也被证实存在关联。例如,重症肾病(尤其伴有高血压)、风疹、甲状腺疾病、进行性糖尿病和心脏病所引发的症状都可能影响正常妊娠。

其他引起(对妊娠)有害的免疫活化的因素包括细菌感染(支原体和衣原体引起的)、真菌感染(念珠菌引起的)。刚地弓形虫(一种可见于猫的粪便和生肉中的微生物)、沙门菌和李斯特菌引起的食物中毒也可活化免疫并增加流产风险。孕中期患慢性牙龈疾病的孕妇早产的概率也比正常孕妇高 7 倍。

衣原体是美国和欧洲最常见的性传播疾病。衣原体可感染子宫并损害输卵管内壁,从而增加异位妊娠(输卵管妊娠)和自然流产的风险。异位妊娠(受精卵在宫腔外,通常是输卵管内着床)的发生率是 1/100。淋病和梅毒也被认为与妊娠初期流产有关。而直接累及生殖器官的感染(如卵巢脓肿)会导致广泛的组织损伤,严重的情况下,可导致不可逆的不孕症。抗生素不仅能治疗感染,还可抑制因其引起的强烈免疫反应。

环境因素

相当一部分新生儿缺陷由环境因素导致。例如,20 世纪 60 年代时的新生儿肢体畸形与抗晨吐药沙利度胺(thalidomide)有关。在英国,尿道下裂(一种男性生殖器疾病)病例增长了 50%,它被认为与某些可导致"性别扭曲"的环境生殖毒素

（如石化化合物及二噁英）有关。另一些化学物质也可影响胚胎着床和生育能力。

毒素对身体危害程度的判断标准：是否能穿越胎盘屏障、何时接触、接触多久、毒素是否可驻留母体。动物实验显示，某些有毒化学物质甚至可以改变基因和染色体的结构，其对激素平衡的破坏与胎儿窘迫、早产和胎儿生殖器缺陷有关。有关毒素和生活方式对生育能力和妊娠结局的影响，将在附录部分讨论。

免疫系统问题

免疫系统在抵抗感染的同时，在自身免疫性疾病、癌症、衰老过程、妊娠、不孕症和流产中起着关键作用。在不明原因不孕症或反复着床失败时，就应考虑免疫系统问题。早产、胎儿发育迟缓、胎膜早破、胎儿窘迫和流产史，都是（影响妊娠的）免疫病因的指征。

Beer 医师总结了 5 类免疫问题，且常常并存。例如，有第 2 类免疫问题的人通常合并第 5 类免疫问题。根据严重程度排序，它们由轻到重分别如下。

第 1 类——来自父母两方的组织类型过于相似

来自男方的基因负责胎盘的发育，因此当夫妇双方的身体组织类型过于接近时，女方的身体就会将胎盘视为一种奇怪的"似我非我"的器官，并动员自然杀伤细胞消灭胎儿细胞。这种类型的免疫问题可能会引发下面 4 种（第 2～5 类）免疫问题的连锁反应。

第 2 类——凝血问题

抗磷脂（细胞表面的脂肪分子）抗体已确定为流产的原因之一。抗磷脂抗体（APAs）可促进血凝，从而阻断胎儿的血液供应。遗传性血液疾病（如凝血因子 V 莱顿突变、蛋白 S 和蛋白 C 缺乏症）也可导致血凝过快——这种症状称为"易栓症"。

可引发 APAs 的还有子宫内膜异位症、系统性红斑狼疮（SLE）、类风湿关节炎、克罗恩病等自身免疫性疾病以及试管婴儿失败（尤其是多次失败）。可引发凝血障碍的（先天或后天）病症众多，因此易栓症是妊娠失败的常见影响因素。

第3类——针对胎儿的免疫反应

存在这一问题的患者会产生自身抗体并攻击自己胚胎中的 DNA 或胚胎周围的妊娠组织。抗体在血液中形成,后逐渐弥漫到淋巴系统和身体组织中。反复流产后,攻击 DNA 的自身抗体会发生演变,演变后的抗体会累及多个器官(如子宫)并引发局部炎症,进而造成更多的流产。

第4类——夫妻双方均产生抗精子抗体

不孕症患者往往会产生自身抗体对抗男方被自身抗体所覆盖的精液,结果就是,精液困在宫颈黏液中而无法到达卵子受孕。这类问题的治疗方案一般是免疫疗法结合试管婴儿卵胞质内单精子注射法(ICSI,通过将精子直接注入卵子中得到胚胎)。

第5类——白细胞数量暴增

某些类型的免疫细胞数量和活性提高可导致生育失败,这些细胞如下。

自然杀伤细胞(NK 细胞)
NK 细胞存在于血液和子宫中(uNKs),超过一定水平时,它们会导致不孕症和流产。有时他们释放的细胞因子会使卵子破碎,并常常造成细胞分裂缓慢或停滞,进而导致胚胎质量不良。

抗激素抗体
NK 细胞能间接引发有害抗激素(正常妊娠所需的)抗体的产生:雌激素、孕激素、绒毛膜促性腺激素(HCG)。这些激素水平的下降与子宫内膜发育不良、黄体功能不全、试管婴儿时促排不良、妊娠期绒毛膜促性腺激素水平提高缓慢有关。

抗神经递质抗体
这些抗体的目标是那些让人"开心"的神经递质(包括 5-羟色胺、内啡肽、脑啡肽),它们会降低卵巢刺激、抑制子宫内膜发育、干扰子宫肌肉发育、阻止血液在胚胎着床时流动到上述区域。

3

挥之不去的梦魇

试管婴儿反复失败

"我的患者约有50％是(除生育问题外)身体健康的夫妇。他们的胚胎在试管阶段进展良好,可移入子宫后,就莫名地夭折了。我接诊过的患者平均做过3次试管婴儿,她们在别处花了不少钱、受过不少气,失望的她们希望在我这里找到答案。

我研究免疫介导的胚胎着床失败已经超过25年,我认为在这一领域,世界上没有谁比我掌握更翔实的数据。1次试管婴儿失败的患者中,60％存在第1类和(或)第5类免疫问题。5次试管婴儿失败的患者则100％存在自然杀伤细胞数值和(或)活度过高的问题。这些问题目前都有相应的治疗方法。我坚信,完美的情况下,每周期试管婴儿的成功率应该达到50％,而这也是我承诺给那些经历过3个周期受孕失败患者的数字。"

Alan E. Beer 博士

不孕症是一种令人痛苦的经历。月复一月地等待、拒绝垃圾食品、补充维生素……能做的都做了,还是一无所获。夫妇俩甚至可能会在心里嘀咕:"不会是对方做了什么不该做的,才怀不上的吧?"

有研究显示,相当数量的夫妇认为不孕症带来的痛苦不亚于离婚和丧偶,其中过半的不孕症患者会陷入低落和焦虑。将怀孕一年未果(包括怀二胎)定义为不孕的话,有10％～25％的夫妇落入这个区间。有报道,在波兰这一数字甚至达到了30％。

生育能力正常的女性每个月的最高受孕率在20％～25％。尝试受孕2年未果的夫妇中,约5％几乎确定无法自然受孕,这其中许多人将试管婴儿视为最后的希望。然而,能否最终受孕,还取决于检测和治疗方案。Beer医师所在的生殖中心是免疫检测的拥护者,其每周期受孕率可达50％～60％。不结合免疫干预疗法的试管婴儿受孕率很低,只有10％～20％的胚胎可以最终妊娠。

染色体正常的试管胚胎通常只有一半,这其中却有许多因妊娠失败而被"浪费"了,而导致这一"浪费"的原因与患者之前的复发性流产相同,都是免疫问题。

Beer 医师发现,首次试管婴儿前被误诊为"不明原因不孕症"的患者大多存在免疫问题;3 次试管婴儿失败的患者大多存在自然杀伤细胞活度过高和一种免疫问题。即使如此,许多医师在治疗不孕时,依然不考虑免疫病因,而更多只是将责任推到胚胎质量和激素水平上。

有些医师可能会建议患者通过移植前基因诊断(PGD)排除掉染色体异常的胚胎。然而,没有证据表明染色体异常是反复着床失败的原因。Beer 医师说:"我从没见过一个单纯因胚胎染色体异常而反复着床失败的患者。那些生殖中心在找不到病因时,会让患者做这做那,基因检查就是其中之一。"

反复试管婴儿失败劳民伤财,却不乏捂着伤口坚持前行的人们。5 轮(或更多轮)尝试失败后,医师会主张使用赠卵。但由于固有的免疫问题没有解决,即使同时使用赠卵和供精,失败的可能性反而更高。正如 Beer 医师所说:"研究过未经自身免疫治疗并使用赠卵做试管婴儿的患者后,我发现赠卵形成的胚胎最终还是会着床失败,跟用自己的卵子没有区别。"

导致不孕症和着床失败的免疫问题往往比导致流产的更严重。Beer 医师建议存在问题的女性在月经周期第 26 天做子宫内膜活检,排查子宫内对妊娠不利的免疫细胞,另需做全面的自然杀伤细胞测定(血检的一种)、细胞因子检测及其他血检(详见第 13 章)。拿到详细检查结果后,即可制订相应的治疗方案。

Beer 医师建议,如有可能,在接受免疫治疗期间,先尝试 2 个周期的自然受孕,不行再回原先的生殖中心。事实上,许多确诊为不孕症的患者最终发现自己其实根本不需要做试管婴儿(就能生育)。如 Beer 医师所言:"在我那些从未妊娠成功且经历过 3 个周期试管婴儿失败的患者中,有 30％在接受免疫治疗后成功自然受孕。"

复发性流产

"免疫问题是 40％不明原因不孕症和 80％不明原因流产背后的原因。存在免疫问题的患者,流产率会随着怀孕次数的增加而增加。"

Carolyn B. Coulam 博士和 Nancy P. Hemenway
"流产的关键因素或为免疫问题"

"复发性流产"这一术语指的是妊娠 20 周前连续 2 次流产。在过去,官方建议 3 次(或更多次)连续流产时才使用这个术语,但现在更多以 2 次为准。若以这个标准来看,复发性流产的发病率约 4％。大多数妇产科医师和生殖内分泌专家都将复发性流产归为"运气不好",会把责任怪到胎儿身上。

美国妇产科学会表示:"未经治疗的不明原因复发性流产患者中,35％～85％

最终可以成功怀孕。"这一数值范围太大,以至于几乎没有意义。事实上,怀正常染色体胎儿而流产的女性,更容易重复流产。而且,随着流产次数增加,再次发生染色体正常胎儿流产的概率也会增加。

有临床研究发现,首次妊娠的流产率为 11%～13%,首次流产后妊娠并再次流产的概率为 13%～17%。但连续 2 次流产后再次流产的概率却可达到 38%。加拿大安大略麦克马斯特大学的 David Clark 教授甚至认为某一类复发性流产患者的流产率接近 100%。

在复发性流产的遗传因素中,染色体重排的发生率实际上相当小。一项针对 500 例复发性流产患者的研究显示,仅有 3.6% 存在这一问题。

Beer 医师的患者中,这一问题的发生率同样较低。他表示:"复发性着床失败与流产的患者中,染色体异常的情况很少,绝不到人们常说的 50%。"他给出的数据显示,有至少 3 次流产史的患者中,75% 存在与复发性流产有关的自身免疫问题。他还注意到,流产不是一个独立存在且无害健康的症状,它可能提示患者存在(也可加重或引起)某些自身免疫疾病。

确诊为免疫系统问题但未接受治疗的患者中,3 次流产后足月妊娠的概率为 30%,4 次流产后为 25%,5 次流产后为 5%。即使足月妊娠,胎儿出现早产和其他致命妊娠并发症的概率也会猛增。

死 产

"脐带病变会造成胎儿缺氧,这应该不难理解。我所研究的不明原因死产患者中,86% 存在攻击自身胎盘的免疫问题,我认为也就是死产的原因。"

Alan E. Beer 博士

即使已经是 21 世纪,死产依然高发。死产意为妊娠 20 周后的流产,其发生率为 1%～3%,其中 14% 在分娩时发生,86% 发生在分娩前。即使对死胎和胎盘进行过尸检,仍有超过 33% 的胎儿死亡找不到原因,这一比例高得令人震惊。这些冰冷的数据背后却是一个个痛苦欲绝的父母,他们就这样带着未解之谜,诚惶诚恐地面对下一次怀孕。

死产的直接原因已有明确分类,但这些致命并发症背后的原因却仍不明确。然而,可以确定的是,免疫异常在以下情形中起着关键作用。

胎盘问题:先兆子痫或妊娠期高血压可增加死产和胎盘早剥(胎盘过早与子宫壁分离)的概率。临床表现包括血压升高、肾脏病变、血红蛋白尿。

在世界范围内,胎盘问题影响到 5％～10％ 的总妊娠人群,并与 450 万胎儿生长受限(其中 12％ 在出生后的首月内死亡)和 4 万～6 万产妇死亡有关。

新生儿缺陷:仅有 7％～10％ 的死产儿存在染色体异常。

胎儿生长受限:发育不健全的胎儿可在产前或生产过程中窒息死亡。(在多数情况中,胎儿宫内生长受限的原因仍不明确。)

感染:10％～25％ 的死产因妊娠过程中未能发现的感染引起。妊娠 24～27 周的感染可通过胎儿直接接触、胎盘损伤和母体疾病导致胎儿死亡。与死产相关的细菌和病毒:大肠埃希菌、风疹病毒、B 组链球菌、巨细胞病毒、梅毒和疱疹病毒。

其他原因:脐带异常、精神创伤及外伤史、妊娠糖尿病、高血压、Rh 血型不相容(此时母源抗体穿过胎盘屏障破坏胎儿的红细胞)及过期妊娠等。

免疫炎性反应相关的亚临床免疫问题极少被视为死产的病因,而 Beer 医师等却认为它们有可能是早产儿死亡最重要的因素。

常规诊断方法

患者在试管婴儿反复失败时,往往没有去找原因。少数试管婴儿中心会建议患者做免疫检查,但多数试管婴儿中心并不会,而只是建议患者使用捐赠的卵子或胚胎、代孕或收养。

多数医院和流产专科诊所在诊治有 2～3 次流产史的患者时,都有一套标准测试方案,考量因素包括患者的病历内容、既往怀孕和(或)流产史、生活方式(包括压力状况,是否吸烟、喝酒、咖啡因摄入量、药物史)和工作环境。除此之外,还建议患者进行全面的身体检查,包括 B 超和盆腔检查。

盆腔检查可以判断是否存在衣原体等感染。子宫颈涂片则是用于排除子宫癌。

诊断程序目前包括以下内容。

经阴道超声检查:医师使用探头观察卵巢、卵泡、子宫和输卵管。比如,若见瘢痕组织、息肉或肌瘤,则认为会降低妊娠概率。

盐水灌注超声检查:与经阴道超声检查类似,盐水灌注超声可评估生殖器官状态、辨别肿瘤和其他异常。

子宫内膜活检：从子宫中提取组织样本，在显微镜下观察。传统检查利用该方法诊断激素问题引起的子宫内膜异常。该检查通常在月经周期第 21～24 天进行。取样过程持续数秒，患者会稍感不适。

子宫输卵管造影术（HSG）：在子宫及输卵管中注射少量碘造影剂后，X 线摄片下观察输卵管是否通畅或受损、宫腔是否正常。这项检查通常在月经周期第 5～12 天（即月经期和排卵期之间）进行。

宫腔镜检查：通过将宫腔镜（一种细长的观察装置）经外阴和宫颈伸入子宫，观察宫腔内是否存在纤维瘤、瘢痕组织、肌瘤及结构异常等状况。

腹腔镜检查：通过腹腔镜（另一种末端装有灯源的探头）观察卵巢、输卵管以及子宫外壁，可用于判断瘢痕组织、纤维瘤、子宫内膜异位及其他可能导致输卵管阻塞的异常结构，有时也可用于初判衣原体感染，取样培养后可确认。

血液和组织检查：除诊断程序外，检查内容还可能包括如下内容：

- 血常规，查激素水平
- 血检，查细菌、病毒感染（包括性病）
- 血检，查甲状腺功能
- 血检，查抗精子抗体（及其他相关抗体）
- 查夫妻双方的染色体
- 查流产胎儿组织的染色体

即使经过这些看似详细的检查，大多数复发性流产仍无法解释。事实上，目前排在染色体问题之后第一位的诊断结果就是"不明原因"。

常规免疫检查

很多医师并不知道什么程度的免疫检查才称得上全面。他们会告诉患者说她们已经做过"全面"的免疫评估了，却只拿得出一些基本的免疫问题排查结果。这种初级检查最多可以查出重大免疫问题，却让患者错过了接受全面免疫检查和有效治疗的机会。

只有特别幸运的(复发性试管婴儿失败和流产)患者才会被医师推荐到生殖免疫专科做全面的免疫检查,这一检查将涵盖更多项目的血检,还可能包括子宫内膜活检。不过大多数患者的主管医师只会告诉她们:血常规和普通 B 超就够了。

行业指南的指定方美国妇产科学会(ACOG)和英国皇家妇产科学院(RCOG)目前对复发性流产患者的建议检查项目仅有有限的几项:

- 夫妻双方的染色体核型分析
- 胎儿的细胞遗传学分析
- 利用超声或腹腔镜检查子宫解剖结构
- 抗磷脂抗体综合征检查

英国皇家妇产科学院(RCOG)另建议:

- 凝血因子 V 莱顿突变(凝血障碍)筛查
- 某些细菌和病毒的筛查

有些医院可能会在流产后做胎儿组织分析以判断是否存在显著免疫病因,但这些检查往往只涵盖少数标志物,对免疫问题的筛查能力有限,且不会做自然杀伤细胞测定和夫妻组织相容性检查。又如,ACOG 和 RCOG 都不建议做糖尿病、甲状腺和抗甲状腺抗体的筛查。连这些权威机构建议的检查项目都如此有限,也难怪医院会常得不出结论。

大多数时候,是由患者决定是否做全面的免疫检查,并请生殖免疫专家与患者医师会诊并共同帮助患者成功受孕。Beer 医师会要求夫妻分别提供子宫内膜活检样本和血样。

在诸多血检项目中,最重要的一个是由 Beer 医师亲自操刀的:自然杀伤细胞检测。无论是试管婴儿还是自然受孕,只要该值的水平高于正常,即可预判妊娠失败。本书第 13 章将详述该检查项目及其他重要检查项目。

全面免疫检查　哪些人需要做?

免疫系统的问题越早发现越好,否则可能在妊娠期间严重威胁到母亲和胎儿的健康。

Beer 医师发现,免疫检查呈阳性的患者可分为以下几类。

一般健康问题：

固有免疫问题（如类风湿关节炎或狼疮）

甲状腺问题

胰岛素抵抗

卒中、心脏病或自身免疫性疾病（如类风湿关节炎）家族史

衣原体

抑郁症或严重产后抑郁症史

纤维肌痛

慢性疲劳综合征

生育问题：

不明原因的不孕症

试管婴儿促排阶段卵子数量少（少于 6 个）

空囊

35 岁前 3 次流产或试管婴儿失败史

35 岁后 2 次流产或试管受精失败史

正常胎儿不明原因流产

子宫内膜异位症或盆腔炎

有生育史的流产或不孕症（简称继发性不孕症）

前次怀孕的问题：

妊娠期不明原因子宫出血（尤其是孕早期）

宫颈功能不全

早产

胎膜早破

先兆子痫

胎儿发育迟缓

4

免疫系统

"免疫系统的复杂程度极高,部分运作机制尚存争议。这一领域的进展巨大,留下的疑问也不少。我当然不敢说自己无所不知,但超过 25 年的研究告诉了我一件事:免疫系统过度活化和不良妊娠结局之间具有很强的相关性。"

"患者有必要多了解一些免疫系统的知识及其对妊娠的影响。"

Alan E. Beer 博士

我们的内部武装力量

毒素和病原体时刻攻击着我们的身体,免疫系统则会动员免疫细胞大军和化学武器兵工厂去抵御这些入侵者。简而言之,失去这些抗敌力量,我们就会死亡。

入侵物的第一道关卡是人体物理防线——也就是皮肤。油脂、泪液、涎液、汗液等分泌物是杀敌的化学武器,胃酸几乎可以溶解一切内容物。尽管如此,某些病原体还是有办法入侵人体,此时,免疫系统会迅速调动武装力量正面迎敌;若敌人过于强大,则开始漫长的备战过程。

白细胞军团有两支队伍,地面部队负责遭遇战,另一支随时待命,负责击杀更强大的敌人。军团的主要任务是辨识"己方"和"非己方"目标。两支队伍各有特长,有的配有武器,有的则没有;有的负责杀敌,有的则负责监视和情报。

地面部队对一切威胁进行无差别灭杀,即所谓非特异性(固有)免疫应答。难对付的敌人出现时,B 细胞和 T 细胞组成的特别任务小组就会根据前方发回的情报出动,即特异性(适应性)免疫应答。

可活化固有和适应性免疫反应的生物物质称为抗原。由病毒、细菌或突变基因(如癌细胞)基因编码的蛋白质称为外源性抗原。由于人体自身的细胞也含有抗原,免疫系统必须能够识别出哪些是危险的,哪些不是。免疫系统的攻击对象为含有外源性抗原的细胞,遗憾的是,有时会误伤胚胎细胞。

好战的细胞

外来入侵者进入人体时，前线部队中最全能的白细胞——巨噬细胞——会拉响警报。它们的职责之一就是放哨，并通过细胞因子这种化学物质向其他部队发送情报。接到情报后，中性粒细胞最先赶赴战场，它们占白细胞总数的70%。其他巨噬细胞也会在之后的3～4小时到达。这些细胞会一边"吃掉"敌人，一边将残骸特征报给其他免疫细胞，以助后者识别敌军。

免疫细胞将残骸置于细胞表面的主要组织相容性复合体（MHC）上，并与构成人体组织类型的"好"抗原——人类白细胞抗原（HLA）——进行比对。由此，免疫系统即可判断是否需要出动更多的免疫细胞定位并消灭入侵者。

我们基因中用于辨识"自己"的HLA遗传自父母（父亲和母亲各提供一半）。HLA-DQ存在于淋巴细胞和其他细胞中，在器官移植配型和母体妊娠中扮演着重要角色。

免疫细胞的通信电缆——细胞因子

免疫军团通过"化学信号"发出战斗指示，这些信号由称为细胞因子的蛋白质构成。白细胞间充当信使的细胞因子称为白细胞介素（IL）。还有一类细胞因子称为干扰素（IFN），通过干扰病毒生长抵抗感染。

一些细胞因子会限制细胞的生长及炎性反应，另一些则相反，它们会引起炎症。促炎性细胞因子会派出免疫军团摧毁癌细胞等目标，然而在某些情况下，发育中的胚胎会成为受攻击的目标之一。

装备化学武器和炸药的士兵——自然杀伤细胞

免疫军团中最精锐的队伍当属自然杀伤细胞（NK细胞）。NK细胞在人体循环中不断寻找癌细胞、受病毒感染的细胞等一切"似我非我"的细胞，后将某种酶注入目标使其瓦解，或称细胞凋亡。这种机制确保了对人体有害的酶和化学品始终留在目标的细胞壁以内，而不会渗出伤及周围组织。

NK细胞正是各种细胞因子的主要生产者，这其中包括肿瘤坏死因子-α（TNF-α），它具有强大的杀伤力，可以灭杀癌细胞。遗憾的是，TNF-α失调会影响生育的每一个环节——从卵子质量到着床，从胎儿发育到存活。因此，尽管NK细胞在调节细胞生长和抑制肿瘤方面表现杰出，但也是导致不孕症、试管婴儿失败和流产的双刃剑。

适应性免疫系统的特种兵

部队中的精英士兵势必比普通士兵更加装备精良和训练有素。免疫军团中的这些精英士兵就是适应性免疫系统的淋巴细胞,它们分成两支队伍:B 细胞(在骨髓中产生)和 T 细胞(产生于心脏附近的胸腺)。这些细胞不仅可以追踪和辨别目标,还能记住入侵者。也就是说,它们拥有免疫记忆能力(虽然会随着时间的推移慢慢"忘却",这也是老年人更容易患病的原因之一)。

B 细胞和 T 细胞具有可以识别和应答特异性目标的受体分子,病原体(如病毒)是它们"刺杀名单"上的头号目标。某些病原体攻击性过强,固有免疫系统前线士兵的作战能力不足时,便需要特异性(针对性)的免疫应答。

适应性免疫应答在调集各方免疫细胞发动攻势前,会制订复杂的战略规划,这一阶段可能需要数天甚至数周的时间,这段时间内身体可能出现病状。免疫应答延迟的原因是因为免疫攻击一旦发动,打击能力会非常强,战局往往是压倒性的,因此,误伤带来的结果可能是灾难性的——如攻击的目标为本该保护的身体本身。不孕症和流产正是与这种免疫失调有关。正因如此,生殖免疫学的重点研究方向就是 NK 细胞、B 细胞和 T 细胞。

免疫细胞的军衔

所有的 B 细胞和 T 细胞都是根据它们表面的受体类型和抗原簇进行编码的,这些表面标记称为分化群(CD),可以决定细胞的功能。分化群从 CD1 开始编号,目前已经到了数百。减号表示缺少某种标记,加号表示具有某种标记。这样一来,细胞就有了多种命名方式。比如,名为 CD56$^+$ 的自然杀伤细胞表示它具有 56 标记,它同样可以称为 CD56$^+$/CD16$^-$,因为它具有 56 标记但缺少 16 标记。

辅助性 T 细胞(CD4)

在机体健康受到威胁时,辅助性 T 细胞会向 B 细胞释放大量化学信号(淋巴因子),通知后者制造抗体。辅助性 T 细胞 1(Th1 细胞)也可以动员其他战斗力量,包括巨噬细胞、NK 细胞和 T 细胞。另一种辅助性 T 细胞(Th2 细胞)的作用是让这些战斗力量撤退。所以实际上，Th1 是免疫大军中的主战派，而 Th2 则是主和派。两者的平衡对器官移植后身体接受度、疾病痊愈和足月妊娠均有重要影响，因此，在治疗不孕症、妊娠并发症和流产等主要免疫系统问题引起的病症时，Th1/Th2 平衡是重要考量因素。

Th1-主战派

Th1 型免疫反应释放引起炎症和抗病毒作用的细胞因子，如 IL-1、IL-2、TNF-α、TNF-β 和干扰素-γ 等，这些细胞因子可促进 T 细胞介导的免疫反应。Th1 细胞也可促进 B 细胞产生抗体、活化巨噬细胞、NK 细胞和其他细胞毒性淋巴细胞，并可促进迟发型超敏反应。

Th1 细胞过度活化时可能会攻击错误的目标，导致"组织特异性"健康问题。Th1 驱动的病症包括多发性硬化、1 型糖尿病、类风湿关节炎、白癜风、特定形态的斑秃、克罗恩病、银屑病和器官移植排斥反应。复发性自然流产和着床失败也是 Th1 细胞介导的。

Th2-主和派

Th2 细胞产生的细胞因子主要抑制 T 细胞活化，使机体得以接受外来细胞。Th2 细胞在外来物与机体融合的过程中起着至关重要的重用，如器官移植或妊娠。但当 Th2 细胞过度抑制 Th1 细胞时，机体易发感染和肿瘤。

Th2 细胞可产生促进抗体反应的白细胞介素（细胞因子）IL-4、IL-5、IL-6、IL-10 和 IL-13，包括特殊的"封闭抗体"，以确保妊娠成功。

用抗体追踪敌人

B 细胞收到抗原出现的信息后，会在辅助性 T 细胞的帮助下发生转化，并迅速克隆增殖自身。有些 B 细胞可进一步产生抗体，这种抗体尽管是战士的身份，却不具有杀伤作用。

抗体是一种装配了生物"追踪"装置的蛋白，可针对某种特定的抗原。这就确保了其余的免疫细胞只攻击入侵（外来）细胞而不攻击正常和健康的身体组织。抗体部队的备战可能需要长达 3 天的时间，因为过程复杂且十分消耗能量。因此，只有在遭受严重威胁时,身体才在血液循环和其他体液中派遣抗体部队。

抗体是一种血液蛋白,称为免疫球蛋白。每个 B 细胞表面均存在免疫球蛋白分子。由于抗原种类繁多,抗体也不例外。没有这些抗体储备,有害抗原就会占得先机并损害机体,这时就需要外援(抗生素)的帮助了。抗生素仅在短期内有效,当抗原产生抗药性后就会出现其他问题。

如同所有战争一样,错误在所难免。由于信号传递问题或准备不充分,抗体偶尔会附着在错误的目标上。这时,免疫细胞会对本应捍卫的区域狂轰滥炸,造成对机体的误伤,导致的后果即为自身免疫性疾病。

自身免疫性疾病

自身免疫倾向或疾病指的是存在缺陷的人体免疫系统产生抗体攻击自身器官或组织。此时调皮的 T 细胞开始跟正常细胞或细胞成分作对。遗传因素、病毒感染、激素和环境毒素等都是这一免疫系统异常的诱发因素。

伴随这波抗体攻势的还有大量促炎性细胞因子,这些细胞因子驱使 NK 细胞、巨噬细胞、中性粒细胞和 T 细胞展开杀戮,最常见的攻击目标有结缔组织(如软骨、骨和肌腱)、神经、红细胞、血管、甲状腺、胰腺、肌肉、关节和皮肤。

类风湿关节炎是 NK 细胞攻击自身的结果,过程中 TNF-α 被释放到关节滑膜中;胰岛素依赖型糖尿病中,免疫系统的攻击目标为胰腺中胰岛素分泌细胞;重症肌无力中,神经与肌肉间的传递会受到影响。随着人们对免疫系统的不断了解,目前已知某些自身免疫疾病可影响身体几乎所有功能。

遗传和 HLA 组织类型是某些人更易患自身免疫性疾病的因素之一。例如,控制细胞因子释放的基因发生突变可导致炎症分子产生过多。基因也可决定 T 细胞如何区分"自己"和"非己"细胞。导致免疫应答异常的自身免疫疾病易感基因并非只有 1 个,而是多个,这也是为何家族成员携带相同抗体的概率很高,但所患的自身免疫性疾病却不尽相同。举例来说,祖母可能患类风湿关节炎,而女儿可能患糖尿病,孙女却可能患甲状腺疾病。

由于只有 30%～50% 的同卵双胞胎患同种自身免疫病,因此除基因外,还有其他患病因素,尤其是环境、激素和病毒感染。例如,有些病毒与包绕神经和大脑组织的髓鞘具有相似性。当免疫系统攻击这种病毒时,可导致多发性硬化。某种链球菌感染可导致心脏瓣膜的免疫攻击并发展为风湿热。

自身免疫病常发生于女性育龄期。由于两性的免疫系统有所不同,女性往往比男性更易患自身免疫疾病。与男性相比,女性更容易产生自身抗体。这可能也是为何在器官捐赠中,来自女性供体的器官更容易发生排斥反应,以及女性受体术后更难存活。矛盾的是，一些 Th1 介导的自身免疫疾病（如克罗恩病和类风湿关节炎）可在孕期得到改善，却在产后再次加重，而另一些疾病则会在孕期加重，这说明激素在调节免疫反应方面扮演重要角色。

自身免疫病并不少见，但是医学研究领域对它的重视程度还不够。许多自身免疫病都是在出现了严重的身体组织损伤后才成为临床证据，这就使得人们难以了解这类疾病的发展规律和发病机制。因此，自身免疫病仍是当今认识程度和被接受程度最低的疾病之一。

在一些女性患者中，提示其具有自身抗体的可能仅是一些看似无关的因素，如不孕症、关节痛、复发性流产或甲状腺疾病。还有许多亚临床自身免疫性疾病的女性患者只有在出现不孕时才发现身体出了问题。

至今尚无治愈自身免疫疾病的方法，大多数药物旨在减轻症状，但还是有一些有效的治疗手段。例如，甲状腺损害时，可以应用激素替代疗法；免疫抑制药物可以通过抑制过强的免疫反应促进机体功能恢复和正常妊娠。

不适合怀孕的身体
——免疫系统对生育的破坏作用

"免疫系统会在 Th1（与自身免疫有关）与 Th2（与妊娠和免疫抑制有关）之间寻找平衡点。多数人的免疫系统是平衡的，而着床失败和反复流产患者的免疫系统则不是。她们体内的 Th1 被过度激活，这些自身免疫"捣蛋鬼"会产生 TNF-α、干扰素-γ 和白细胞介素 2。

影响生育和胎儿生命的免疫问题相对比较容易诊断与治疗。我认为，这样的患者没有理由不接受评估和治疗，并让自己的身体达到适合妊娠的免疫平衡。"

Alan E. Beer 博士

妊娠时，母体容纳的实际是一个本应被自身免疫系统摧毁的外来物。实际上，在胚胎刚着床时，其周围组织看起来就像感染时发炎的样子。然而，身体通常会在此时通过免疫适应保护胎儿，使其免受攻击。

在"着床窗口期"（即子宫最容易接受胚胎的时期），妊娠特异蛋白被释放至母体血液中。子宫内会发生一系列变化使得胚胎能够存活并促进胎盘发育。

雌激素和孕酮由卵巢分泌。妊娠首先需要雌激素，接着是孕酮，最后两者都需要。妊娠全程都需要孕酮来维持适合胎儿生存的子宫环境。孕酮也可使身体进入可响应雌激素的"着床预备状态"。如果女性体内产生针对这两种激素的抗体，妊娠很可能失败。

尽管着床点不允许 T 细胞和 B 细胞进入,但却给少量的巨噬细胞和自然杀伤细胞放行。这些细胞在子宫中激素的作用下释放可促进着床及胎儿发育的细胞因子。巨噬细胞产生的白细胞介素-1 可软化子宫组织并引发促胎盘血管形成的局部炎症反应。NK 细胞产生的一氧化氮和 5-羟色胺(一种神经递质)可舒张子宫动脉。这些细胞活动对婴儿发育所需的良好血供至关重要。

然而反复流产和不孕患者的免疫系统却不是这样运作的。相反,当胚胎试图着床时,免疫系统会对其发动攻击,或随着妊娠的发展逐渐切断它的生命支持系统。TNF-α 细胞因子过高时,会阻止胎盘细胞分裂。TNF-α 和干扰素-γ 这类细胞因子还能活化凝血系统,堵塞供应胚胎所需关键营养物质及氧气的小血管。

多年来,Beer 医师治疗了数千例体循环 NK 细胞和(或)TNF-α 细胞因子水平过高的不明原因不孕症、试管婴儿多次失败和流产患者。促炎性免疫活性过高也可导致其他妊娠并发症。

以先兆子痫为例,母体妊娠组织处的强炎性反应可损伤胎盘和母体血管,使通过胎盘的血流量减少(至正常水平的 30%~50%),进而影响胎儿生长或引发早产。由于血氧供应不足,生产过程对胎儿也是巨大的考验,最糟糕的情况则是死产。

遭遇过上述不幸的患者或许并无明显自身免疫性疾病指征或尚处于疾病早期。为了确定妊娠失败是否由过度免疫造成,Beer 医师设计了"生殖免疫表型"检查,用以检测包括 NK 细胞在内最重要的 8 种白细胞的计数。这个检查是诊治免疫性妊娠终止的全面血检中的一小部分。尽管已有明确证据表明二者存在关联(详见第 15 章),但亚临床自身免疫功能障碍与生殖障碍之间是否存在直接联系的争论还在继续着。但对万千患者而言,却意味着她们撕心裂肺的痛苦最终只能化作病历上的"特发性"几个字——"不明原因"的另一种说法罢了。

Beer 医师认为,与不孕、试管婴儿失败和流产有关的免疫问题分为 5 类,第 1 类至第 5 类由轻到重排序。这些问题不会孤立存在,而是以恶性循环的形式相互关联。例如,患第 1 类免疫问题但未经治疗的患者在流产时可能引发后 4 种问题。这一连锁反应的过程中还可能产生其他自身抗体,导致妊娠成功率进一步降低。

接下来您将看到:这 5 类免疫问题不仅能够预示生殖失败,还有其他疾病。

5

第 1 类免疫问题：
组织相容性问题

"器官移植（如肾、骨髓和心脏移植）时，受者与供者的组织相容性高可提高受者的存活率。而对于怀孕，情况却正好相反——夫妻两方的组织相容性过高会使母体无法产生保护胎儿的封闭抗体，导致胎儿受到母体免疫系统的攻击。"

Alan E. Beer 博士

我们常用"冤家路窄"或"不打不相识"来形容性格迥异的男女最终走到一起。对人类的繁衍而言，也的确如此。因为夫妇两方的 DNA 差别越大，对生育的好处就越明显。有观点认为，人类在世世代代的繁衍过程中，为了防止近亲繁殖和提高抗病能力，逐渐偏好与基因差别大的对象繁衍后代。有些夫妇则是例外，他们的基因不幸过于相近，因此难以受孕。

研究还发现，不明原因不孕症和复发性流产患者与丈夫的基因相似度明显高于正常夫妇。为了解释这一现象，我们得从怀孕初期来自父亲、母亲和胎儿三方细胞之间的免疫关系说起。

卵子与精子受精，形成受精卵，开启了胎儿的生命之旅。接下来，受精卵会经历一个称为卵裂的过程，分裂为多达 150 个细胞，此时，卵子原本的包膜（称为透明带）开始破裂。这时的胚胎称为囊胚，其最外层细胞进而发育为滋养层细胞。滋养层细胞接着分化为两层（绒毛膜和胎盘），这一机制使得胚胎得以附着于子宫壁，也因此使胎儿得以通过胎盘与母体交换营养。

胚胎与母体的基因并不相同，他们之间通过"母胎界面"相互联系。母体必须对滋养层进行正确的免疫识别并启动相应的免疫应答来保护胎儿。若这一免疫识别机制失效，就可能导致"不明原因"的试管婴儿失败和流产。

人体的大部分细胞表面都存在名为人类白细胞抗原（HLA）的蛋白质，用以区分细胞和组织的类型，或者说"自己"和"非己"。HLA 可以帮助我们辨识入侵物，如细菌、病毒和癌细胞。成功妊娠时，母体在识别"自己"HLA 的同时，还必须耐受"陌生"的父源性 HLA。

父源性 HLA 存在于母体胎盘中，通过来自父亲一方的基因调控胎盘细胞的增殖,同时还必须设法逃离母体的抗肿瘤免疫防御机制。(实际上,胎盘细胞的侵袭性与癌细胞的浸润性有许多相似之处。)

胚胎滋养层细胞通过以下两种方式保护自己:首先完全不表达经典 HLA 分子(器官移植时用于配型的几种 HLA)以防止排斥反应。然后表达"非经典"的 HLA-G 分子,抑制免疫反应,使母体的 Th1/Th2 平衡向有利于妊娠的 Th2 型转换。

例如,HLA-G 分子可以使活化的 CD8 细胞自毁、关闭自然杀伤细胞受体、刺激巨噬细胞产生保护 Th2 的细胞因子、促进调节性 T 细胞的产生(调节其他 T 细胞,抑制炎性免疫反应)。HLA-G 通过这些行为创造了一个适宜胎儿生长的免疫环境。若在(没有 HLA-G 的)Th1 细胞因子为主的环境下,胎盘的发育可能受限,胎盘着床的概率也会降低。

母体与胎儿的基因差异越明显,母体的(胎儿)保护性免疫应答越容易产生,或者说母体的免疫系统更不容易出现识别错误。DQα 抗原由特定区域的 DNA 编码,如果母体和胎儿共享一个 DQα 基因型,则母体的免疫系统就不会将 HLA-G 识别为怀孕的信号,而是某种"似我非我"的抗原或癌细胞。

这种情况下,母体的妊娠免疫耐受机制会停止工作、调节性 T 细胞的活性会降低、自然杀伤细胞将不受控制,这种 Th1 细胞因子主导的免疫环境不适合胎儿生存。Beer 医师这样说:"一些夫妻的 DNA 过于相似,怀孕时胎儿被误认为是癌细胞(而被自然杀伤细胞杀死),而怀孕的次数越多,自然杀伤细胞的活性越高。"

此外,有 10%～15% 的复发性流产患者还会产生某些抗(死胎的)磷脂抗体(属于第 2 类免疫反应)。也就是说,单纯的 1 类免疫问题可能会由于流产发展为其他类型(第 2～5 类)。

据推测,母体的免疫抑制反应是在 DQα 抗原与 HLA-G 共同的作用下产生的。因此,当夫妻两方的 DQα 过于相似时,其胎儿细胞的 HLA-G 可使母体的免疫活化,而非抑制,这样的免疫环境也就难以怀孕。

夫妻两方可通过基因鉴定分析 HLA-DQα,确定是否存在组织相容性问题。尽管其他 HLA 相容性高也可导致流产,但 DQ 抗原相容性目前看来是判断免疫介导妊娠失败的最佳指标。

白细胞抗体检测(LAD)也可以查出患者的 HLA-G 免疫应答问题,采用的方式是评估患者体内封闭抗体(抗丈夫淋巴细胞抗体)的水平。如果该水平低,则表明患者在妊娠时对 HLA-G 信号的免疫应答不足。

我们建议封闭抗体水平低的患者在备孕期采取淋巴细胞免疫疗法(LIT),该疗法会使用丈夫的白细胞刺激患者产生封闭抗体,从而培养患者在妊娠期应答胎儿的 HLA-G 信号并产生相应的免疫抑制。我们将这种针对"非己"细胞的免疫反应称为"同种免疫"(自身免疫则是针对"自己"细胞的免疫反应)。

部分胚胎染色体正常的习惯性流产患者,仅通过淋巴细胞免疫疗法,活产率就提高到了75％～100％。而对于免疫问题更严重的患者,初步数据表明最佳疗法为淋巴细胞免疫疗法联合静脉注射免疫球蛋白G(IVIg)。Beer 医师坚信,总有一天 HLA-DQα 相容性检查将成为试管婴儿准备阶段的常规检查项目。

DQα 数字的意义

"在所有夫妻共享的 DQα 基因型中,最糟糕的情况就是共享 DQα 4.1(DQα 0501),这也是不孕症和反复流产患者中最常见的 DQα 基因型。这种情况下,孕妇血液中自然杀伤细胞水平可由4％增至20％～30％,孕期内对胚胎的杀伤力更大。这样的患者需要更积极的治疗。

有的患者首次怀孕顺利,之后的怀孕却发现了问题。这种情况类似于 Rh 溶血病,首次怀孕使母体致敏,而之后的怀孕则会影响胎儿。但治疗自然杀伤细胞问题要比治疗 Rh 溶血病要容易得多。"

Alan E. Beer 博士

人类的 HLA-DQα 基因型记法包含两组数字,分别遗传自父亲和母亲。如果夫妻共享某些相同的基因型,她们胎儿的基因组合可能性就会变少。其中 4.1 蛋白(0501 基因型)很容易被免疫系统识别为癌细胞。第 1 类免疫问题中最坏的情况当属夫妻共享 DQα 0501 基因,因为这种情况下,自然杀伤细胞会将妊娠细胞当成外来物予以灭杀。

因不孕寻求 Beer 医师帮助的患者中有 10％～15％的夫妻共享 DQα 0501 基因,这些患者常合并以下问题:免疫活性暴发、绒毛膜下出血或血肿(发育中的胎盘褶皱中有淤血或血块)、流产、胎盘早剥、生长受限和早产。

第一胎是 DQ 0501/0501 基因型的患者中超过 80％抗磷脂抗体测试呈阳性(第 2 类免疫问题)。她们除了自然杀伤细胞水平过高外,子宫组织中还常可见破坏性的 CD57 细胞(两者同属于第 5 类免疫问题)。对她们而言,可以说恰恰是首次怀孕成功"确保"了之后的失败。她们只有通过长期的孕前及孕期免疫治疗才能够成功受孕。

据统计,共享 DQα0501 基因的夫妇诞下 DQ 0501/0501 型后代的概率为 25％。该基因型的胎儿更容易因自然杀伤细胞攻击胎盘致其受损而出现早产。分娩时,则应密切监护,以防出现胎儿窘迫和呼吸困难。必要时应采取引产方式分娩。

DQα 0501/0501 纯合型的孩子出生后患自身免疫疾病的风险可能较普通孩子

更高。孩子可以通过口腔拭子或血样检测基因型。尽管阳性结果并不意味着孩子今后一定会患病,但还是可以通过一些预防措施来尽量避免:母亲孕期服用鱼油,以及孩子成长期服用 DHA 和 ω-3 脂肪酸。

DQα 相容性对非首次妊娠的影响

"许多经过免疫治疗后诞下 DQα 组织相容型宝宝的患者,会在子宫中产生 CD57 细胞。正常情况下,子宫中会有某些自然杀伤细胞,但绝不应出现 CD57。CD57 细胞最常在已生育一胎的患者子宫中出现,她们当中有 70% 产下的是 DQα 组织相容型胎儿。孕晚期时,胎盘被免疫系统当作癌症组织加以攻击,子宫变成了'虎口'。"

Alan E. Beer 博士

有些夫妇首次怀孕很顺利,但接下来却屡试屡败,这让他们的医师很困惑。因为有过成功怀孕的经历,医师往往只是建议他们"再试试",他们也因此没有去做全面的检测。Beer 医师说:"要是有医师在处理 Rh 溶血病(首次怀孕触发 Rh 血型不合的免疫问题,之后的每次怀孕情况越来越糟)时,也让患者'再试试',肯定会被说是医术不精。"

事实上,Beer 医师发现这些诞下过第一胎后就接着出现不孕症、试管婴儿失败或流产的患者患自身免疫疾病的比例是最高的。在 Beer 医师的患者中,这一小部分不幸的患者免疫问题最严重,最难成功受孕。

DQα 基因组合的几个例子

妻子:0201,0501(2. 1,4. 1)
丈夫:0101,0501(1. 1,4. 1)

夫妻均携带 0501 基因型,因此母子基因相似的发生率为 50%。母体的自然杀伤细胞会将"似我非我"、快速分裂的胚胎细胞当作癌细胞,并分泌大量的肿瘤坏死因子予以消灭。更糟糕的是,这对夫妻有 25% 的概率孕育出 0501/0501 基因型胎儿,该组合会引发最强烈的免疫反应。

妻子:0101,0101(1. 1,1. 1)
丈夫:0101,0101(1. 1,1. 1)

夫妻双方 HLA-DQα 为纯合子。胚胎的 HLA-DQα 基因型也只可能是 0101，0101，与母体的 HLA-DQα 基因型完全一致。母体或难产生封闭抗体，其免疫系统也会更容易将胚胎视作癌症组织加以摧毁。

妻子：0102，0501(1.2，4.1)
丈夫：0101，0301(1.1，3.1)

0102/0101 可视作是一个纯合子的组合，因此，母体也可能发生封闭抗体产生不足的问题。另外，0501 基因型细胞常被免疫系统视为癌症细胞并会过度活化母体的自然杀伤细胞。对这对夫妻而言，胎儿的基因组合最好是 0102/0301。

6

第 2 类免疫问题：
抗凝血问题

"正常情况下,母体会抑制子宫和胎盘内的凝血,保证胎儿的血液供给,而有些患者是易栓体质,会出现抗凝血功能障碍。这会造成一系列问题:如胚胎着床失败、流产、先兆子痫,甚至是胎儿'无故'死亡。在这些情况发生时,医师对待患者的态度往往简单粗暴:'下次可能就没事了',或者'不清楚原因'。如果是血栓导致的问题,只要治疗得当,患者依然可以产下健康的宝宝。"

Alan E. Beer 博士

说到易栓体质,大多数人想到的是深静脉血栓(DVT),即腿部形成的血栓游走到身体其他部位造成堵塞。但本章所说的易栓体质并非肢体静脉血栓,而是胎儿的生命线——毛细血管处的微血栓。

怀孕时身体会处于高凝血状态,换句话说,容易形成血栓(有观点认为这是进化过程中为防止母体在分娩过程中失血过多死亡)。一些反复流产的患者在未怀孕时身体也处于高凝血状态,换言之,她们体内携带易栓体质的基因。

血液循环差是很多慢性病的罪魁祸首,也是着床失败、早期流产和反复流产的首要考虑因素之一。实际上,不明原因的流产患者中约 2/3 都是易栓体质。

许多患者全然不知自己有凝血障碍,也不知道这就是导致她们不孕和流产的主要原因。(原发或继发性)易栓体质非常普遍,它与以下病症有关。

- 先兆子痫
- 胎儿宫内死亡
- 胎儿发育不良
- 羊水过少
- 绒毛膜下出血或血肿
- 胎盘早剥
- 妊娠毒血症
- HELLP 综合征(溶血、肝酶升高、血小板减少,一种严重的先兆子痫)

- 宫颈功能不全
- 流产
- 妊娠高血压
- 早产
- 死产

母体的风险包括

- 卒中
- 血栓性静脉炎（妊娠期发生的动、静脉血栓）
- 深静脉血栓
- 自身免疫性血小板减少症（血小板计数低）
- 贫血（红细胞计数低）
- 肺部血栓（肺栓塞）
- 脑血栓
- 短暂性脑缺血发作

磷脂——为小生命保驾护航

人类、动物和植物的细胞皆由细胞膜包裹住细胞生存所需的成分。细胞膜由磷脂双分子层构成，朝向外侧的两层含磷酸盐，内部的两层含脂类（想象一下夹心饼干，上、下两片分别抹有奶油的饼干，奶油对奶油连在一起）。这一结构使细胞兼具亲水和疏水性，正是这种独特的半渗透性分子结构使得细胞膜在胚胎发育和存活中发挥着重要作用。

磷脂分子共有 6 种类型：心磷脂、丝氨酸、乙醇胺、磷脂酸、肌醇和甘油。其中丝氨酸和乙醇胺对受精和着床最为重要。这两种磷脂分子具有黏附性质，可将细胞融合在一起，并帮助胚胎牢牢扎根在子宫内膜中。受精时，乙醇胺会像"胶水"一样将精子黏附在卵子上。若有任何免疫反应影响磷脂的这一生理机制，受孕与足月妊娠的概率都会大打折扣。

比如，抗乙醇胺抗体会抵消乙醇胺对精子的黏合作用，精子即使到达卵子也无法与卵子结合（通过子宫内人工授精可以绕过这一过程，使精子在失活前到达输卵管）。攻击磷脂的抗体还会造成凝血过快。

磷脂被攻击时，成功受孕率会降至 10％以下。抗凝药物可以使得活产率提高至 70% 左右。不过，这些抗体的存在常伴随着其他免疫异常，若采取更全面的治疗，活产率可进一步提高。

让磷脂停止工作的抗体

"有不孕症史、反复流产史、家族卒中史、家族心脏病史和患自身免疫性疾病的女性患者都应该检查抗磷脂抗体。许多不孕和流产患者体内都存在抗丝氨酸和乙醇胺这两种磷脂的抗体，而这正是不孕症和流产的起因。很多医师并不赞同这个观点，但我知道我是对的——因为我治好了其他人治不好的患者。"

Alan E. Beer 博士

抗磷脂抗体不仅会阻碍着床所必需的母体身体结构的形成与改变，还会激发一种可破坏血管内壁的免疫反应，继而导致血细胞聚集在血管内壁的损害处并形成胎盘小血管血栓（或微血栓），进一步造成胎盘无法牢固附着于子宫。后果就是，胎儿的营养供应受阻，最终胎死腹中。

血管和淋巴管内皮细胞的损伤会刺激身体产生抗磷脂抗体。如 Beer 医师所说："由细菌、毒素、烫伤等各种因素引起的组织创伤都可引起细胞伤亡，进而导致抗磷脂抗体的产生。此外，严重感染也可加重或引发抗磷脂抗体的产生。抗磷脂抗体会扰乱细胞的正常功能，使凝血加速从而导致孕早期流产。在我看来，一旦体内出现了抗磷脂抗体，通常会伴随终身，让其消失或减少的唯一的办法就是一次成功的妊娠。"

细胞出现损伤时，通常位于细胞膜内层的磷脂会翻转到外侧，一些蛋白随后会与之结合。这些蛋白是引发免疫反应的抗原，自身抗体随之开始对抗这些蛋白（主要为 β-2-糖蛋白-1），导致磷脂无法发挥正常功能。

问题严重时，血管内壁出现炎症、瘢痕、狭窄或表面不平滑，血凝速度会加快。此时血黏度会提高、全身血流量会减少，随之提高了血栓发生的可能性。这是一种典型的自身免疫疾病症状，称为"获得性易栓症"（非天生）。

血凝问题貌似是小问题，却为更多严重并发症埋下了隐患，如卒中、心肌梗死，还有复发性流产——这些都是"抗磷脂综合征"带来的灾难性后果。

检查结果中一项或多项抗磷脂抗体阳性说明患者身体存在可致流产的免疫问题。反复流产和不孕症患者中抗磷脂抗体阳性率高达 30%（3 次及多次试管婴儿失败患者的抗磷脂抗体阳性率更高）。

更糟的是，每次试管婴儿失败或流产后，患者都有 10% 的概率产生一种新的抗磷脂抗体。也就是说，怀孕次数越多，越不容易怀上。在这个免疫反应的恶性循环中，抗磷脂抗体既是流产的恶因，又是恶果。

由抗磷脂抗体引起的问题通常发生在孕早期。比如，试管婴儿受精卵着床时，抗磷脂抗体会破坏形成期的滋养层，进而影响胚胎细胞的分裂。即使妊娠可得以继续，这些抗体的存在也会使胎儿极难存活。抗磷脂抗体引发的流产有一个典型表现：怀孕 6～7 周时出现胎心音，后在 8～10 周时胎心音停止。

由抗磷脂抗体引起的流产（胎儿染色体正常）大多发生在孕 12 周内。易栓体质患者中，有 10%～15% 在孕 20 周后发生胎停。流产的原因多是胎盘早剥。胎盘的破坏会影响胎儿的发育，所以胎儿不是早产就是胎死腹中。这些问题都是由于胎盘微血管血流不畅或血栓所致。但好消息是，这是最容易治疗的流产问题之一。

由于越来越多的社会公众人物采用试管婴儿或遭遇不孕问题，人们逐渐开始关注抗磷脂抗体的问题。比如，演员 Courteney Cox 在一次采访中透露了她因抗磷脂抗体问题要不上孩子的经历。她在数年间经历了多次流产，通过治疗，终于在第 3 次试管婴儿时成功诞下一个女孩，当时是 2004 年 6 月，她已经 39 岁。

需要特别强调的是，体内抗磷脂抗体的存在不是孤立的，它预示着身体还存在其他免疫问题。美国生殖免疫学会（ASRI）的一篇综述曾对"自身免疫性生殖障碍综合征"做过定义，其中抗磷脂抗体只是若干免疫系统活化标志物中的一个。

举例来说，存在抗磷脂抗体的患者体内可检出过度活化的自然杀伤细胞——这类问题在本书中属于第 5 类免疫问题，通过全面检查均可查出，且必须加以特殊治疗。然而很多医师却仍然认为抗磷脂抗体是流产的唯一原因，只会给患者开抗凝药。殊不知患者还会因为未经治疗的其他免疫问题而再次流产。

抗磷脂综合征（Hughes 综合征）

抗磷脂综合征（APS）在 1983 年由 Graham Hughes 医师首次提出。他发现这种免疫介导的凝血综合征与自身免疫性疾病、流产和其他血栓性事件有关。抗磷脂综合征是指体内存在抗磷脂抗体（如狼疮抗凝物或抗心磷脂抗体）并有血栓症或流产史。该病高发于 50 岁以下的女性群体，她们通常在 20～30 岁经历第一次血栓性事件。

抗磷脂综合征与约 20% 的深静脉血栓，与高达 40% 的年轻型卒中有关。该病还会引起脑出血、肾静脉血栓、肾动脉血栓和肺动脉高压。其他常见症状还包括血液循环不良、偏头痛、眼部疾病和短暂性失忆。

抗磷脂综合征的发病率可高达 1%～2%，使其成为 20 世纪后期最重要的"新发现"疾病之一。我们因此建议所有不孕与复发性流产的患者追溯她们的家族自身免疫性疾病或易栓症病史。

　　一项针对抗磷脂抗体(APAs)阳性人群的研究显示，其家族成员常患其他自身免疫性疾病，包括类风湿关节炎、红斑狼疮、干燥综合征、斑秃、克罗恩病、多发性硬化、血小板减少(ITP)、甲状腺疾病、1 型糖尿病和硬皮病。换言之，APAs 阳性的家族成员间症状表现各异。1/3 的高 APAs 家族成员都有患同样问题的直系亲属，这其中的 1/3 抗核抗体呈阳性（第 3 类免疫问题），且部分成员还患有风湿性自身免疫疾病。另外，许多子宫内膜异位症的患者抗磷脂抗体也呈阳性。

　　美国自身免疫性疾病协会(AARDA)主席 Virginia Ladd 曾对 APAs 与其他自身免疫性疾病的关联发表看法："或许言之过早，但 APAs 可能与目前已知的 80 种貌似没有关联的自身免疫病全部有关。"

　　病毒感染可进一步增加 APAs 的阳性率，如麻疹病毒、水痘病毒、梅毒病毒、丙肝病毒和艾滋病病毒。某些药物（如肼屈嗪和苯妥英）也会引起 APAs 一过性阳性。此外，某些金属、化学品、过敏原、外伤和疫苗都有可能导致免疫性凝血。

　　其他可能加重病情的因素包括重度烧伤、牙龈疾病、吸烟、妊娠、高血压、肥胖、脱水、保持同一姿势不变（如乘飞机或卧床等）、损害凝血功能的遗传缺陷。风险因素越多，就越容易患上这一可能威胁生命的综合征。

　　怀孕本身就是抗磷脂综合征的危险因素之一。实际上，由于怀孕、试管婴儿和服用避孕药等因素会提升体内的雌激素水平，因此，该群体中 20～30 岁的女性患深静脉血栓或肺栓塞（血凝块游走至肺部）的概率较正常人高 4～5 倍。过高的雌激素水平会扰乱血管内皮细胞的正常运作，导致易栓体质，进而引起血管收缩并发展为高血压。

　　正因如此，存在凝血障碍的女性更易患 HELLP 综合征，一种可致命的先兆子痫，患病者的血压会非常高，致使肾水肿并渗出，形成蛋白尿。

　　孕期的另一个风险因素是子宫扩张及盆腔血液循环变慢，这会提高深静脉血栓或肺栓塞的发病率，而有凝血障碍（如 APS 患者）的孕妇更是易感人群。肺栓塞目前是美国孕（产）妇死亡的首要原因。事实上，最近的研究显示，50% 以上患肺栓塞（或类似病症）的孕妇本身就存在凝血障碍，但多数没有查出。

　　通常，通过简单的实验室检查就能发现、治疗并避免卒中、心肌梗死和复发性流产。因此，生殖失败绝不仅仅是不能生孩子这么简单，我们真正应该关注的是这些症状的起因，同时也是可能危害患者整体健康的根本原因。

遗传性易栓症

　　"携带遗传性易栓症基因的女性患卒中、心肌梗死、血栓与流产的概率比正常女性高 8～40 倍。好在我们能够查出这些突变基因，并通过治疗防止这些病症的发生。"

Alan E. Beer 博士

几个世纪以来，在欧洲战场中受伤的将士中，只有血凝速度快的人才可能活下来。另外，根据遗传选择原理，人类因分娩、饮食和伤病带来的失血或许也渐渐使凝血快的群体得以占据遗传优势。然而，如今人类的寿命至少是我们祖先的 2 倍，并且医疗条件也较过去好了许多，凝血快这件事已经不再像过去一样是一种进化优势了。

凝血的过程非常复杂。身体出血时，一种叫作"组织因子"的蛋白会进入血液，并引发一连串相互作用，整个过程有约 30 种蛋白和血小板参与其中。在组织因子的作用下，身体会产生凝血酶，这种促进血液凝固的酶会使血小板聚集并与纤维蛋白相互反应，凝血就这样开始了。除此之外，组织因子还会活化其他参与凝血的蛋白，其中的两种分别叫作凝血因子Ⅴ和凝血因子Ⅷ。

某些基因缺陷会扰乱凝血的工作机制。比如，血友病患者是凝血过慢；而易栓症患者则是凝血过快。

要是你知道每 20 人中就有 1 人有遗传性易栓倾向，加上抗磷脂综合征的相关血栓风险，应该就不难理解为何血栓问题困扰着 15% 的美国人。死于血栓的人数超过了因乳腺癌、艾滋病和车祸死亡人数的总和，也是全人类的主要致死因素。

遗传性易栓症是妊娠各阶段流产和并发症的重要原因，且携带一种以上突变基因的群体受影响最重，可人们却对其知之甚少。事实上，不要说普通人，由于遗传性易栓症仍然属于前沿学科，就连 20 世纪 90 年代（距本书出版年代不远的）从医学院毕业的医师对此都一无所知。

当今的实验室检测技术已经可以找出 50% 以上静脉血栓栓塞症患者的遗传学病因——本书会阐述其中最重要的几种。

凝血因子Ⅴ莱顿突变基因

"携带凝血因子Ⅴ莱顿突变基因且未经治疗的孕期患者是妊娠并发症的高发人群，严重时可危及生命。我强烈建议夫妻双方都在备孕期筛查此项；若已经处于孕早期且未做过筛查，则一定要尽快去做。我认为获得性易栓症和遗传性易栓症的筛查很快就会被纳入备孕期的标准检查项目中。"

Alan E. Beer 博士

50% 的遗传性易栓症都由凝血因子Ⅴ莱顿突变基因所致。这个在 1994 年被发现的突变基因是目前与疾病相关的基因缺陷中携带人数最多的一种,也是静脉血栓的主要病因。

4%～7%的欧洲与北美白种人携带这种突变基因,其中欧洲的人群携带率最高,如瑞典南部人群携带率达到了 10%～15%。资料显示,复发性流产患者的携带率更是高达 20%～27%。

顾名思义,凝血因子 V 莱顿突变指的是(影响凝血功能的)凝血因子 V 基因发生了突变。正常情况下,血液中一种叫作蛋白 C 的物质会抵消凝血因子 V 的血栓形成作用,而凝血因子 V 莱顿突变后的凝血因子 V 则可耐受蛋白 C 的这一抗凝作用,导致血黏度升高。因此,血生化检查中会用"活化蛋白 C 抵抗"术语来表示实际是来自凝血因子 V 莱顿突变基因的致病性。

人类所携带的凝血因子 V 的 2 个等位基因分别来自其父亲和母亲。如果父母中有一人携带莱顿突变基因,则后代静脉血栓的发病率比正常群体高 8～10 倍;如果父母双方均携带突变基因,则母亲妊娠期血栓发病率比正常群体高 34 倍,除非接受终身治疗,否则有生之年几乎一定会遭遇血栓事件。

另有研究对存在血栓问题但未经治疗的群体进行了统计,其中存在复发性流产史的群体活产率不到 40%,而没有复发性流产史的群体活产率为 70%。

蛋白 C 与蛋白 S 缺乏症

我给 600 多位遗传性蛋白 C 或蛋白 S 缺乏症的孕妇做过治疗。这种缺乏症或对妊娠产生不利的影响,因此在受孕后的第 6 天就需要开始治疗,并一直持续到产后 6 周。

Alan E. Beer 博士

蛋白 C 与血小板表面的蛋白 S 结合,可灭活凝血因子 Va 和 Ⅷa,起到抗凝血作用。因此,蛋白 C 不足或无法与其他分子相互作用时,深静脉血栓形成的风险就会大大增加。连续 2 次(或更多次)流产人群患蛋白 C 缺乏症的概率为 20%～40%。

凝血酶原基因 20210 突变

凝血酶原基因 20210 突变引发的血栓发现于 1996 年,是发病率第 2 高的血栓。占全部遗传性血栓患病群体的 18%。该突变基因在不同群体中的携带率为

1%～4%,如南欧携带率为北欧的 2 倍(西班牙为 6%)。

凝血酶原基因 20210 突变(该突变因发生在 20210 基因位点而得名)可致血液循环中凝血酶数量增加,继而引发血凝并导致流产。该突变本身并不是导致血栓的强致病因素,但如果合并口服避孕药、精神压力、高血压、肥胖、吸烟、凝血功能障碍等其他因素,血栓的发生率就会比正常人高 5 倍。

MTHFR 基因突变(可导致高同型半胱氨酸血症)

"MTHFR 基因突变是女性血栓患者中最普遍的问题。"

Alan E. Beer 博士

"从生产前的 3 个月开始,一直到生产后的几个月,我都在剧痛和呕吐中度过。期间我住了几周的院,体重也轻了好多。医师怀疑是阑尾问题,给我开了刀,结果是右侧卵巢静脉里有个大血栓。之后我做了 MTHFR 基因突变检测,阳性,而且是 C677T 纯合型。我需要终身服用抗凝药和叶酸,但至少不用在床上痛到惨叫了。我要是能早点做这个检测就好了,说不定能早点发现血栓,搞不好还能提前预防血栓形成。"

J. Arnold(33 岁的全职妈妈)

MTHFR 是亚甲基四氢叶酸还原酶的英文缩写。基因突变会使这种酶发生变异,其变种之一称为 MTHFR C677T。这是人类常见的一个变种,携带人群庞大,大多数携带者看起来也很健康。但是,对于一些想要孩子的携带者,这个变种确是流产风险的又一个需要考虑在内的因素。

MTHFR 的作用是代谢与清除同型半胱氨酸(一种有毒的氨基酸,可损害内皮细胞壁)。当人体缺乏叶酸、维生素 B_6 和(或)维生素 B_{12} 时,同型半胱氨酸的水平会升高。MTHFR 基因缺陷可导致叶酸代谢不正常,因此体内同型半胱氨酸的浓度就会增加,从而提高了动脉和静脉血栓形成的风险。高达 20% 的心脏病患者与30% 的复发性流产患者血液中同型半胱氨酸的含量过高。

该基因突变还可导致母体叶酸和维生素 B_{12} 水平低下,因而提高婴儿神经管缺陷相关疾病的风险,如脊柱裂(椎管闭合不全)、脑膨出(或脑疝、颅骨缺损)和无脑儿(大脑和颅骨发育不全)。

生育障碍患者中有 25%～30% 为 MTHFR 基因杂合子突变(突变基因遗传自双亲之一)。"杂合子"同时合并其他免疫问题的孕妇发生妊娠并发症的风险也更高。

有些医师认为,只要孕前同型半胱氨酸水平正常,MTHFR C677T 杂合子并不会出现后期症状。然而这个阶段的测试结果不一定有确切指导意义,因为在孕期,情绪、饮食和代谢的改变都会引起同型半胱氨酸水平的升高。

MTHFR C677T 基因纯合子突变(从双亲遗传了突变基因)的患病风险比杂合子更高。白种人中 5% 为该基因的纯合子突变,另外,19% 的动脉病变患者、11% 的静脉血栓患者和 14% 的复发性流产患者也为 C677T 基因的纯合子突变。

遗传性易栓症的易感人群

"我得过一次脑干卒中,现在我颈部以下的部分都没有知觉。发病前毫无预兆,上一秒我还在辅导学生,下一秒就瘫痪了,身体动不了,也讲不出话。发作的时候我特别冷静,因为我母亲和外婆都得过卒中,所以我当时清楚,这次是轮到我自己了。"

M. Wilkinson(49 岁,教师)

如果父母一方有遗传性易栓症,其子女有 50% 左右的可能也携带致病基因;如果父母双方都有遗传性易栓症,概率将超过 75%。

大多数人即使出现过相关症状(如血液循环差、偏头痛、伤口出血少、记忆力差),也并没有意识到自己有凝血问题,因此了解家族中其他成员这方面的状况很有必要。查出凝血问题且合并免疫问题的家庭成员应告知家族中的近亲,因为这样的家庭成员的父母至少有一人携带导致凝血问题的致病基因。

在我撰写这本书的时候,医学界对最新发现的十几种遗传性易栓症仍然知之甚少,对其风险、相关检测和治疗方案方面信息的了解也十分有限。另外,目前还没有办法通过一种检测就能筛查全部凝血问题。

要得出全面的判断结果,需要分别检测双亲的血样,找出各自的凝血问题。作为一种防范措施,这种检测不仅可以保证出生后宝宝的健康,同时还能为母亲孕期、产期和今后的健康增添保障。

7

第 3 类免疫问题：
对怀孕"免疫"

"某些生殖免疫患者的体内会产生抗胚胎（或妊娠组织）中 DNA 或 DNA 代谢产物的抗体。抗体起初为 IgM 型，并存在于血液中；随着情况的恶化，抗体会转为 IgG 型，存在于淋巴系统和淋巴结中。多次流产会使患者体内产生 IgA 型抗体，存在并作用于子宫等器官中。IgA 型抗体也可见于患狼疮、类风湿关节炎、克罗恩病等自身免疫性疾病的女性患者中。"

Alan E. Beer 博士

对细胞核内部结构进行破坏的抗体称为抗核抗体（ANAs）。这种抗体专门攻击细胞 DNA 及其内部成分。细胞核死亡意味着细胞的死亡，细胞死亡数量达到一定程度时，器官组织会严重受损，器官会最终衰竭。ANAs 常见于患自身免疫系统疾病的女性患者体内，因此是自身免疫疾病的一个判断指标。复发性流产患者中也有约 30% 可检出 ANAs，不孕症患者为 20%。

某一种自身抗体呈阳性并不能提示不孕症和流产高风险，但如果本身有不良妊娠史，则这一阳性指标可提示其他影响妊娠的抗体存在。这就是所谓的"自身免疫性生殖障碍综合征"。例如，ANAs 检出阳性的人群多存在第 5 类免疫问题，并常伴有自然杀伤细胞和（或）Th1 细胞因子水平过高。换而言之，某种 ANA 检出阳性可作为其他类免疫问题的标志物。

细胞杀手抗体

ANAs 常和高活性 NK 细胞一同出现，这种组合会迅速引发针对胚胎的炎性反应，使胚胎着床失败和孕早期流产的风险提高。这种反应也可能发生在妊娠开始后，此时免疫活性会破坏胎盘的正常功能——这与身体被扎伤时，免疫系统对身体中碎屑做出的反应类似，两者都会造成组织的红肿。

胚胎死亡会使身体产生更多的自身抗体，使受孕更加困难。这些自身抗体首先在血液中形成，之后开始慢慢聚集在淋巴系统和淋巴结中，对身体构成威胁。经过数次流产后，抗体甚至会埋伏在子宫中，一旦出现妊娠，就开始攻击妊娠组织。患者此时的身体变成了一个对胎儿"免疫"的身体。

除了会导致生殖问题，ANAs 还是自身免疫疾病的致病因素。例如，几乎所有系统性红斑狼疮（SLE）女性患者的抗核抗体都呈阳性。（系统性红斑狼疮并不算罕见疾病，全球发病率可能比类风湿关节炎还高。）

系统性红斑狼疮是一种慢性的、可致命的疾病，症状特点为"发病－好转"。由于患者自身免疫活性失控，女性患者的流产率较正常群体高出很多。系统性红斑狼疮所致的炎症和细胞损害波及身体多个系统。当抗核抗体损害胎盘时，病理报告通常可见组织炎性反应或组织受损。

某些药物也可导致"药物性狼疮"，这时身体可检出抗组蛋白（染色体的成分）抗体，但并不意味着存在任何疾病。这些药物包括肼屈嗪、地仑丁、普鲁卡因酰胺和异烟肼。

另一些自身免疫性疾病中也有 ANAs 的存在。例如，干燥综合征患者中 ANAs 的检出率约为 80%。患者的免疫系统所产生的抗病毒抗体会同时攻击自身外分泌腺，导致患者无法分泌涎液、皮脂和眼泪，还可导致关节或肌肉发炎及睡眠障碍等症状。

此外，高达 95% 的硬皮病患者存在 ANAs。该病患者体内的 ANAs 会攻击结缔组织，所产生的瘢痕组织久而久之会使皮肤硬化。约 50% 的斑秃（自身抗体破坏毛囊）患者为 ANAs 阳性。雷诺现象（见第 10 章）患者、少年期慢性关节炎患者和抗磷脂抗体综合征患者体内也可检出 ANAs。可以说，在胃肠疾病、内分泌疾病、血液疾病、皮肤病和类风湿疾病中，都可以见到 ANAs 的身影。

ANAs 的产生似乎与 HLA 分型有一定关联，另外，病毒与细菌感染、环境因素也可加速 ANAs 的产生。例如，2005 年的一项研究指出，血液中双酚 A（食品罐内壁和塑料婴儿奶瓶等日用品中所含的成分）浓度高的女性中可检出 ANAs。另有研究发现，牙科的一种充填材料所含的汞和银可引起有害免疫反应，致使汞敏感人群体内的 ANAs 水平超标。

在大量患者数据的基础上，Beer 医师得出这样的结论："目前可以明确，ANAs 阳性不仅说明患者存在第 3 类免疫问题，同时还提示第 5 类免疫问题。大多数免疫性不孕症、流产和试管婴儿失败患者通过（持续至孕 12 周或更长的）免疫治疗均可得到改善。"

8

第 4 类免疫问题：
抗精子抗体

"男性和女性体内都可产生抗精子抗体。比如，某男性在输精管结扎术后身体产生了抗精子抗体，其女伴体内常常也会产生抗精子抗体。2 次卵胞质内单精子显微注射术(ICSI,'第二代试管婴儿')后胚胎着床失败的患者中有 60％存在免疫问题。"

Alan E. Beer 博士

约 7％的不孕患者体内存在抗精子抗体。这样的患者不仅难以自然受孕，宫内人工授精和试管婴儿等辅助生殖手段也同样容易失败。

抗精子抗体可存在于血液、宫颈黏液和精液中，也就是说男、女均可产生。精子活力低下和死精症患者中，分别有至少 50％和 66％可检出抗精子抗体。接受过输精管吻合术的男性中，检出率甚至超过 70％。

输精管堵塞物和先天梗阻性无精症是抗精子抗体产生的两大原因。事实上，任何破坏血-睾屏障的情形均可刺激抗精子抗体的产生，如睾丸扭转、睾丸癌、睾丸感染和睾丸活检。精子具有独特的表面抗原，被男性血液中的免疫细胞识别后，可引发免疫反应(并产生抗精子抗体)。

抗精子抗体的功能是抑制精子的活动并灭活精子。研究表明，作用于精子头部的抗体可阻止精子与卵子结合，而作用于尾部的抗体则会影响精子的运动。精液常规检查时，会将精子与抗 IgG 抗体混合放入试验溶液中，若精子聚团，则说明存在抗精子抗体。

罕见情况下(1/1500 的概率)，被抗精子抗体覆盖的精子可造成部分性葡萄胎(完全性葡萄胎即完全不见胚胎组织，部分性葡萄胎即可见部分胚胎和正常胎盘组织)。Beer 医师这样描述这一现象："有时卵子会同时与 2 个精子结合，这样的受精卵具有 3 份遗传信息，并导致妊娠异常及胎盘缺陷。而这一现象的发生往往是因为抗精子抗体将精子'粘连'在一起并一同游向卵子。"

接触过被抗精子抗体覆盖的精液的女性也可产生抗精子抗体，并造成生殖障碍。这种情况下，精子无法穿过宫颈黏液，此时的宫颈黏液就像粘鼠板，将精子牢牢粘住,动弹不得。

有观点认为,女性体内抗精子抗体的产生与晚育有关。在晚育女性备孕时,她们或许已经有过数位性伴侣,这一经历会提高她们免疫系统的敏感度,促进抗体的产生。抗精子抗体不仅会抑制丈夫精子的活动,同样会作用于辅助生殖时所使用的赠精。

1991 年的一项研究证实了"抗精子抗体无特异性"这一现象。研究对象为 100 多名女性性工作者组和作为对照组的 40 名同年龄段非性工作者女性。血检结果表明,性工作者组抗精子抗体的检出率超过 40%,对照组仅为 5%。另发现,在从未使用过任何避孕措施的性工作者中,超过 60% 在 9 年内出现不孕症。

即使采用了最新的人工授精技术,如卵胞浆内单精子注射术,抗精子抗体问题还是会造成(多次)试管婴儿失败。这是因为体内携带抗精子抗体的女性常会合并其他可导致胚胎卵黄囊损害、胚胎着床失败及流产的细胞免疫问题。

对确诊为第 4 类免疫问题的流产患者进行组织分析,常可发现因其他免疫问题所致的胎盘病变。例如,Beer 医师观察到抗精子抗体与抗磷脂抗体常常一同出现,女性中也常合并自然杀伤细胞、$CD19^+/CD5^+$ B 细胞(产生抗精子抗体的细胞)水平升高以及抗 DNA 抗体阳性。这些问题都是导致反复试管婴儿着床成功但很快流产的原因。抗精子抗体阳性的女性可以通过免疫治疗来解决这些问题。

9

第 5 类免疫问题：
第一部分——过界的自然杀伤细胞

　　"自然杀伤细胞（NK 细胞）与生俱来，为我们抗击癌细胞。遇到癌细胞时，NK 细胞会释放一种叫作肿瘤坏死因子 α（TNF-α）的化学物质，切断癌细胞的血液供应，阻止癌细胞的生长和分化。

　　有些人群会在体内产生一种'类 NK 细胞'的 CD57 细胞，这种细胞杀伤力与 NK 细胞相仿，但杀灭对象则不同。在类风湿关节炎患者的关节中、狼疮患者的器官中和克罗恩病患者的肠道中都可以发现 CD57 细胞。而在反复流产的健康女性的子宫和血液中，我们也发现了 CD57 细胞的存在。"

Alan E. Beer 博士

　　外周血白细胞中有 5％～10％是 CD56 自然杀伤细胞。近年来，科学工作者将自然杀伤细胞形容为人体免疫系统的"硬兵器"，是人体的第一道免疫防线，为人体抗击癌变细胞和被病毒、细菌和真菌感染的细胞。后来我们了解到 NK 细胞不仅对人体起到免疫监视的作用，在生殖和衰老等生理变化中也发挥着作用。

　　自然杀伤细胞顾名思义，无须抗原致敏即可自发地杀死其他细胞，这与 T 淋巴细胞不同。NK 细胞通过一种较为笼统的识别系统辨别敌我：NK 细胞表面有两类蛋白，分别与靶细胞的特定受体相互作用。其中一类可活化 NK 细胞，另一类则可去活化。遇到正常的"自体"细胞时，NK 细胞不会发挥作用；而遇到它们认为异常的"非己细胞"时，NK 细胞则会被迅速激活并化身为杀戮机器。

　　NK 细胞活性的降低与病毒和肿瘤的易感性相关（癌症患者体内 NK 细胞的数量和活性可准确反映患者的抗癌能力）。相反，大量高活性 NK 细胞和（或）高浓度 Th1 细胞因子与自身免疫异常、生育障碍和妊娠并发症相关（Beer 医师称 NK 细胞是"Th1 型自身免疫细胞中的捣蛋鬼"）。NK 细胞的高活性与数量也可提示身体存在感染或者疾病，是免疫功能异常的表现。

　　身体要保持健康，确实需要一定水平的 NK 细胞。在怀孕期间也是同样，重点是找到合适的平衡点。

NK 细胞在妊娠中发挥的作用

"在无自身免疫病的正常孕妇体内,孕后 CD56[+] NK 细胞水平明显低于孕前。有反复流产史的孕妇体内孕期 NK 细胞水平明显高于正常孕妇。NK 细胞水平高也常见于多次试管婴儿失败的患者体内。"

Alan E. Beer 博士

每个月,NK 细胞都会在脾、淋巴结、骨髓和子宫内膜中循环一次。实际上,在排卵后和妊娠早期,子宫 NK 细胞(uNKs)是子宫和蜕膜组织(孕期出现的一种特殊子宫内膜)中数量最多的白细胞。子宫 NK 细胞(uNKs)和血液中 NK 细胞的功能差别很大。

由于没有 CD16 表面标志物,因此子宫 NK 细胞的标记法为"CD56[+]/CD16[-]"。CD16 与细胞毒性有关,因此子宫 NK 细胞的攻击性并不是很强。这和血循环中的 NK 细胞不同,后者具备 CD16 标志物,且无时无刻不在侦察和消灭外来入侵物。子宫 NK 细胞的作用是帮助胚胎发育和保护胚胎。

胚胎发育早期,这些"有益的"子宫 NK 细胞位于胚胎最外层细胞(这些细胞会接着发育为胎盘的一部分)附近,并分泌促进胎盘发育和着床的生长分子。随着胎儿的发育,uNKs 主要存在于胎盘和胚胎的血管周围,此时的 uNKs 可通过改变血管结构,提高母体对胎盘和胎儿的供血能力。

此外,uNKs 可通过释放一系列细胞因子参与并影响胚胎着床过程:有些细胞因子可限制(或对发育中的胚胎不利的)T 细胞和 B 细胞的免疫应答,有些则可调节胚胎的"根系"发育,使胚胎不会像恶性肿瘤那样不受控制地生长。uNKs 的这些功能如果有任何的缺陷,都可能会导致妊娠失败。

尽管 uNKs 有相当大的破坏能力,但实际杀伤力却只有血液循环中 NK 细胞杀伤力的 15%。但这种温和的 Th1 主导型免疫环境仅为妊娠 12 天内所需,在此之后,uNKs 会逐渐消亡,在妊娠 20 周时基本消失。

正常妊娠时,在受精卵着床期前后,外周血 NK 细胞的数量和活性均有所降低。而生育障碍患者血液中具有细胞毒性的 CD56[+]/CD16[+] NK 细胞则会攻击妊娠组织,导致反复流产、试管婴儿失败和妊娠并发症(如先兆子痫)的风险增加。

这些 NK 细胞离开血液循环后,会聚集在着床点并渗入胎盘,附着在胎盘细胞上并向其释放毒性 Th1 细胞因子,如干扰素-γ(INF-γ)和一种名为肿瘤坏死因子-α(TNF-α)的强破坏力细胞因子。研究证明,肿瘤坏死因子-α 可以阻碍细胞的有丝分裂,还可使受精卵无法着床。研究还证明子宫内膜中高浓度的 Th1 细胞因子与胚胎发育迟缓和胚胎着床失败有关。例如,实验室血检表明,生化妊娠中胚胎着床的时间并不短,甚至血液循环中的 HCG 水平降至 0 之前都略有增高过,这也是免疫因素影响妊娠的又一证明。

高浓度的 TNF-α 甚至可以激活凝血系统并破坏子宫内膜、腺体和间质组织(滋养胎盘和腺体的组织),个别情况下还会导致大出血或血囊肿,并伴随严重的子宫痉挛和阴道出血。随着妊娠的继续,这些状况可能会相当危险。Beer 医师说:"绒毛膜下血肿时,胎盘和子宫之间会形成血块,这会导致胎盘剥离,使健康胎儿夭折。绒毛膜下血肿或与自身免疫活性对相邻组织细胞的破坏有关。存在自身抗体和侵袭性 NK 细胞水平升高的女性是上述问题的易感人群。"

TNF-α 是免疫系统的"警报器"。外敌入侵的警报拉响时,人体免疫大军中的各种免疫细胞就做好了迎敌准备。其中的 CD3、CD4、CD8 三种 T 细胞会被调动到子宫"战场"中。TNF-α 还会促使中性粒细胞和单核细胞释放白细胞介素-1、白细胞介素-6 和更多的 TNF-α。面对如此强烈的攻势,被当作外来入侵者的孕初期妊娠组织胜算极小(Beer 医师认为胚胎着床是高免疫状态的孕妇最难过的一道坎)。

不巧的是,试管婴儿所采用的促排卵方案可能会使身体的免疫状态进一步恶化,因为高水平的雌激素会刺激骨髓释放出更多 NK 细胞。Beer 医师说:"在患者最需要做免疫抑制的时候,却常常是超高激素水平在起到反作用。"卵子质量和胚胎细胞分裂问题常出现在有不孕症病史的试管婴儿患者中,包括孕囊过小、孕囊过大、孕囊形状不规则和空囊(枯萎卵),这些都是 Th1 型细胞因子介导的免疫活性对妊娠造成的影响。

部分外周血 NK 细胞/细胞因子浓度高的患者在胚胎着床失败或流产前后还会出现流行性上呼吸道感染样症状,如四肢疼痛、痉挛、发热、乏力和皮肤瘙痒。

大量具有细胞毒性的 NK 细胞可刺激 Th1 型细胞因子的产生,因此,NK 细胞数量可作为评价 Th1 主导型免疫状态的指标。事实上,当外周血 NK 细胞含量超过 18% 时,妊娠就很可能失败。如果妊娠成功但不久之后流产,说明 NK 细胞误将胚胎细胞当成了癌细胞给予杀灭。存在下列情况的患者体内的 NK 细胞偏高。

· 继发性不孕症或反复流产的经产妇——Beer 医师认为此类患者往往具有最高水平的 NK 细胞
· 3 次或更多次试管婴儿着床失败
· 3 次或更多次流产
· 与配偶 DQα 基因相容性过高
· 抗磷脂抗体检测结果异常合并盆腔疾病
· 抗甲状腺抗体阳性

经过妥善治疗,85% 的患者可在 3 个自然周期或试管婴儿周期内诞下健康宝宝。

CD57 细胞

"据我所知，免疫疗法的确对部分生殖障碍患者无效，因为这些患者属于'生育困难户'，需要额外的治疗。这就要说到 CD57 细胞了，它是一种类 NK 细胞，可离开血循环进驻在关节中，导致类风湿关节炎。我曾想，那些经过妥善免疫治疗后依然出现胚胎着床失败和反复流产的患者，她们的子宫内膜中是否也住着这些'捣蛋鬼'呢？经过多年的研究，我可以告诉你，答案是肯定的。"

Alan E. Beer 博士

子宫中某些类型的免疫细胞可促进胚胎着床，另一些则根本不应出现。比如，我们从没有在健康孕妇的子宫内膜中检出过某些特定的免疫细胞，其中包括一种名为 CD57 的强破坏性细胞。它们位于子宫内膜、子宫内膜腺体和间质处。这些冷酷无情且没有"关闭按钮"的细胞在身体中实施无差别的杀灭。在这样的环境中，胚胎生存的机会就会变得微乎其微。

妊娠过程始于排卵期，这时的子宫和子宫内膜会为胚胎的着床做好预备工作。子宫内膜的厚度会增至 10～14mm，并形成 3 层结构。血液流经血管进入第 3 层后，子宫内膜腺体开始分泌丰富的糖原分泌物以滋养胚胎直至着床。子宫内膜上会因妊娠而聚集一些黏性分子以辅助胚胎着床，肝素分子则会使胎儿更牢固地附着于子宫中。淋巴细胞这时也会流入子宫/子宫内膜并释放淋巴因子，进一步促进胎儿的着床和发育。

而所有这些准备工作都会因一群不速之客的出现而陷入混乱——CD57 细胞。与那些为胎儿保驾护航的细胞不同，这些细胞的活性极强，它们会像杀灭癌细胞那样伤害妊娠组织，并在短时间内大量释放 TNF-α。除了 CD57 细胞，子宫中另一种不该出现的免疫细胞是活化的巨噬细胞，它们扎堆在一起分泌白细胞介素-1 (IL-1)，过高水平的 IL-1 会产生子宫内膜和胚胎毒性。这些帮倒忙的免疫细胞使子宫的环境变得不再适宜胎儿生长，随之出现的症状包括严重子宫痉挛、子宫处刺痛（或牵拉样痛），以及宫腔内人工授精或胚胎移植后的流行性上呼吸道感染样症状。在这样一个"内战不断"的混乱环境中，妊娠几乎不可能发生；即使妊娠可以勉强开始，大部分也会很快结束。

子宫组织中存在 CD57 细胞的高危因素如下。

- 2 次或更多次"不明原因"的试管婴儿失败。
- 复发性流产史且流产时间不断提前。
- 自身免疫性疾病，如纤维肌痛症、系统性红斑狼疮、类风湿关节炎、克罗恩病、甲状腺疾病、慢性疲劳综合征、雷诺现象、混合性结缔组织病或溃疡性结肠炎。
- 人类乳头状瘤病毒（HPV）感染、尖锐湿疣、宫颈炎、宫颈细胞异常、早期宫颈癌。
- 子宫内膜异位症。
- 胚胎移植或着床期出现流感样症状。
- 人工授精或胚胎移植时出现盆腔刺痛或严重痉挛。
- 宫腔内人工授精后或胚胎移植后 2 周内出现症状：下腹、盆腔及小腿处颤抖、痉挛、抽搐或皮肤蚁行感。
- 经血颜色发黑且结块。

淋巴细胞免疫疗法（LIT）和静脉注射免疫球蛋白 G 疗法（IVIg）等传统免疫疗法对子宫内膜中 CD57 细胞的疗效甚微，因此这类患者的治疗难度更大。她们往往需要更激进的治疗方案方可成功怀孕生产。

与自然杀伤细胞有关的病症

甲状腺疾病

"NK 细胞过度活化不仅会导致胚胎着床失败、流产和不孕症，还常常损害甲状腺，我们在携带抗甲状腺抗体的女性患者中可以观察到这一现象。单纯治疗甲状腺并不能同时解决 NK 细胞过度活化的问题。我在评估甲状腺问题的病因时，不仅会参考甲状腺抗体数量，还会参考 NK 细胞的活性和数量。我甚至认为，抗甲状腺抗体阳性的女性必然存在 NK 细胞活化过度的问题——我至今没有见到过例外情况。"

Alan E. Beer 博士

甲状腺位于颈部，所分泌的激素可调节新陈代谢和促进组织生长。甲状腺疾病由自身免疫问题引发，患者体内常携带攻击甲状腺的抗体，其中 2 种称为抗甲状腺过氧化物酶抗体和抗甲状腺球蛋白抗体。

复发性流产群体中约有 30% 可检出至少 1 项（上述 2 种抗甲状腺抗体）阳性。她们流产的风险是抗体检测阴性群体的 2 倍以上,也更易出现其他形式的生育问题。

存在抗甲状腺抗体(ATAs)问题的患者可同时伴随血液 CD56$^+$ NK 细胞、CD19$^+$/CD5$^+$ 细胞和活化 T 细胞的含量升高。Beer 医师认为,损害甲状腺快速分化的细胞是 NK 细胞,而它也是导致流产、胚胎着床失败和不孕症的元凶。正因如此,甲状腺抗体才常在评估妊娠风险时被作为标志物使用。

除了对生育的影响,甲状腺抗体还与一些自身免疫性疾病的易感性有关。有甲状腺疾病或自身免疫性疾病(如 1 型糖尿病和类风湿关节炎)个人或家族病史的群体最易携带这种抗体。另外,系统性红斑狼疮患者常伴随抗甲状腺抗体升高。另有研究表明,抑郁症患者的甲状腺抗体阳性率高。

若甲状腺抗体问题迁延不治,可逐渐发展成甲状腺炎。表现形式为甲状腺功能亢进或甲状腺功能减退,均与第 5 类免疫问题(NK 细胞问题)和第 2 类免疫问题(血栓问题)有关。

由于对健康不利且影响生育,Beer 医师建议,存在 NK 细胞活化或抗甲状腺抗体问题的女性患者每年检查甲状腺,确保问题没有发展。另外,流产次数 2 次或更多次,尤其是伴随甲状腺异常的患者应定期检查抗甲状腺抗体指标。另有一些医师认为,所有不孕症患者在开始试管婴儿前都应评估抗甲状腺抗体水平,因为抗甲状腺抗体阳性群体需要的是免疫疗法,而不仅仅是甲状腺激素替代疗法。

然而,由于信息获取不及时,大多数医师还不清楚甲状腺抗体阳性的临床意义。常常是患者由于了解这方面的信息,在问诊中会主动向医师提问、研究病情和要求甲状腺检查。

甲状腺功能亢进症(甲亢)

人体免疫系统在产生抗甲状腺抗体时,会伴随大量的甲状腺激素释放到血液中。甲亢中约 85% 的病例为毒性弥漫性甲状腺肿(Graves 病),这种病的症状有情绪低落、乏力、情绪紧张、多汗、心率快、高血压、体重降低、颤抖、易怒、自觉发热、月经周期变短、经血量少及视力改变。

毒性弥漫性甲状腺肿大多因病毒感染而激发。很多系统性红斑狼疮等其他自身免疫病患者体内也可检出这种病毒的抗体。目前认为该病在不同个体中的症状表现由遗传因素决定。

随着病程的发展,甲状腺激素过多的问题会迅速反转。此时,不堪重负的甲状腺会萎缩,甲状腺激素的分泌也会随之减少,逐渐发展为另一种甲状腺疾病——甲状腺功能减退症(甲减)。

甲状腺功能减退症（甲减）

随着 NK 细胞活性的增加，甲状腺受损的女性患者常表现为 Th1 为主的自身免疫状态。甲减时，甲状腺的炎症状态不断恶化，直至不再分泌甲状腺激素。桥本甲状腺炎是最常见的一种甲减，该病发病缓慢，常需数月甚至数年才会出现症状。

甲状腺功能低下可表现出情绪低落、乏力、便秘、体重增加、皮肤干燥、健忘、声嘶、情绪波动、经血量大和畏寒。然而在许多情况下，甲状腺功能减退症没有明显的躯体症状，只能通过血检发现。

通过甲状腺激素替代药物可改善甲减患者的症状与功能。患甲减的孕妇则需要通过摄入更多的激素替代药物来保护胎儿。轻微的甲状腺疾病就可引发流产、先兆子痫、妊娠期高血压及早产等并发症。此外，由于胎儿脑部的发育完全依赖母体的甲状腺激素，因此甲状腺对胎儿的神经系统发育也至关重要。

然而仅改善甲状腺症状并不能解决导致甲状腺的自身免疫问题。正因如此，许多接受激素疗法的患者依然会遭遇试管婴儿促排卵效果差、不孕、胚胎着床失败和流产等问题。自身免疫问题引起的甲状腺疾病患者如果不接受免疫治疗，妊娠就无法成功。

子宫内膜异位症

"我统计过100例轻度子宫内膜异位症合并不孕症的患者，她们之中有60%存在自身免疫问题。而作为对比的另外100例没有子宫内膜异位症的不孕症患者则没有发现明显的自身免疫问题。子宫内膜异位症与胚胎着床失败之间的关联已有定论。因此我认为，子宫内膜异位症合并不孕症的患者在开始试管婴儿前，应先调节免疫。"

Alan E. Beer 博士

子宫内膜异位症是不明原因不孕症的首要病因，且常被漏诊。2006 年 3 月有报道，英国 68% 的子宫内膜异位症患者曾被误诊为肠易激综合征或抑郁症，她们从初次见医师到最终确诊的平均时间长达 8 年。

育龄女性有 10%～15% 患子宫内膜异位症，其中 40% 合并不孕症。即便这一数字只有 10%，子宫内膜异位症也足以成为全球最常见的疾病之一。研究发现，许多子宫内膜异位症患者体内的自身抗体水平偏高，并且存在免疫问题。

月经期间，子宫内膜脱落的细胞会从阴道排出，但这些细胞偶尔会溜到身体的其他部位。正常情况下，这些"走错路"的细胞会被巨噬细胞和 NK 细胞等免疫细胞围歼。而子宫内膜异位症患者体内 NK 细胞的细胞毒性偏低，因此这些细胞无法被彻底消灭，并继续生长。如果这些细胞进入腹腔，就可能黏附在卵巢、输卵管、膀胱、肠道、阴道、宫颈和外阴等位置并继续生长（种植）。

随着月经的到来，这些粘连物也会像子宫内膜一样增厚并脱落，造成疼痛和出血。无处疏导的血液会潴留并引发炎症，继而形成瘢痕组织，或"火药烧伤"样损伤。这种情况可能会造成输卵管堵塞或是干扰排卵过程。粘连物甚至会造成周围器官的扭转，或是将输卵管、卵巢和子宫牵连在一起，使它们的位置发生改变。很多子宫内膜异位症患者的子宫腔内部并无大碍，但部分患者的粘连物正好位于子宫壁表面，这就可能造成胚胎着床困难。

患子宫内膜异位症时，免疫细胞会释放促炎性的肿瘤坏死因子-α（TNF-α）并攻击胚胎细胞（可发展为胎盘的细胞）。由于身体需要将 TNF-α 提高到异常水平以维持并发展病灶处子宫内膜细胞的生长，因此，子宫内膜异位症患者体内的 TNF-α 水平往往比正常人高很多。这个过程中产生的细胞毒性也会影响卵子的发育、受精和着床。

尽管子宫内膜异位症患者体内的 TNF-α 水平较高，但血液循环中的 NK 细胞水平却往往正常甚至偏低。Beer 医师这样解释这一矛盾现象："位于子宫内膜、子宫和腹膜这几处的 NK 细胞和巨噬细胞都会产生 TNF-α。NK 细胞与活化的巨噬细胞在抗击病灶时，血液中 NK 细胞的数量与细胞毒性均有下降，而病灶所在器官中则可见高水平的 TNF-α。"

有自身免疫性疾病家族史的女性更易患子宫内膜异位症和免疫性不孕症。一项对超过 3500 名女性进行的研究发现，子宫内膜异位症患者也更易合并其他自身免疫性疾病；其中有 20％患有一种以上自身免疫性疾病，这其中的 30％患有纤维肌痛症（患病率是正常女性的 2 倍）或慢性疲劳综合征（患病率是正常女性 100 倍）。不少子宫内膜异位症患者体内还携带抗磷脂抗体和抗甲状腺抗体等自身抗体，这些抗体会损害卵子和胚胎，使胚胎不易在子宫内膜上着床。即使着床成功，也很容易流产。

传统的手术和激素疗法无法从根本上解决子宫内膜异位症，只是缓解症状。因此许多患者在治疗之后，甚至是切除子宫后，症状还会复发。Beer 医师说："很多子宫内膜异位症患者之前接受过治疗，也做过清除手术，她们之前的医师告诉她们说病已经'治好'了。但在要孩子的时候，她们当中还是有很多怀不上或流产。仅仅清除掉粘连物并不能降低免疫系统的活性，根治问题还要靠其他方式。我在帮助合并其他免疫问题的子宫内膜异位症患者备孕时，一定会采用抗 TNF-α 药物进行治疗。"

Beer 医师针对子宫内膜异位症患者所采用的抗 TNF-α 治疗手段收效显著，治疗后的妊娠成功率达到了 73％。传统疗法仅为 45％。

盆腔炎与输卵管堵塞

"如果你有不孕症，且输卵管堵塞是由感染或炎症引起的，我建议去查免疫问题。70%的输卵管堵塞患者存在可导致不孕症的自身免疫问题。"

Alan E. Beer 博士

异位妊娠时，卵子通往子宫的正常通道（输卵管）受阻，导致胚胎在输卵管襞上着床。造成输卵管受阻的原因包括既往输卵管结扎术（一种将输卵管扎紧以阻止卵子通过的女性绝育手术）造成的炎症或瘢痕组织、腹腔或盆腔手术、输卵管感染。异位妊娠的病例不断增加，主要原因是性传播疾病导致的盆腔炎（PID）。

妇科收治的入院患者中，有20%是盆腔炎患者。盆腔炎的起因是细菌经尿道和子宫颈逆行至上生殖道引起感染，其最常见的两大感染源为衣原体和淋病。不过在一些病例中，那些通常只会引起阴道和子宫颈感染的细菌也会引发盆腔炎。

盆腔炎的主要症状是下腹疼痛和阴道分泌物异常。其他可能的症状还包括发热、性交疼痛和无规律的经期出血。而衣原体引起的盆腔炎尽管也会损害生殖器官，却可能没有明显的感染迹象（对性伴侣双方皆如此）。

盆腔炎的发作次数越多，患不孕症和输卵管妊娠的风险就越高。患有生殖道性传播疾病的孕妇在孕期最初3个月流产的风险会翻倍，且更容易出现早产及低出生体重儿的状况。

细菌性阴道炎（BV）是最常见的一种盆腔炎。细菌性阴道炎是一个统称，指的是由酵母菌感染、病毒感染或化学物质刺激而引发的阴道感染或炎症。情况严重时，细菌性阴道炎会发展成子宫炎症。这时，由粒细胞和NK细胞释放的促炎性细胞因子会损害子宫内膜，导致胎儿难以在子宫中生存。

许多常见的自身免疫性疾病（如干燥综合征、肠道炎症、桥本甲状腺炎、毒性弥漫性甲状腺肿，赖特综合征和克罗恩病）都与慢性细菌性感染有关，如支原体和衣原体感染。盆腔炎合并自身免疫疾病的女性患者在子宫内检出NK细胞的概率也更高。

衣原体

"衣原体感染是导致不孕症的因素之一；也是造成早期流产的自身免疫问题的导火索。"

Alan E. Beer 博士

衣原体感染是美国和欧洲最常见的性传播感染形式,性活跃人群中约 10% 受到感染。美国每年有 400 万~800 万新发感染病例;据 2003~2004 年的研究显示,英国衣原体感染人群数量创纪录。虽然反复感染更易导致不孕症,然而单次感染的危害也不容忽视。由于衣原体感染常没有临床表现,感染者可在不知情的情况下继发异位妊娠或不孕症。

临床医师在排查不孕症病因时会检查衣原体。单纯的抗生素治疗可能无法改变衣原体感染所引起的炎性免疫反应及其相关的生殖障碍。NK 细胞可直接被衣原体活化并释放大量 TNF-α 和 INF-γ,由此引起的慢性炎症可导致不孕症、试管婴儿失败、流产和妊娠并发症。

淋病

淋病是第二大性传播型细菌感染疾病,感染部位为宫颈、子宫和输卵管。淋病感染可造成 NK 细胞活性提高及 TNF-α 细胞因子数量增加。因此,造成的输卵管炎症可引起不孕症和异位妊娠。淋病还可威胁尿道、口腔、咽喉和直肠的健康。和衣原体感染类似,淋病感染通常症状轻微或没有症状,但若疏于治疗,病原体可蔓延至血液和关节中。

念珠菌

"念珠菌感染会引起强烈的免疫反应且患者大多伴有症状,这种感染还会诱发本书所提到的其他类别的对胚胎着床和妊娠不利的免疫反应。"

Alan E. Beer 博士

念珠菌是一种酵母菌,几乎人人携带,多数情况下对人体无害。但当体内的"益生菌"被抗生素灭活时,念珠菌便得以快速增殖,另一些导致菌群失调的因素还包括糖尿病、妊娠、营养不良、酗酒、避孕药、人工激素、防腐剂和化学芳香剂等。阴道感染念珠菌时,会出现炎症和瘙痒以及白色黏稠分泌物。阴道的瘙痒和灼烧感是阴道细胞对念珠菌感染促炎免疫反应的体征,由念珠菌 IgA 抗体介导。

此外,在身体的免疫力严重低下时,平时无害的念珠菌也会摇身一变,成为身体的威胁。平时藏身于腹腔死亡组织中的念珠菌开始在活组织上疯狂生长,成为致病真菌。真菌形式的念珠菌会发展出类似"根"一样的结构钻入肠壁中,毒素和消化不完全的蛋白质因此可以进入血液循环。

这种情况发生时，会引起强烈的免疫反应，身体会迅速释放出 IL-1、IL-6、TNF-α 和更多的 IgA 抗体，巨噬细胞开始调动，NK 细胞也倾巢而出。这场免疫战的战斗力可能会超出实际抗敌所需，长期处在交战状态会引发各种变态反应和自身免疫反应，如食物过敏、关节炎、哮喘、荨麻疹、痤疮、湿疹、枯草热和支气管炎。被免疫细胞一同攻击的肠道也会变得更容易感染致病菌，更进一步增加了流产和早产的风险。

疱疹

"感染疱疹病毒的女性常伴随血液循环及组织中细胞毒性 NK 细胞水平的升高。"

Alan E. Beer 博士

疱疹病毒有两个亚型：I 型单纯疱疹病毒（HSV-1）和 II 型单纯疱疹病毒（HSV-2）。I 型单纯疱疹病毒可以引起口唇疱疹，偶尔也会感染生殖器官。II 型单纯疱疹病毒主要影响生殖器官。生殖器疱疹主要通过与感染者的性行为传染，传染性很强。II 型单纯疱疹病毒是目前传播最广泛的性传播病毒之一，全球 20% 的人口都有感染。

疱疹的初次发病可持续数周，之后回撤到神经系统中休眠，情绪压力或身体疾病等因素可重新激活病毒。在 2004 年一项针对 42 例不孕症患者的研究中，疱疹病毒检出率为 64%，病毒阳性者的外周血 NK 细胞和 TNF-α 水平也可见升高。

宫颈不典型增生（生殖器疣）

"宫颈不典型增生由病毒引起，这些病毒同时刺激了生殖道中 NK 细胞数量的增加，并引起 TNF-α 水平的增高，进而导致不孕症和胚胎着床失败。"

Alan E. Beer 博士

宫颈处发现异常细胞或癌前病变细胞时，称为宫颈不典型增生。最常见的是轻度宫颈不典型增生，与人类乳头瘤病毒（HPV）感染有关。HPV 病毒有很多亚型，虽然只有部分会导致生殖器疣，但都会引起阴道及宫颈细胞异常。

严重的宫颈不典型增生有癌变的可能性，因此需要治疗。然而，即使对宫颈表面病灶进行过烧灼或冷冻，病毒仍然无法完全去除。事实上，在疣形成或细胞病变之前，病毒可在宫颈中潜伏长达 20 年。HPV 感染可引起免疫功能紊乱并导致流产和不孕症。

过 敏

"嗜酸性粒细胞增多可提示过敏，可能也是流产的免疫因素之一。"

Alan E. Beer 博士

变态反应是指身体对某种物质发生免疫反应，而通常这种物质对大多数人都没有影响。病毒或细菌侵袭人体时，身体会产生抗体以抵御外敌。但当变态反应（或超敏反应）发生时，情况与之类似，不过此时抗体的攻击对象，或者说"过敏原"，却变成了日常饮食、呼吸或皮肤所接触到的物质（如青草、花粉、动物毛发、某些食物或尘螨等）。

过敏和超敏问题影响约 30% 的美国人。现已发现过敏体质与某些基因标志物有关。

过敏主要发生在 Th2 为主的免疫类型人群中，由 IgE 介导，这类过敏包括枯草热、皮炎（如荨麻疹和湿疹）、哮喘和严重变态反应。致敏原进入体内后，身体在 IL-4 细胞因子的作用下产生 IgE 抗体，抗体后与位于皮肤、口腔、鼻腔、鼻窦、肺部与肠道等器官表面的肥大细胞结合，这一过程称为"致敏"。致敏后的身体再次接触过敏原时，变态反应便一触即发。

IgE 抗体会造成肥大细胞的细胞膜破损，并释放组胺与一种被称为前列腺素 D2 的类激素物质，后者与 Th2 细胞上的受体相互作用。这一过程可激发炎性反应，并造成血管扩张和平滑肌痉挛。比如，哮喘发作时，支气管的平滑肌收缩，气道因此受阻。

严重过敏时，身体所释放出的大量组胺不仅会使支气管收缩，还会使血压急剧下降。过敏性休克正是在这种情况下发生的，少数情况下甚至可以致命。常见的过敏原包括食物、药物和昆虫毒液。

过敏时，数量剧增的炎性细胞因子会调动体内的嗜酸性粒细胞，这是一种用来对付寄生虫和感染的白细胞。要动员这样一支精锐部队，需要人体化学武器军工厂的全力配合，但同时也降低了体质。

嗜酸性粒细胞中含有破坏性的酶和化学物质，这些物质会进一步加重感染并刺激更多的趋化因子释放。尽管嗜酸性粒细胞是对抗寄生虫等入侵物的精兵强将,但在跟敌人的交火的过程中却常常伤及无辜(周边组织),比如其所引发的哮喘对肺部的伤害。而当过敏原是激素时,则可导致不孕症、早更年期和试管婴儿反复失败。

Beer 医师发现,那些对激素,特别是孕酮过敏的患者容易起荨麻疹。他说:"慢性荨麻疹患者的过敏症状非常严重,这也造成了她们的受孕困难。"

肠易激综合征与克罗恩病

"肠易激综合征与子宫等器官中活化的 CD57 细胞(类 NK 细胞)有关,这些细胞可造成胚胎着床失败。CD57 细胞可通过子宫内膜活检进行筛查。克罗恩病也与 Th1 型细胞因子的产生强相关,该病可导致流产,尤其在疾病长期存在或手术后复发。"

Alan E. Beer 博士

数据表明,肠易激综合征(IBS)影响约 7% 的美国人。然而,考虑到大量的漏诊,实际患病率可能会达到 20%,其中以女性居多。假说理论认为,肠易激综合征的致病原理:大肠中的菌群转移至小肠,引起腹泻、便秘、腹痛和餐后腹胀感。

小肠内的细菌经肠道内壁进入身体组织时,会激活免疫反应,提高组织中炎性 TNF-α 细胞因子的水平。这种强免疫反应会造成流行性上呼吸道感染样症状、头痛、肌肉、关节痛以及慢性疲劳。

对某些存在自身免疫问题的女性,IBS 的症状只发生在流产或妊娠受到免疫攻击的时候。肠易激综合征尽管会给身体带来不适,但与炎性肠病不同,对肠胃并不造成实质性伤害,对机体的影响较小。

Th2 型细胞分泌的细胞因子常可抑制因食物和细菌中的抗原接触肠内壁而引发的免疫反应。但在炎性肠病(IBD)克罗恩病患者体内,则可见 Th1 介导的免疫反应及由 NK 细胞分泌的 TNF-α 细胞因子。这种免疫环境可使肠道长期处于过激和炎症状态,进而造成整段肠道平滑肌被增生的纤维胶原包裹。肠道因此变窄、受阻,必要时需切除大段的肠道。

克罗恩病发病时,体内高水平的 TNF-α 激活巨噬细胞和中性粒细胞等免疫细胞,进而促进其他促炎性细胞因子的释放。目前认为,某些食物、精神压力和情绪低落会加重病情。克罗恩病的症状包括发热、腹痛、腹泻和乏力。部分 IBS 和 IBD 患者发现限制某些食物的摄入以及放松治疗有助于控制症状。

炎性肠病的患者常伴有高凝血体质。Beer 医师发现,炎性肠病合并遗传性或继发性易栓症及 TNF-α 过表达的患者胚胎着床失败和流产的风险显著增加。另外,肠道疾病患者更易合并子宫 CD57 细胞阳性。

如果妊娠过程中炎性肠病发病,且没有得到治疗,则复发性流产、早产和死产的风险显著增加。

精神压力

"一些不孕症患者在多次怀孕失败后放弃尝试,转而通过代孕并最终喜获宝宝。她们在和宝宝相处了 1 年之后,体内的 NK 细胞水平回归了正常。因此,一次成功的怀孕或是放下沉重的心理负担,都有助于降低 NK 细胞的水平。"

Alan E. Beer 博士

治疗体外受精连续失败或复发性流产患者时,"关爱护理"常被作为一种"医疗"手段被医师所使用。曾有过几项样本不大的试验,受试者或自愿参与或由研究人员挑选,这些试验的设计十分不合理,但得出了这一"疗法"有效的结论(详见第15 章)。然而,尽管心理疏导可对免疫亢进的患者起到一定的免疫抑制作用(Beer 医师鼓励他的患者接受放松疗法和其他的整体疗法),但在治疗由免疫缺陷引起的不孕症以及复发性流产时,此类方法却并非"包治百病",除此之外,我们仍然需要通过有效的免疫疗法调节患者的月经周期,提高妊娠成功率。

治疗不孕症的医师和心理医师都常常忽视一个关键问题:在面对压力时,之所以部分女性的身体反应更激烈,是因为她们的免疫系统存在缺陷。存在自身免疫性缺陷的女性体内往往可见 CD8$^+$ T 细胞水平偏高、毒性 TNF-α 水平偏高、Th1∶Th2 比例失调以及 5-羟色胺水平偏低——我们对因压力导致流产的患者也进行过同样的检查,并得出了同样的结论。换言之,高流产风险的孕妇之所以容易流产,是因为身体对压力的敏感度更高。这也就合理解释了为何免疫亢进的患者更容易感到压力和沮丧。长期的压力进而又作用于患者的免疫系统,削弱其对抗炎信号的应答能力,使得患者的情况愈发严重。

我们发现,心理压力对妊娠的影响仅针对部分女性,这也说明了特异性免疫特性的存在。这一特性与应激反应和炎性反应相关的基因有关。动物实验结果也证实了这一点,实验中,只有部分品种的怀孕小鼠在环境和心理压力的作用下发生流产,而这类流产可以通过免疫治疗大幅改观。

负责 5-羟色胺调节的基因变异会使身体在面对压力时表现出超高敏感度,并会造成 Th1 型细胞因子过度释放。此外,抗 5-羟色胺抗体也会导致类似的问题。

综上所述,"压力"(包括所有生理和心理的症状,如抑郁、偏头痛、TNF-α 水平偏高以及血栓风险偏高等)可以被认为是高促炎性免疫活性的产物,由基因决定,是诸多健康问题的根源。其危害从卒中到流产,范围甚广。然而,对部分女性而言,长期压力(包括因脱离社会而产生的压力)却会暂时抑制她们的免疫活性,使疾病更容易趁虚而入。但与此同时,令人哭笑不得的是,由于免疫系统受到抑制,长期压力为妊娠打开了大门,反而提高了怀孕的概率。可见压力带给女性的影响可能会截然相反,这也就解释了为什么在多项关于压力、试管婴儿成功率与流产之间关系的研究中,会得出相互矛盾的结论——在以评估炎性反应标志物作为研究手段的实验中,得出的结论是三者的关联紧密;而以心理学指标作为研究手段的实验中,却找不到其中的关联。

压力与妊娠失败之间是否有关联,完全取决于怎么定义"压力"、受访者在谈及自身"压力"时的表述及如何对"压力"进行界定,还要看是否考虑过基因和免疫因素。表面上看来,是压力对怀孕进程产生了不利影响,但我们看到的那些症状也许只是自身免疫性问题所导致的亚临床症状而已。

正是这些可变因素让我有理由相信,因心理压力这个单一因素就可导致流产和不孕症这一理论有些站不住脚。焦虑、抑郁、强迫性思维、高血压和睡眠障碍这些症状都可能由基础免疫功能紊乱导致。我将在下一章举例说明,详细阐述。

10

第 5 类免疫问题：
第二部分——抗激素抗体和抗神经递质抗体

"中枢神经系统和内分泌紊乱可提示与不孕症及流产相关的免疫活动。不孕症与复发性流产患者常见 NK 细胞和 $CD19^+/CD5^+$ B 细胞显著升高。"

Alan E. Beer 博士

$CD19^+/CD5^+$ B 淋巴细胞会产生大量的自身抗体，这些细胞的出现说明机体存在自身免疫缺陷。例如，在抗磷脂综合征患者中，$CD19^+/CD5^+$ 细胞的升高可伴随抗磷脂抗体水平升高，并可改变复发性流产患者的免疫状态。

除了抗磷脂抗体和前文提及过的抗核抗体，$CD19^+/CD5^+$ B 细胞还能够产生针对激素和神经递质的抗体。

抗激素抗体

女性的生理周期有 4 个阶段：卵泡期、排卵期、黄体期和月经期。在卵泡期，脑垂体分泌促卵泡激素（FSH），刺激卵巢中卵子的成熟，并产生雌二醇和孕酮以刺激子宫内膜生长。之后卵巢会分泌激素，通知大脑减少 FSH 的产生。

雌二醇可促进脑垂体分泌黄体生成素（LH）并刺激卵巢排卵，排卵期间雌二醇的水平可达到高峰。到了黄体期，身体进入受孕状态。若此时卵子未能受精或胚胎未能着床，月经就会来临。蜕膜（子宫内膜的腺层）会随月经脱落。

$CD19^+/CD5^+$ 细胞产生的抗体中，其中一些针对磷脂、DNA、精子和组蛋白，还有一些则是针对妊娠至关重要的几种激素，包括雌二醇、孕酮和人体绒毛膜促性腺激素（HCG）。这些激素的减少会造成患者黄体期缺陷，导致排卵与月经的间隔时间过短，进而造成子宫内膜发育不全，无法在胚胎需要着床时达到足够的厚度；或是子宫内膜血供不足，无法到达子宫内膜多层结构的每一层。这种情况下，胚胎难以着床，即使着床成功，也会很快流产。

激素抗体会影响月经周期的各个阶段，使卵巢得不到正常的激素刺激。月经开始后第 3 天出现高水平 FSH 和雌二醇可提示抗激素抗体的存在。一项针对试管婴儿患者的研究发现,激素促排卵效果差的患者中 92% 存在抗促卵泡激素抗体,70% 存在抗卵巢抗体,65% 存在抗黄体抗体。

促排卵效果差时,医师通常会使用高剂量的促排卵药物刺激卵巢排卵。但即使如此,在取卵时取到的卵子数量也往往很少。通过这种方式得到的卵子,也更容易出现受精后分裂缓慢及解冻后脆弱、易破裂的问题。

胚胎着床时,相应的激素可促进子宫肌肉生长,并使蜕膜组织保持牢固。若这些激素被抗体攻击,可造成胚胎着床不完全和 HCG 水平不足。这些问题往往提示妊娠失败的原因为免疫问题。

抗雌激素抗体

雌激素是一类卵巢内产生的激素,有雌酮(E1)、雌二醇(E2)和雌三醇(E3)三种。这类激素可调节月经周期、促进细胞分裂和促进子宫内膜生长。它们的作用还包括促进乳房、卵巢、子宫颈、输卵管和阴道等女性性器官的发育并维持其健康。

在月经周期的第一阶段,雌激素可促进血流丰富的子宫组织的发育。接着刺激卵巢中卵泡的成熟,软化子宫颈并刺激阴道分泌物的产生。分泌物可为性交提供润滑,并有利于精子的游动。

雌二醇不足会限制子宫内膜的发育,使其厚度难以超过 7mm(健康水平为 10~14mm),并可削弱子宫内部肌肉的功能,导致胚胎着床时血供不足。雌激素不足的另一些表现包括无排卵性月经、月经不调、阴道干涩及潮热。雌激素严重不足(如更年期后)带来的问题可能更严重,如泌尿系统问题、体液潴留、体重增加和骨质疏松等。

人体所有细胞的表面都发现过雌激素受体,因此多种疾病的发生受这类激素水平的影响,如子宫内膜异位症、多囊卵巢综合征和子宫肌瘤,并可加重自身免疫性疾病。雌激素还是某些激素依赖型癌细胞受体部位的"启动按钮"。

如之前所说,平衡才是关键。雌激素作为一种"促生长"的激素,必须加以调节。这也是为什么人体还有一种可以抵消和抑制其效果的激素:孕酮。

抗孕酮抗体

孕酮由卵巢黄体(排卵后卵巢中的残留组织)产生。它作用于子宫,刺激和维持子宫功能,可促进胚胎发育、着床和胎盘形成。在此之后的整个妊娠期间继续辅佐胎儿和胎盘的发育。孕酮还可抵消雌激素的负面影响，使人体免受自身免疫性疾病、卵巢癌、子宫内膜癌和乳腺癌的困扰。

孕酮常被称为"孕激素"，因为它可为胎儿的健康发育创造良好的条件。顾名思义，孕酮是"促怀孕"的激素。妊娠期间，它除了可以促进子宫内膜的生长，还可作为免疫抑制药抑制 T 细胞的活性。因此，孕期前 8 周孕酮水平低可提示高流产风险。

美国得克萨斯州奥斯丁 Roby 学院的 Rueesll Roby 医师一直采用舌下滴服孕激素治疗各种免疫介导性疼痛和神经系统疾病。经过多年的治疗，他发现这种疗法的一个额外作用是提高了有不孕症病史患者的妊娠率。Roby 医师和他的同事对 98 例因不同疾病就诊的患者进行了血检，结果发现 41% 的患者携带 IgE 型孕酮抗体且产生了 I 型变态反应。也就是说，她们的身体将孕酮当成了抗原并引发了 Th2 型炎性免疫反应。

少数女性会在月经周期开始前出现荨麻疹或湿疹，这类皮肤变态反应叫作自身免疫性孕酮性皮炎，其他常见过敏症状包括哮喘和偏头痛。

孕酮不足时，身体会表现出雌激素为主的状态，并促进炎症的发作。例如，类风湿关节炎、系统性红斑狼疮患者常伴随促炎性雌激素，特别是雌二醇水平偏高。在雌二醇的刺激下，身体会产生一氧化氮并扩张血管，进而压迫周围组织引起疼痛。通过治疗可以平衡孕酮水平、调节免疫反应、使身体恢复正常排卵状态，最终成功妊娠。Beer 医师会在试管婴儿胚胎移植后让患者每天使用孕酮栓剂，部分患者需要持续使用至孕 16 周。

抗人绒毛膜促性腺激素(HCG)抗体

"人绒毛膜促性腺激素（HCG）皮试阳性患者常可见子宫 CD57 细胞水平显著升高。患者胚胎着床失败和早期流产的风险也更高。"

Alan E. Beer 博士

受孕后，女性体内开始产生人绒毛膜促性腺激素（HCG），这种激素对胚胎着床起着至关重要的作用。HCG 由胚胎和胎盘协同产生，可刺激雌激素和孕酮的产生，同时抑制促黄体生成激素（LH）和促卵泡激素（FSH）的分泌。

目前认为，免疫系统攻击 HCG 的原因是 HCG 与 LH 抑制物的高相似度，也就是说，当免疫系统表现出针对 LH 抑制物免疫活性的同时，刺激了抗 HCG 抗体的产生。这时，NK 细胞释放可激活巨噬细胞的细胞因子，被激活的巨噬细胞继而通过改变辅助型 T 细胞，协助活化 CD19$^+$/CD5$^+$ B 细胞产生抗 HCG 抗体。

不孕症患者的血液中可检出抗人绒毛膜促性腺激素（HCG）抗体，其作用相当明显，甚至被用于女用避孕疫苗。

卵巢早衰

"抗卵巢抗体阳性患者的 NK 细胞水平活性过高。NK 细胞所分泌的 TNF-α、抗激素抗体与神经递质抗体可导致卵巢受损和功能衰竭。"

Alan E. Beer 博士

女性群体卵巢早衰的发病率约 1％，其中 20％存在家族史。目前已知的发病原因之一为特纳综合征（一种因负责卵巢发育的染色体缺失所导致的疾病），但仅为少数，多数病例的发病原因未知。

目前的观点认为，自身免疫疾病是导致卵巢早衰的主要因素，患者的卵泡、卵子和 DNA 会遭受免疫系统攻击并受损。

自身免疫问题患者体内的抗卵巢抗体会损害卵巢细胞表面蛋白的正常功能，从而影响排卵过程。因此，抗卵巢抗体的存在可提示卵巢早衰。卵巢早衰一般是指 40 岁前绝经或进入更年期（更年期一般发生在 50 岁左右）。

研究发现，卵巢早衰患者通常会合并自身免疫问题，其中以甲状腺功能减退症最为常见，另包括哮喘、慢性活动性肝炎、系统性红斑狼疮（SLE）、克罗恩病、糖尿病、干燥综合征、重症肌无力、类风湿关节炎、白癜风、秃头症和艾迪生病。

抗卵巢抗体水平高的试管婴儿患者常表现为促排卵效果差且受孕率低。一项针对试管婴儿患者的研究表明，失败组抗卵巢抗体的检出率为 58％，成功组为 25％。即使可见卵泡发育，但由于卵巢产生的雌激素不足，卵巢早衰患者在月经周期第 3 天常可见促卵泡激素（FSH）水平及黄体生成激素（LH）水平过高。

此外，月经不调也可提示抗卵巢抗体与高活性 NK 细胞的存在。卵巢早衰患者中有 50％存在类似更年期的症状，如潮热、盗汗、性欲低下以及可发展为阴道炎或膀胱炎的阴道干涩等。该病导致的激素分泌异常还与抑郁症、骨质疏松和心血管疾病关系密切。因此无论是否有不孕的症状，都应当重视卵巢早衰的治疗。

卵巢早衰患者在卵巢功能衰退的早期阶段仍可见正常卵泡发育，生殖激素浓度也可保持正常。然而由于抗卵巢抗体对卵泡细胞的损害，卵泡数量会加速减少，月经也会逐渐停止，卵巢功能开始逐渐丧失。但只要情况没有发展为早更年期（更年期提早的现象），就还有治疗的希望。为了帮助此类患者达成妊娠，通常需要为期 3 个月的免疫治疗。事实上，Beer 医师的这类患者中有 30％在试管婴儿等待期成功自然受孕。

自身免疫性疾病、肥胖症与不孕症的相互联系

美国 20～39 岁的女性中，体重超标比例过半，更有 1/3 达到了病态肥胖的标准（脂肪重量超过体重的 30%）。如人们所见，日趋严重的体重问题已不仅是成年人世界的问题，现已波及儿童，令人唏嘘。肥胖对健康的威胁极大，以下疾病中肥胖患者的比例都颇高。

- 结肠癌——42%
- 心血管疾病——70%
- 乳腺癌——50%
- 胆囊疾病——30%
- 高血压——26%

对于女性肥胖人群，因肥胖相关疾病致死的风险比正常体重人群高 50%，患骨关节炎的风险更是高出 4 倍。此外，乳腺癌的患病率为常人的 2 倍，患子宫内膜癌的风险也高达 4 倍——甚至超过了糖尿病人群。宫颈癌、卵巢癌和胆囊癌的死亡率也会因肥胖而增加。这是由于肥胖会使身体发生细胞水平上的改变，这种改变不仅危害健康，对妊娠的影响同样重大。

脂肪组织的不断增加会促进炎症的产生并引起血清中 C 反应蛋白、IL-6 和 TNF-α（自身免疫疾病和心血管疾病标志物）水平的升高。炎性反应的增加也因此使肥胖人群发生流产、先兆子痫、高胰岛素血症（高血糖）和妊娠期糖尿病的风险更高。随着肥胖带来的雌激素失调（过多）等诸多化学改变，受孕的难度随之大幅增加。

全球约 30% 的不孕症和试管婴儿失败都与肥胖有关。近来有专家预测，原本就不高的人类生育率将因"肥胖危机"变得更低。但也不能说胖就是因为放纵自己，所以活该不孕，因为肥胖可能是自身免疫问题导致的，如甲状腺功能减退症、多囊卵巢综合征、2 型糖尿病和抑郁症等都可导致体重过度增加。更糟的是，这些问题导致的肥胖问题又可继而导致内分泌失调，加重肥胖程度，形成恶性循环。这样的患者中有的很难成功升级为母亲。

女性的雌激素水平会在正常月经周期内起伏，这主要是卵巢的作用。但如果其他位置也在产生雌激素，就会带来问题。脂肪细胞可将甾体激素雄烯二酮转换为类似雌激素的物质，这些物质可扰乱激素分泌的正常起伏，并干扰排卵。脂肪细胞产生的雌酮和雌三醇会使身体进入激素失调的状态，月经不调（常为血量大、周

期延长)往往会随之而来,甚至是不排卵和不孕。雌激素过多还会造成子宫的癌前病变并使子宫内膜异常增厚,影响胚胎的着床。

通过治疗自身免疫导致的肥胖与其引起的激素失调,病症常可得到缓解。因此,治疗肥胖问题绝不仅仅是节食和运动那么简单,正如 Beer 医师所说:"肥胖本身不是大问题,自身免疫问题引起的内分泌失调才是。"

有两种自身免疫疾病比较特殊,它们都是由于机体无法正确利用胰岛素而造成"体重增加——内分泌失调"的恶性循环:2 型糖尿病和多囊卵巢综合征。两者的症状和危害类似,治疗方法也类似。因此,有人甚至怀疑它们是一种疾病的两种表现形式。

2 型糖尿病——肥胖的因和果

"我的患者中有 15% 患 2 型糖尿病。我需要用二甲双胍来降低她们体内游离胰岛素的水平。游离胰岛素没有控制血糖的功能,它们只会做一件事:生产脂肪细胞,然后将它们堆积到大腿、臀部和腰部。

她们有的慢跑、有的节食,为了减肥想尽了办法。结果可能是脸、颈部、胸部和手臂脂肪减下来了,但腿部、臀部、腰部脂肪却减不下来。常有陪患者一起来看病的丈夫向我吐苦水:'我老婆的减肥快坚持不下去了。体重还是在不停地长,她运动量已经够大了,难不成平时没按食谱吃东西?'其实她们几乎都有内分泌失调的问题。"

Alan E. Beer 博士

根据美国疾病控制和预防中心的数据,美国 2 型糖尿病的发病率在过去的 30 年里翻了 3 倍,而且还在急剧上升。1997~2003 年,女性 2 型糖尿病患者增加了 46%,如今它已是美国患病例数最多的糖尿病类型。尽管有人将 2 型糖尿病称为"成人糖尿病",但儿童和青少年的发病率也在增长。伴随发病率一同增长的还有美国的肥胖人口数量,两者如影随形,医师甚至创造了"diabesity"这个合并词(糖尿病:diabetes;肥胖症:obesity)。然而,肥胖与糖尿病的关系却并不那么简单。

胰岛素是一种将糖和淀粉转化为能量的激素。身体无法产生胰岛素或无法正常利用胰岛素时,就会发展为糖尿病。90% 的糖尿病患者患的是 2 型糖尿病,该病的表现为胰岛素抵抗(身体无法正常利用胰岛素)合并高胰岛素血症(血液中"游离胰岛素"含量过高)。患 2 型糖尿病时,针对胰岛素受体的免疫活性可导致细胞对胰岛素的敏感度下降,身体因此逐渐失去了代谢葡萄糖的能力。

胰岛素的功能是促使其他细胞吸收利用葡萄糖。当这个功能出现问题时,血糖水平会因此升高,胰腺则会产生更多的胰岛素加以应对,而这些多余的"游离胰岛素"成为了身体中的毒素。它们会加速动脉壁细胞的生长,为身体从腹部肥胖到高血压,最终发展为心脏病埋下了隐患。

脂肪的堆积会加重胰岛素抵抗的程度,使体重疯长。因为胰岛素可抑制脂肪燃烧并促进脂肪储存。因此,2 型糖尿病既是肥胖的结果,也是肥胖的原因。要解决体重问题,必须先控制游离胰岛素的水平。

糖尿病还会使免疫问题恶化。2 型糖尿病患者的 Th1 细胞因子、活化的 CD4+ 与 CD8+ 白细胞水平往往偏高。这种促炎性的免疫活性还可进一步促进抗磷脂抗体的产生,对妊娠而言,无疑是雪上加霜。

此外,高水平的胰岛素还会抑制"促生长因子"的产生,"促生长因子"可在胎盘与受体结合,刺激免疫抑制性糖蛋白(一种胎盘蛋白)的产生。免疫抑制性糖蛋白可抑制子宫 NK 细胞的活性,因此免疫抑制性糖蛋白水平不足可造成 NK 细胞活性的增加。这也是糖尿病患者生育失败率高的另一个原因。

胰岛素失衡对妊娠和整体健康的影响方式还有很多,下一章将介绍与 2 型糖尿病类似的另一种病症。

多囊卵巢综合征：
胰岛素抵抗导致的另一种疾病

"多囊卵巢和卵巢囊肿患者是自身免疫性疾病的易感人群,因此也是胰岛素抵抗(空腹游离胰岛素水平高)、自身免疫性甲状腺炎和复发性流产的高发人群。"

Alan E. Beer 博士

多囊卵巢综合征(PCOS)是糖尿病的前驱症状之一,常与体重增加有关。育龄期女性中有 10％患 PCOS,以遗传型为主,但也常合并自身免疫因素。PCOS 是导致美国女性不孕症的首要病因,许多患者的亲姐妹与母亲也有不同程度的 PCOS 症状(分别为 40％和 35％),其男性直系亲属患 2 型糖尿病、肥胖症、早秃和高血压的风险更高。考虑到该病带来的诸多健康风险,我们不应仅将 PCOS 视为影响生育的病症。

多囊卵巢综合征患者的卵巢增大至正常人的 3 倍,其中包含多个 4～9mm 的囊肿样结构。约 25％的 PCOS 患者在 B 超下可见多囊卵巢影像,其他患者则没有体征。

与 2 型糖尿病相同,胰岛素抵抗是 PCOS 的主要病因。实际上,这一发现对控制 PCOS 的症状至关重要。胰岛素水平的升高可刺激卵巢产生睾酮等雄激素并导致孕激素分泌不足，进而影响子宫内膜的发育，最终导致胚胎着床失败。

多囊卵巢综合征引起的其他生育问题包括不排卵、月经不调以及试管婴儿期卵子和胚胎的质量差。常见的身体症状包括体毛旺盛、体重增加和痤疮。在高游离胰岛素水平的刺激下，脂肪细胞迅速增长，因此女性 PCOS 患者更易患 2 型糖尿病，其中合并肥胖症的比例高达 50%。

此外，PCOS 还可导致高血压、动脉硬化和高血脂。2004 年的一项研究表明，36.8% 的 PCOS 患者合并 C 反应蛋白水平过高，可提示心血管疾病风险。不考虑肥胖因素，PCOS 本身带来的卒中或心脏病风险就比正常人高 7 倍。

此外，胰岛素过量会干扰凝血机制，导致子宫血流受限，同时还会减少免疫抑制性糖蛋白的生成，导致 NK 细胞和 T 细胞的活性增强。因此，免疫抑制性糖蛋白（"胎盘蛋白 14"或 PP14）水平过低会增加流产的可能。未经治疗的多囊卵巢综合征患者可同时存在第 2 类免疫问题和第 5 类免疫问题，这使得她们孕期最初 3 个月流产率达到 30%～50%（反复流产史更会加大这一风险）。

内分泌科医师了解激素紊乱对多囊卵巢综合征的影响，但对 PCOS 患者体内的免疫环境（即使在激素调理治疗后）可造成生育问题的信息了解还不多。Beer 医师发现，多种 PCOS 患者细胞功能障碍问题和 TNF-α 等多种炎性介质水平过高问题都与自身免疫问题有关。

用于治疗 2 型糖尿病的盐酸二甲双胍是治疗多囊卵巢综合征最有效的药物。二甲双胍可增加机体对胰岛素的敏感性，提高其利用率，还可减少肝产生的葡萄糖量和胃部吸收的葡萄糖量。二甲双胍可通过控制胰岛素的水平提高免疫抑制性糖蛋白水平，达到调节 NK 细胞的作用，从而降低免疫介导的不孕症和流产的风险。

Beer 医师在临床中发现，二甲双胍是一种安全的药物，口服后可降低患者的游离睾酮水平、平衡 FSH/LH 比例、减轻体重、改善体毛过重问题、降低血压、降低"坏"血脂（如低密度脂蛋白胆固醇）。二甲双胍甚至能在一定程度上改善凝血问题，单是这一点，就足以恢复部分患者的生育能力。

抗神经递质抗体

神经递质是调控脑部、肌肉、神经和器官功能的化学物质，它是神经元（为中枢神经系统传递神经冲动的细胞）的信使。人类大脑中约有 100 亿个神经元，如果它们之间的信息传递出了问题，就可能带来健康问题。

中枢神经系统疾病是高发病，其中以阿尔茨海默病、帕金森病和多发性硬化症最广为人知。而其中的一些却不被人了解，包括抗神经递质引起的不孕。

影响女性生育能力的几种神经递质：5-羟色胺（血清素）、内啡肽和脑啡肽。其中以 5-羟色胺最为重要,因为脑细胞在控制行为和情绪时的海量信息都需要通过它来传递。

在子宫中,5-羟色胺扮演着血管扩张药的角色。而在身体的其他部位,5-羟色胺则扮演血管收缩药的角色,并可调节血小板(帮助凝血和闭合伤口的血细胞)功能。5-羟色胺还可引起平滑肌的收缩,如通过收缩腹部平滑肌推动胃肠道中的食物。

$CD19^+/CD5^+$ B 细胞可制造诸多自身抗体,其中就有抗神经递质抗体和抗激素抗体。这些 B 细胞在淋巴细胞中的正常比例应为 2%～10%,但有些不孕和早期流产患者的比例则远高于 10%。过高的 $CD19^+/CD5^+$ B 细胞可导致子宫血流不畅,可造成初期妊娠问题。

除了对生育的影响,5-羟色胺水平过低还可伴随诸多健康问题,如偏头痛、抑郁症、高血压、焦虑症、肥胖症、纤维肌痛、慢性疲劳综合征、小关节和肌肉疼痛(通常发生在早晨)、睡眠障碍、夜间盗汗、进行性经前综合征(PMS)和更年期症状。实际上,许多症状在神经递质疾病和免疫疾病中都可以见到,下面我会举例说明。

自身免疫问题与抑郁

"5-羟色胺和神经递质抗体可导致无明显诱因的抑郁症。我的存在 NK 细胞过度活化问题的患者中,15% 存在 5-羟色胺水平不足的问题。5-羟色胺的正常水平应为 100～200ng/ml,但某些患者甚至低于 5ng/ml。5-羟色胺水平对子宫内膜的健康发育及接下来的胚胎着床和胎盘形成至关重要。"

Alan E. Beer 博士

有研究认为,产生焦虑和抑郁的原因也许不只是心理问题,而可能是免疫攻击的后果,准确地说,是免疫系统攻击一种叫作 5-羟色胺的神经递质的结果。研究还显示,女性比男性消耗 5-羟色胺的速度更快,恢复速度也不如男性,由此导致的5-羟色胺水平严重不足可使她们更容易焦虑、抑郁和肥胖。

5-羟色胺是一种"信使分子",它们通过与受体的结合,在神经元之间传递信号,之后,5-羟色胺会与受体解绑,回到游离状态。这些受体各有分工,可影响和调节疼痛、睡眠、消化、心血管功能、体温、凝血和血管壁功能等身体各系统的运作,而最广为人知的是其情绪管控功能,如保持愉悦和使人陷入焦虑。然而 5-羟色胺对生育的影响却鲜有人知。

28 天月经周期的中期,在内啡肽和脑啡肽(一种天然的镇痛药)的作用下,子宫内膜逐渐发育完善,为胚胎的血供做好准备。5-羟色胺则可使子宫血管舒张,增加血液循环,为胚胎着床提供保障。此外,5-羟色胺对受精卵的成熟和胚胎的早期发育也发挥着重要的作用。

此外，5-羟色胺是 TNF-α 的重要调节器。如果前者的水平太低，这些炎性细胞因子的增长就会失控。这就是抑郁症常常与炎性病症（如心脏病和自身免疫性疾病）一同出现的原因之一，而抗抑郁药物已被证实能够调节炎性免疫反应，也是这个原因。

作为炎性免疫活性的副产物，抑郁——尤其是妊娠期抑郁——危害巨大。首先，5-羟色胺水平不足意味着子宫血管不能充分舒张，导致穿过胎盘到达胎儿的养分不足。其次，会引起 TNF-α 水平失控。已有多项研究表明抑郁与孕期出血、先兆子痫、胎儿发育迟缓、早产、低体重胎儿和其他分娩并发症有关。

另一个伴随抑郁的健康问题是肥胖。实验表明，提高 5-羟色胺的水平或活性可抑制食欲；相反，5-羟色胺水平过低可提高食欲。5-羟色胺水平低也与压力敏感性有关，而压力这种负面情绪也与体重增加有关。这就是为什么抗抑郁药常可有效治疗焦虑和肥胖等症状的一个原因。

5-羟色胺再摄取抑制药（SSRIs）是治疗 5-羟色胺水平过低的药物之一。通常，5-羟色胺在使用一次之后会被释放它们的神经细胞回收。而 5-羟色胺再摄取抑制药则可阻断这一进程，以此提高到达靶受体的 5-羟色胺数量，进而提高脑部 5-羟色胺的数量，使其达到正常浓度。

要创造适合胎儿生长的环境，就要先解决因 NK 细胞产生细胞因子而引起的 5-羟色胺水平不足问题。其要点就是控制好 NK 细胞和 CD19$^+$/CD5$^+$ 细胞的水平，使神经细胞不再受到抑制并正常分泌 5-羟色胺。

自身免疫问题与头痛

"神经递质对子宫的正常发育至关重要。抗神经递质抗体可降低 5-羟色胺水平，因此常引起偏头痛。"

Alan E. Beer 博士

偏头痛是女性最常见的血管性头痛，也是抑郁症患者的常见症状。Beer 医师在临床实践中发现，偏头痛还常与子宫内膜异位症、二尖瓣脱垂、不孕症、试管婴儿失败和复发性流产一同出现。

得益于先进的扫描技术，偏头痛已确定是因血流不畅引起。5-羟色胺可通过收缩脑血管一定程度上调控脑动脉和脑血管的血流量。在遇到心理压力、化学物质或某些食物等条件触发时，5-羟色胺会进入血液，并引起脑血管收缩或痉挛。

接下来，肾会代谢 5-羟色胺，导致其水平骤然下降。这会使脑血管扩张，迅速充盈的血液压迫周围的神经,造成疼痛和炎症,并持续数小时甚至数天。这类偏头痛常发生在 25～45 岁的女性人群中,严重时可导致食欲减退、恶心甚至呕吐。

身体需要足量的 5-羟色胺水平(大于 100ng/ml 血液)应付其浓度的起伏。当浓度持续偏低时,突发事件带来的 5-羟色胺消耗会使身体陷入 5-羟色胺赤字状态。因此,存在抗 5-羟色胺抗体的人群更易因 5-羟色胺浓度过低而患偏头痛。

5-羟色胺浓度过低时,任何额外消耗都可能削弱其血管调控能力。更糟的是,由于 5-羟色胺可影响 TNF-α 的产生,在前者水平过低时,炎性细胞因子水平也会随即上升。高浓度的 TNF-α 和产生它们的细胞常可见于偏头痛患者体内,且偏头痛发作时可见 TNF-α 水平骤然升高。

炎性细胞因子和抗神经递质抗体是某些自身免疫疾病的强指征,因此抗磷脂综合征、系统性红斑狼疮、甲状腺疾病和免疫性生育失败患者常主诉偏头痛症状。

治疗偏头痛时所使用的阿司匹林和非甾体类抗炎药物(如麦角生物碱)只能减轻症状,但无法根治 5-羟色胺浓度不足的问题。而抗抑郁药 5-羟色胺再摄取抑制药则可将 5-羟色胺的浓度提升至正常水平,提高其波动的耐受度。而要打断“自身免疫性疾病—5-羟色胺浓度过低—不孕症”的恶性循环,还需要联合调控 NK 细胞的治疗。

血栓引起的血液循环不畅也可引发偏头痛。抗凝药可预防偏头痛发作,并为成功受孕创造更好的条件。

雷诺现象

“具有雷诺现象的女性患者体内存在抗激素抗体和抗神经递质抗体,需要针对第 5 类免疫问题的治疗。这些患者还存在遗传性血栓问题,需要抗凝治疗。子宫内膜血流问题常伴随雷诺现象出现,可导致胚胎着床失败。”

Alan E. Beer 博士

5-羟色胺水平偏低引起的血管功能障碍是偏头痛的诱因之一,也是另一种血循环疾病的体征:雷诺现象。女性遗传型血栓患者常合并雷诺现象,其特点为身体末端(如手指和足趾)血流不畅。

雷诺现象患者对寒冷(有时还有心理压力)的反应过度,发作时,神经末梢和血小板会将其储存的 5-羟色胺释放出来,造成小血管骤然收缩,使手指、鼻、耳和足趾等部位因血氧含量过低而发白、发绀。发作结束前,缺血部位渐渐回温、回血,伴有搏动和麻刺感。

大多数雷诺现象患者症状轻微,但有 30% 症状严重。这些患者的整个手部

(而非只有指尖)都会因寒冷导致痛性痉挛,且患者常存在既有的自身免疫疾病。如:硬皮病患者有95％合并雷诺现象,而硬皮病本身也与可产生自身抗体的 CD19 细胞过表达密切相关。

微血管循环不畅对孕早期有不利影响。例如,子宫血循环差不仅影响胚胎着床,妊娠即使成功,也会因此难以继续。这是由于对血循环不利的任何问题都会间接损害胎盘和子宫中的血管。如果胎盘受损,胎儿就无法健康发育,甚至死亡。

抗炎性免疫治疗和抗抑郁药可抑制免疫反应并调整 5-羟色胺至正常水平;抗凝治疗可改善血液循环。这些治疗都有助于提高健康妊娠的概率。

"B 细胞扫荡"后的战场:
纤维肌痛和慢性疲劳综合征

"我的患者中,有些患有慢性疲劳综合征,她们都存在第 5 类免疫问题,患者在试管婴儿胚胎移植后,出现了 NK 细胞活化过度、抗激素抗体和抗神经递质抗体显著升高的问题,且症状加重,尤其是雌二醇水平超过 2000pg/ml 的患者。抗激素抗体和抗神经递质抗体也是纤维肌痛症的病因。我遇到过的胚胎着床失败或流产合并纤维肌痛症的患者也无一例外都患有第 5 类免疫问题。"

Alan E. Beer 博士

慢性疲劳综合征(或称肌痛性脑脊髓炎)和纤维肌痛两种病症在近年来才被医师重视。其中以慢性疲劳综合征争议最大。有观点认为,患者的极度疲劳感、肌肉疼痛感、焦虑感、抑郁感、偏头痛、血液循环不良和睡眠问题都是癔症或不上班的借口。

自 20 世纪 80 年代末以来,得益于对艾滋病的研究,医学界对这两种病症的认识取得了巨大的进步。目前人们已经承认它们是实证、躯体症状和免疫病因引起的疾病。目前已有人士建议将慢性疲劳综合征更名为慢性疲劳免疫紊乱综合征,因为患者体内的 T 细胞有 60％～80％处于活化状态,而健康人群则是 80％的 T 细胞处于静息状态。

20～50 岁的女性是纤维肌痛的易感人群。该病的特点为全身多个痛点,通常出现在腰椎、髋部、肩部、颈部和手臂。其他症状和体征与慢性疲劳综合征重合。两种病症的患者都可见抗 5-羟色胺抗体水平偏高及其所导致的血液循环 5-羟色胺水平显著低于平均值,其中 2/3 的患者合并重度抑郁症或有重度抑郁史。

除了对血管的影响(与偏头痛和雷诺现象的原理相同),5-羟色胺还可调控 TNF-α 细胞因子的数量。前者水平过低时,TNF-α 会迅速增加。慢性疲劳综合征和纤维肌痛通常与细胞因子水平过高有关。后者除了会引起炎症,还可引起流感样症状,如发热、疼痛和乏力。

免疫活性过度时,身体中就像有一个不断被高活性 T 细胞和大量 TNF-α 驱动的"抗体工厂",中枢神经系统在这样的免疫环境下难免受损。目前认为引起这些免疫反应的原因包括病毒感染、细菌感染和接触毒素(如杀虫剂或化工品)。

纤维肌痛的另一个标志物是抗核抗体水平过高。此外,90%的纤维肌痛患者和慢性疲劳综合征患者可检出抗磷脂抗体。对 400 多例这两种患者的回顾性研究发现,其中 83%存在至少一种凝血蛋白缺陷。其中的女性患者在使用低剂量肝素(抗凝血药,有轻度免疫抑制作用)后,症状改善明显。

抗激素抗体和抗神经递质抗体相关的病症总结

"生殖内分泌医师或妇产科医师可不同程度地缓解下列症状和患者主诉。这些不是癔症,而是实证,需要重视和治疗。"

Alan E. Beer 博士

Beer 医师找到了诸多貌似无关的疾病之间的联系:它们都是第 5 类免疫问题,都由抗激素抗体和抗神经递质抗体引起。

这些病症如下

- 纤维肌痛或小关节和肌肉疼痛(通常在早上明显)
- 雷诺现象
- 甲状腺疾病(包括可经药物控制症状的)
- 卵巢早衰
- 偏头痛
- 抑郁症
- 慢性疲劳综合征
- 成人型糖尿病

其他与自身免疫和 5-羟色胺水平过低有关的病症如下

- 焦虑和惊恐发作
- 睡眠障碍(包括夜间盗汗)

- 易激惹
- 重度经前综合征
- 夜间出汗（尤其是胸部区域）
- 月经周期不规则
- 无排卵周期

试管婴儿过程中遇到的问题

- 促排卵效果差，卵子质量差、数量少
- 胚胎细胞分裂缓慢
- 解冻后胚胎破碎
- 2 次或更多次胚胎着床失败

提示与 5-羟色胺水平低相关自身免疫问题的检查结果

- 月经第 13～14 天时子宫内膜厚度小于 8mm
- 子宫内膜三层结构发育不良或血液循环无法达到三区
- 激素水平在月经周期中期显著下降
- 月经周期第 3 天雌二醇水平及促卵泡激素水平过高
- 孕酮水平过低
- 催乳素水平过高

11

你可以成为大龄妈妈

"我治疗过的患者中,许多已经年过 40 岁,年龄最大的 48 岁。40～42 岁年龄组中,约 50％曾经历过 3 次试管婴儿失败,在我这里经过 2 个疗程的治疗后,重新尝试试管婴儿,都在 2 次以内有了自己的宝宝。如果使用赠卵,成功率会更高。对那些担心自己年龄问题的患者,我都会让她们放心,因为对我来说,只要还有正常月经和排卵,家添新丁是完全可能的。"

Alan E. Beer 博士

越来越多的女性选择晚育,有的到了 40 岁左右才要孩子。很多人都知道母亲年龄越大,胚胎染色体异常的概率就越大。但很多人并不清楚的是,核型正常的胎儿流产率也会随着年龄的增长而增加。

随着女性年龄的增长,免疫异常情况变得更加普遍,身体也从适宜怀孕的 Th2 型免疫环境逐渐转变为不适宜怀孕的 Th1 型,或者说从生育模式转变为抗病模式。免疫治疗往往可以临时恢复免疫平衡,使大龄女性更容易受孕。此外还可以降低她们的流产率,以及提高赠卵受孕成功率。

试管婴儿时,卵巢对促排疗法的反应可预测患者的妊娠结局,无论她们的卵巢储备是否正常。然而,妊娠成功与否的决定性因素并非年龄,而是周期第 3 天促卵泡激素(FSH)和雌二醇的浓度。如果 FSH 水平低于 12 且雌二醇水平不高于 35,则有受孕可能。如果其中 1 项或 2 项指标过高,结果则不乐观。

如果有 50％以上月经周期出现 FSH 和雌二醇过高,且开始出现停经时,意味着更年期正在到来,卵巢功能正在逐渐丧失。从 47 岁开始,也就是更年期平均年龄的 4 年前,仍然可能会有排卵的周期,但几乎不会排出高质量的卵子。

更年期的实际年龄很大程度上取决于遗传因素,个体间的差异也是如此。一项针对年龄不低于 45 岁且成功自然受孕并生产的女性的研究表明,她们都具有独特的基因谱。因此,可以通过参考母亲的育龄长短来估算自己的。

卵子质量不佳？年龄惹的祸

"有些高龄准妈妈的卵子质量不佳，因此更容易出现基因缺陷，这是事实。但我可以用我的全部从医经验告诉你，45岁当妈妈都不算晚。

我的患者中，有50％都已年近40岁，且经历过3次以上试管婴儿失败。另外，她们还不只是怀孕未果了一两年而已，相反，她们几乎全是数年来一直怀不上孩子，在'无药可救'之后才来找我。"

Alan E. Beer 博士

屡次治疗，屡次失败后，很多想要孩子的妈妈得到的诊断结果都是年龄问题和卵子质量不佳。如某患者所说："试管婴儿界的观点是，40岁左右是要孩子的分水岭，过了这个年龄，卵子质量就会下降。如果还想要孩子的话，要么用赠卵，要么代孕或领养。"

2003年的一份试管婴儿行业报告显示，40～41岁患者每次取卵后成功诞下婴儿的比例最高仅为16％，42岁及更高龄的患者则降至6％。这么高的失败率会让大多数人望而却步，选择放弃生育。然而在全新的免疫治疗等积极治疗方案的帮助下，我们可以防止高活性的免疫细胞损害卵子，让这些患者也有怀孕的可能。

20世纪50年代，基于卵巢组织分析的传统理论认为：女胎内有高达700万个卵细胞，在出生时，该数量降至100万～200万个，青春期时则降至40万个左右，50岁时几乎消失。可以说，卵巢是女性身体中老化速度最快的器官之一。

有动物研究表明，卵子可在出生后不断凋亡和再生。这一发现推翻了关于女性自出生起卵子（卵母细胞）数量固定，且只减不增的理论。哈佛大学医学院的研究人员发现，小鼠的卵巢内存在一种新发现的干细胞，可在成年期产生新卵子，与睾丸不断产生精子的原理类似。

在2004年10月出版的《自然》杂志上，有文章指出，成年小鼠的卵泡有33.3％逐渐凋亡，然而并不影响卵子产生的数量。也就是说，小鼠在不断产生新的卵子以替代死亡的。为了证明这一再生过程是由干细胞负责的，研究人员使用药物破坏干细胞的运作，结果是，由于得不到及时的补充，未成熟卵子的数量减少了95％。

Ray Rodgers教授是澳大利亚内分泌学会的前副主席，也是这一发现的支持者，他曾说："卵巢可被认为是这样一个器官组织，内分泌器官、卵泡和黄体可在其中不断发育和退化。女性的所有内分泌器官都在胎儿时期或青春期停止发育，只有胎盘和卵巢不是，因此卵巢是一个十分独特的器官。"

根据这一理论，干细胞死亡所致的卵子数量减少和质量下降才是随着年龄增长生育能力下降的原因。体内剩余干细胞的老化,会使染色体畸变和 DNA 异常的概率随之变大。尽管目前已有通过干细胞技术恢复卵子质量的初步研究,然而目前科学家还无法从干细胞制造出卵细胞,如果能够实现此举,接下来实现卵细胞的健康发育也就指日可待。

20 世纪 70 年代,人类开始首次尝试分析人类卵子染色体,但由于分析过程的局限性,最终得到数据不多。从 20 世纪 90 年代开始,通过更先进的方法已经可以取得更高质量的结果。目前认为,40~45 岁女性所产生的卵子中,有 70%~80% 会出现染色体缺陷,与之对比的 20~25 岁的比例仅为 17%,26~35 岁为 35%。

染色体中有一条螺旋状 DNA,其中藏着人类构造的蓝图。DNA 编码顺序决定基因的性状。每个人类细胞的细胞核内都有 23 对染色体("遗传信息组合")。目前已知 DNA 受损与各种遗传性疾病有关。衰老和癌症也是因 DNA 修复机制出错而导致的。

遗传(种系突变)和后天(体细胞突变)因素导致的 DNA 缺陷都可引起染色体畸变。染色体的数量或组成出错时,称为非整倍体,是造成唐氏综合征(21-三体综合征)和特纳综合征等病症的常见原因。在卵子或精子产生阶段或受精卵细胞分裂初期,染色体的分离可能会出现问题,这就是造成大多数因非整倍体而引起的先天缺陷的原因。

造成染色体分离失败的原因之一是人体接触可损伤 DNA 的物质,如辐射、环境毒素和自由基,这些物质还可引起 DNA 断裂。有观点认为后者与高龄不孕症的关系比非整倍体问题更紧密。

减少与有毒物质的接触可促进 DNA 的修复,Beer 医师通过这个办法提高了高龄患者卵子质量和生育能力。他还发现许多患者的卵子质量问题与包裹卵子的卵泡液有关,因为其中高水平的 TNF-α 细胞因子可损害卵子。

多项涉及不孕症患者卵泡液的分析研究也得出了相同的结论:接触 NK 细胞所产生的 TNF-α 与卵子质量受损和不良妊娠结局有关。

Beer 医师将接触 TNF-α 后的卵子形容为"洒了红酒的地摊":卵子的颜色变暗,质地变脆,受精能力变差。这样的卵子受精形成的胚胎具有一个斑驳的硬"壳",常自动破裂,并且胚胎细胞分裂速度慢,冷冻再解冻后也很脆弱。以上这些都是 Beer 医师在为他的患者做组织活检时观察到的现象。

在 TNF-α 与 IL-10 两种细胞因子的比例大于 40 时,卵子常会出现 DNA 受损的迹象。这时,患者应通过治疗先将受损的卵子排出,之后卵巢较深处没有接触到 TNF-α 的卵子会逐渐成熟并上移至卵巢表面,而这时正是患者的安全受孕期。

有些患者担心自己的卵子有染色体缺陷,然而 Beer 医师发现,DNA 受损的胚胎或卵子一般无法成功受孕,或是在两三天内(最多 1 周)流产。他还说过:"我所治疗过的合并免疫问题的高龄孕妇产下唐氏综合征和基因缺陷胎儿的概率比同年龄组官方参考值低 2 倍。所以我们在帮助患者生育的同时,并没有提高缺陷胎儿的出现概率。"

试管婴儿失败 3 次后重新开始尝试自然受孕的患者经抗 TNF-α 免疫治疗后,妊娠成功率明显改善,且妊娠峰值出现在治疗后第 17.4 周。但如果是继续通过试管婴儿怀孕,则可能需要借助辅助受精手段,因为免疫毒素会使透明带变硬变厚,导致卵子难以独立受精。(子宫内膜异位症患者容易出现这个问题,进而导致免疫问题损害卵子的概率提高,以及胚胎着床率降低。)

在总结出 17.4 周孕前治疗方案后,连 Beer 医师本人都承认他需要重新考虑"治疗无望"的定义了,他说道:"治疗后的妊娠率之高连我自己也没有想到,着实吓了我一跳。这也让我学到一件事,即是许多被确诊为生殖系统受损且不可逆的患者,都可以算是误诊,因为在我这里,她们还有怀孕的机会。"

12

免疫问题与妊娠的关系

Alan E. Beer 博士

对多数妈妈来说,妊娠试验报告上的阳性结果意味着 10 个月后就可以见到自己的宝宝,但对有些妈妈,则意味着漫漫长路才刚刚开始。从这一天开始,接下来的每一次血液检查和每一次 B 超检查对她们而言都是既期待又担心。只有当护士把宝宝放在她们怀抱的那一刻,心里的石头才能真正落地。是的,这就是多年反复流产患者艰难怀孕后的心路历程。

我当然也希望自己可以用超能力治好我的患者,然后轻描淡写地告诉她们:"你和肚里的孩子都没事了。"然而,通过免疫平衡解决生育障碍的治疗方案才刚刚起步,容不得半点懈怠,因此我会格外谨慎地对待每一次来之不易的受孕,为保证患者顺利生产排除各种困难。

妊娠后,如果有问题没有及早发现并及时治疗,可能会导致胎儿宫内发育迟缓、流产或早产。我不希望看到夫妻通过免疫治疗成功受孕后,由于缺乏跟进,导致妊娠无法顺利进展。对于那些患自身免疫疾病,尤其是合并流产和试管婴儿失败史的孕妇,妊娠随时都可能出问题,需要时刻警惕。

我主张孕妇在整个孕期中通过频繁的超声波检查和血液检查来监测母子的健康状况。有些医师则认为是浪费钱,因为除非报告显示出严重问题,否则即使拿到了检查报告,他们也给不出相应的解决方案。事实上,有些亚临床症状对正常孕妇来说是"常见"且"无须担心"的,但对存在免疫问题的孕妇来说,则可能带来截然不同的后果。

举例来说,偏头痛、皮疹或关节疼痛可提示患者体内有炎性活动,会引起我的重视。羊水少、绒毛膜下出血或宫颈功能不全等问题都是免疫活性失调的表现。这时我会给患者静脉注射免疫球蛋白(IVIg),而妇产科医师一般不太会使用。

当然,我希望检查结果都是正常的,因此我主张尽早开始免疫治疗,并且离出现第一次停经越远越好。我会要求患者在孕 23 天、孕 25 天、孕 27 天、孕 29 天(孕 29 天是上一个月经周期的最后 1 天,也是下一个周期的第 1 天)时在家中进行早孕检查。如果 1 小时内出现弱阳性,可通过 β-HCG 进一步确认。如果等出现停经才开始检查和治疗,对许多存在免疫失调问题的患者来说就太晚了。

孕检阳性时，我会让患者查 NK 细胞的细胞因子，然后决定是否使用静脉注射免疫球蛋白（IVIg）或其他方法帮助妊娠顺利进行。妊娠后的前 3 个月，每 2 周查 1 次抗磷脂抗体和抗 DNA/组蛋白抗体，3 个月之后，每个月查 1 次。

使用抗凝药物的患者需要查基线全血细胞计数（CBC）和活化部分凝血活酶时间（APTT），前 2 次间隔 2 周，之后每个月 1 次。孕检阳性当天还需查孕酮水平，之后每周 1 次共 16 次。检查应在指定地点进行，结果会直接发给我们。

不熟悉我们治疗方案的患者可能会认为我们的检查和治疗有些超出实际需要。但这套方案是我 25 年临床经验的结晶。对免疫问题引起的高风险妊娠患者，这是最佳保胎方案。

从孕 5 周或孕 6 周开始，需每 2 周做 1 次超声波检查，观察胎儿发育状况。高 NK 细胞水平可在整个孕期内限制胎盘细胞的生长，该问题持续 4 周即可影响胎儿，因此需要通过超声检查来判断胎盘受此类免疫攻击的情况。

妊娠 3 个月后，应通过超声波检查胎盘状况、羊水水平、宫颈长度和是否存在绒毛膜下出血，每个月 1 次。此外，还应检查胎儿心率、发育状况、内部器官和脊柱的生长状况。

孕 16 周左右应做唐氏筛查（需采集 4 份血样）明确是否存在开放性神经管缺陷及其他染色体问题。二维超声也可观察与染色体异常相关的胎儿体征。

如果上述两项检查结果正常，则除非绝对必要，我不建议在这时做羊膜穿刺。我的高危孕妇患者中，因羊膜穿刺引发的羊膜破裂最终导致健康胎儿流产的概率比检测出有严重缺陷的胎儿的数量更多。不过在孕 9 个月时行羊膜穿刺是相对安全的，有时也是必须进行的。

从孕期的最后 1 个月（有时会提前至第 29 周）开始，我的患者需要每 2 周进行 1 次无应激试验。试验会通过放置在母亲腹部的探头检测胎动时的胎心率是否加速。胎儿生理评估则是一种结合了无应激试验和超声波检查的更全面的胎儿健康状况评估。

孕期结束前几周，胎盘开始进入生命期的最后阶段，甚至已经走向衰亡。我见过许多尺寸不足且伴随梗塞（组织死亡）和钙化的胎盘。自身免疫病患者的胎盘一般都存在问题，容易导致产程中的胎儿窘迫。

胎盘钙化（"沙砾状"）可提示胎盘老化或炎性免疫活性。钙化程度越重，为胎儿传递营养和氧气的剩余胎盘组织就越少。由胎盘钙化引起的问题包括羊水减少、胎儿宫内发育迟缓和胎盘早剥。不过，若及早发现并确诊，胎盘钙化引发的并发症大多可以减轻或通过积极免疫治疗避免。

尽管可以通过免疫治疗提高胎儿的存活率，但经验告诉我，自身免疫病患者在分娩前妊娠状况随时可能变化。我见过孕 38 周胎死宫内的病例，也经历过由于分娩不及时导致胎儿吸入胎粪（婴儿粪便和羊水的混合物，可堵塞和刺激呼吸道）造成严重损伤的病例。在胎盘功能不健全的子宫中时间太久,可造成婴儿窒息、脑部损伤或死产。

由于胎儿窘迫常发生在孕期最后 2 周,且孕 38 周时自然分娩也属正常,因此我常选择在孕 38 周时为患者提前分娩,事实也证明这是对胎儿最安全的方式。怀孕进行到这个阶段,胎儿已经发育健全,这个时候降生的宝宝同样会是个强健的宝宝。

我曾做过统计,在我经手过的 220 例分娩中,平均分娩时间是孕 37.8 周,其中 50% 为剖宫产,婴儿平均出生体重为 7 磅 1 盎司(译者注:约 3.2kg),母亲的平均受孕年龄为 34.4 岁。我认为这其中大部分的早产是由免疫问题导致的。

总是有一些人不顾危险,坚持认为把新生命带到这个世界上最好的方式应该是一种"符合天性"、尽量不借助现代科技和医疗手段的帮助(干预)、不麻醉、不动刀的生产方式。但如果是存在免疫问题的孕妇也坚持选择这种方式,则是一种极不负责的做法。每次听到有患者说想在家请助产士分娩,或坚持阴道分娩时,我都非常替她们担心。低危产妇选择自然分娩自然无可厚非,但存在自身免疫问题的产妇应该清楚自己属于高危产妇。

只有一种情况的自然分娩会得到我的勉强同意,那就是在妇产科医师、护士、麻醉师全天候待命,且急救可随时就位的医院环境中。如果有曾接受过剖宫产的患者要求阴道生产,我会极力劝阻,因为非常危险。我相信持反对意见的医师大有人在,但在医疗条件允许的情况下,我会选择最保险的分娩方式,而绝不会纵容婴儿在生产时因为自然分娩时的压力而死亡或损伤。

自身免疫性疾病的遗传风险(和益处)

流产、不孕症和胚胎着床失败是母亲患病的指征,并且可能遗传给子女。有些母亲并不清楚自己存在自身免疫疾病,因此在她们的子女遭遇发育异常等疾病时,她们自然不会想到是自己身上的疾病遗传给了孩子。

心理健康问题正在影响着约 10% 的美国学龄前儿童,令人痛心。研究显示,6~12 岁的美国儿童有 5% 通过服用盐酸哌甲酯(利他林)控制多动症。另有多项研究显示,包括多动症在内的其他精神疾病,如强迫症(焦虑症的一种)、抑郁症和自闭症都源于自身免疫疾病。因此,为了未出世的孩子,请务必确认自己身体的免疫状态是否适合孕育胎儿,以及是否存在可以遗传给孩子的免疫疾病。

我研究过数千例患者,得到的结论是:如果母亲没有在怀孕前治好自己的自身免疫问题,则后代发生多动症、自闭症或注意力不集中问题的概率较正常人高 8 倍。然而母亲的免疫问题完全可以在孕前和孕期通过一种"好抗体"(免疫球蛋白)得到治疗。这一预防措施会大大降低将有害抗体传给未出生婴儿的风险。

母亲易患自身免疫疾病的特点会遗传给后代,这一点毋庸置疑。然而,具有这种遗传倾向的女性最终发展为典型自身免疫性疾病的比例并不高。即使发展为典型自身免疫性疾病,也很有可能升级为妈妈,并且病情可能在怀孕期间得到缓解,如类风湿关节炎患者。

有些症状不明显的自身免疫性疾病患者,只是在尝试怀孕的时候出现免疫系统反应过度的状况。这样的患者同样可以通过治疗成为妈妈,拥有健康的宝宝,因为她们只是存在自身免疫性疾病患者体内常见的抗体和活化过度的淋巴细胞,但并没有体征。然而,在她们生育后的 26 年后,即使仍然没有患典型的自身免疫性疾病,也有约 15% 会出现甲状腺问题、15% 出现 5-羟色胺水平过低问题以及 15% 出现妊娠期或成人型糖尿病。也就是说,她们仍然存在患自身免疫疾病的风险。

过去我一直担心免疫治疗会导致携带自身免疫疾病基因的人群增加。我也因此长期随访生产后的患者,其中最长的已经持续了 20 多年。通过对数千样本的分析表明,无论是患者还是其后代,均未见严重自身免疫疾病或癌症的发病率升高。反而是孩子的父亲(未经免疫治疗)患癌症的概率更高。

甚至可以这么认为:自身免疫疾病相关的基因是一把双刃剑,其积极作用或许大于消极作用。免疫系统的高活性也是一种生存机制,它提高了抗病和抗癌能力。拿易栓症为例,它的确对母体和胎儿不利,但是这类母亲在分娩时更不容易因出血过多而导致死亡。此外,5-羟色胺水平低和抗激素/抗神经递质抗体所带来的强迫性思维、攻击性和强欲望对在这个真实世界中打拼的许多人而言或许利大于弊。

然而这些自身免疫性疾病相关基因的携带者绝不会因为这些"益处"去看医师,因此,我们接触到的更多的是自身免疫基因在遗传中带来的负面作用。正如我之前所说,许多携带自身免疫相关基因的孕妇未必一定受其影响。这可能是因为她们遇到了一个基因截然不同的另一半,或是终身没有接触过任何诱发因素,如顽固性感染。

自身免疫相关基因在人类基因库中已经存在了数千年,必有其原因。对自体免疫遗传学而言,它们可能有更多我们尚不清楚的积极作用。尽管如此,我的目标之一一直是找到方法判断哪些存在"有害"抗体的母亲需要在孕期给予特别关注。我虽然总结了 5 类影响生育的免疫问题,但不排除今后会发现更多的类别。

我将我的数百例患者和她们孩子的健康状况与没有接受过免疫治疗的母子做了对比,数据量巨大。我得出的结论是:与未经免疫治疗诞下的孩子相比,经我的免疫治疗后诞下的孩子没有出现患病、功能紊乱和生长发育等健康问题。我的患者诞下的婴儿除了在 1 岁前比对照组去儿科的次数高 4 倍外,并无其他主要健康问题。唯一明显高于对照组的只有父母对孩子健康的警惕性。对这样的结果我甚至略感"失望"。

因此,本章不是在说存在自身免疫问题的人群生育有多危险,只是提醒她们问题没有发现时的潜在风险。同时请读者放心,通过我们的检查与治疗,即使存在自身免疫问题,也能做到母子平安。

13

全面免疫检查

通过数项检查可判断不孕问题的自身免疫因素,如血液检查可检出男、女双方的抗体,流产或死产时取得的胎盘组织样本可查出免疫活性对妊娠部位的破坏,继而判断妊娠失败的病因。

Beer 医师的患者大多也在同时接触生殖内分泌医师、妇产科医师等其他医师,因此她们可以在接受常规不孕治疗或妇科治疗的同时,加入免疫问题评估。评估不受地理位置限制。(患者血样会定期寄往美国的实验室做评估。)

通过研究和分析患者的病历、血样、病史和组织检查,可以准确地判断出患者是否存在免疫问题,若有,属于 5 类免疫问题中的哪一类,并为其制订相应的最佳治疗方案。

血液检查

免疫系统检查一般从血液检查开始。血样会被装入标有不同颜色盖子的试管中,以区别不同的检查内容。标注好的血样会被送往位于美国的专业检测机构(部分基本检测项目可在当地完成)。大部分的检查结果会在 1 周内送至 Beer 医师的诊所做进一步评估。血检的标准项目如下。

HLA-DQα 检测 *
犯罪鉴定实验室通过这项检测(也称为 DNA 检测或基因指纹检测)甄别血样或组织样本的唯一特征。DQα 可取自夫妻双方的血样或妊娠失败后的排出组织。

白细胞抗体检测(LAD) *
白细胞抗体检测(LAD)或"交叉配血检测"可评估血液中的封闭抗体水平,或称"淋巴细胞混合培养反应封闭抗体"。若测试结果为反应不足,则提示患者无法产生这些抗体,这些抗体可以保护胎儿和刺激胎盘发育。

检测时,将男方淋巴细胞与女方血清混合,女方血清中含有与淋巴细胞绑定的标记抗体。之后将混合后的溶液放入流式细胞仪,使鞘液中的细胞以串流形式通过激光术,仪器后将观察到的标记细胞计数并登记。处理 1 万个细胞数据所需的时间约 10 秒。

生殖免疫表型

生殖免疫表型是 Beer 医师独创的检测项目,用于确定白细胞的百分比。白细胞浓度增高可提示流产风险。该检测项目适用于计划接受试管婴儿或辅助生殖的不孕症患者、自然受孕后继发反复流产患者和其他不孕症患者。该检测项目正在逐渐被其他实验室采用,检测的具体项目如下。

CD3(全 T 细胞)

正常比值范围:63%～86%

这些是人类免疫系统中最重要的细胞之一。其比值过低可提示免疫系统变弱,正常比值说明免疫系统功能正常。合并复发性流产的不孕症患者该值常处于正常高限。CD3 细胞水平过高与甲状腺炎、系统性红斑狼疮和类风湿关节炎等自身免疫性疾病有关。

CD4(辅助性 T 细胞)

正常比值范围:31%～53%

CD4 辅助性 T 细胞可调控其他淋巴细胞。不孕症患者和流产患者可见 CD4 比值处于正常高限。该值偏低提示多种健康问题(如艾滋病患者体内存在 CD4 细胞灭活现象),因此需要进一步评估,确定缺失原因。

CD8(抑制 T 细胞)

正常比值范围:17%～35%

CD8 细胞调节 Th-1 淋巴细胞的活化。流产和(或)不孕症患者可见该值偏低。

CD19(B 细胞)

正常比值范围:3%～8%

免疫介导的女性不孕症患者或复发性流产患者可见该比值处于正常高限或显著升高(超过 12%)。

CD56$^+$/CD16$^+$ 自然杀伤细胞

正常比值范围:3%～12%

此类自然杀伤细胞(NK 细胞)可产生 TNF-α,后者会杀死快速分裂的胚胎和胎盘细胞,导致试管婴儿失败、空囊或生化妊娠。女性不孕症和复发性流产患者可见该值偏高。

CD56$^+$ 自然杀伤细胞
正常比值范围:3%～12%

妊娠失败或胚胎退化可活化此类 NK 细胞。比值≥18%可提示不良妊娠结局。

CD3/IL-2R$^+$ 细胞
正常比值范围:0～5%

肾移植和骨髓移植患者可见此类细胞比值升高。自身免疫性疾病发病期和发病前期患者可见该值高于平均值。

CD19$^+$/CD5$^+$ (B-1 细胞)
正常比值范围:B 细胞总数的 2%～10%

CD19$^+$/CD5$^+$细胞可产生抗激素抗体和抗神经递质抗体等自身抗体,后者可影响 5-羟色胺、雌激素、孕酮、生长激素和甲状腺激素等激素和神经递质的正常功能与水平。

CD19$^+$/CD5$^+$抗体水平过高的患者可伴促性腺激素(如促卵泡激素)刺激不足。另可见关节痛、手指僵硬、头痛、乏力、心神不安、发热、心情低落及偶发性荨麻疹等免疫问题。

女性自身免疫失调患者及骨髓移植供体排斥患者可见该值升高。胚胎受损或死亡也影响该值。

自然杀伤细胞检测 ＊

检测时,取患者血样并从中分离出 NK 细胞,之后放入不同浓度靶细胞溶剂中培养。如 50∶1 意为 NK 细胞比靶细胞多 50 倍。靶细胞来自胚胎癌细胞系,与胎盘和胚胎细胞相似度较高。靶细胞会通过胞质染色做上"记号",方便流式细胞仪的检测。

NK 细胞与类胚胎靶细胞培养 2～4 小时后,只有被灭活细胞的 DNA 被着色。接着将着色后的细胞悬液放入流式细胞仪,即可精确计数不同浓度下死亡细胞与活细胞的比例。

细胞死亡比例正常的例子:50∶1-10%,25∶1-5%,12∶1-2.5%。异常的例子:50∶1-40%,25∶1-20%,12∶1-10%。3 项中任何 1 项大于 15%都说明 NK 细胞可能对胚胎造成损害,受孕前应将其比例降至 15%以下。

抗核抗体(ANA)检测

抗核抗体阳性或临界阳性可提示患者存在未经确诊的自身免疫性疾病引起的免疫失衡。(女性不孕症患者和复发性流产患者常呈弱阳性。)

抗核抗体(ANA)阳性临界点为 ANA 滴度≥1∶40。(滴度是溶液中物质浓度的单位,该值表示可检测到 ANAs 的溶液最大稀释倍数。滴度 1∶40 表示血浆稀释40 倍后便不再能够检测到 ANAs。)

抗核抗体(ANA)的另一项检测试验是将血样中经着色的抗体与细胞核内不同蛋白相互作用,并在显微镜下观察。通过总共 27 项试验,可判断抗核抗体对细胞核的损害位置。抗体活性出现时,可观察到不同特征的群星状图案,分别为"均质型""核仁型""斑点型",分别对应不同的自身免疫失调问题。

Beer 医师这样描述抗核抗体(ANA)检测结果的意义:"ANA 为均质型阳性时,意为抗体破坏双链或单链 DNA,多见于狼疮等自身免疫性疾病患者;ANA 为核仁型阳性时,意为抗体破坏单链 DNA 的组成物多核苷酸,多见于女性不孕症患者;ANA 为斑点型阳性时,意为抗体破坏组蛋白,多见于免疫问题引起流产的患者。"

抗 DNA/组蛋白抗体

DNA 链围绕组蛋白相互缠绕。抗体攻击组蛋白时,可形成斑点形图案。

抗磷脂抗体(APA) *

酶联免疫吸附测定法(ELISA)可用于检测抗磷脂抗体。将酶与抗原的混合测试溶液加入血样中。若血液中含某种抗磷脂抗体,相应的抗原会与之附着,并改变溶液的颜色。

专业实验室通常会检测与共 6 种抗磷脂抗体(心磷脂、丝氨酸、乙醇胺、磷脂酸、肌醇、丙三醇)相关的 3 大类抗体,远超普通实验室的检测项目,后者往往只做心磷脂和狼疮抗凝物(LAC)检测,对于 APA 的判断远远不够。

完成抗磷脂抗体全部 18 项检测至关重要,缺一不可。因为任何一项 APA 阳性都表明存在免疫问题,还表明 NK 细胞水平过高或 Th1∶Th2 细胞因子比值增高的概率为 50%。

狼疮抗凝物抗体(LAC) *

在评估抗磷脂综合征和遗传型血栓时,针对"狼疮抗凝物"磷脂的抗体也是评估的其中一项。狼疮患者常可检出此类抗体。然而,一些未患狼疮的女性也可检出,尤其是存在反复流产史的患者。

该检测一般为每 6~8 周重复 1 次,以排除感染(造成抗体一过性阳性)对结果的干扰。

"稀释蝰蛇毒时间"和活化部分凝血活酶时间（APTT）等凝血试验可用于评估血液凝固速度。

抗精子抗体

抗丝氨酸抗体和（或）抗乙醇胺抗体阳性，或宫颈黏液中可见死亡和失活的精子，都是抗精子抗体阳性的指征。

多种方式可检测抗精子抗体。最准确和可靠的方式之一是免疫珠抗精子抗体结合试验，其原理是将微米级抗原外包聚丙烯酰胺珠与患者精子混合，含抗体的精子便会与免疫株结合。或是将患者血样与第三方精子混合，血液中的抗体会固定住精子并与免疫株结合。精子结合率大于 30％时，即认为试验结果为阳性。

亚甲基四氢叶酸还原酶(MTHFR)

亚甲基四氢叶酸还原酶（MTHFR）可代谢和消除同型半胱氨酸。相关基因有缺陷的患者存在叶酸代谢问题。同型半胱氨酸水平升高时，患动静脉血栓的风险增加。若 MTHFR 检测结果是"杂合子"，说明患者从父母其中一方遗传了缺陷基因，或者说缺陷基因只出现在患者的其中一条 DNA 链中；若检测结果为"纯合子"，则说明父母双方都存在突变基因且分别遗传给了患者，或者说患者的两条DNA 链中都存在突变基因。

聚合酶链反应（PCR）可检测出 MTHFR 基因缺陷。PCR 于 20 世纪 90 年代初开始应用，是敏感度最高的 DNA 分析方法，广泛应用于法医领域。试验中所使用的聚合酶（存在于所有生命体中）能够从血液、毛发和组织中复制遗传信息。这种方式可分析出 DNA 最细微的变化，包括基因突变。

Th1∶Th2 细胞因子比值检测

该检测对两类细胞分别计数。检测报告会给出 2 个比值。

1. 分泌 TNF-α 的细胞与分泌 IL-10 的细胞的比值。

2. 分泌干扰素-γ（IFN-γ）与分泌 IL-10 的细胞的比值。

TNF∶IL-10 的比值必须低于 30 才应考虑备孕。

其他检测

除上述几种测试外，要拼凑出患者免疫状况的完整画面，还需要几种其他的检测，包括空腹胰岛素检测、免疫球蛋白检测、抗 IgA 抗体检测、抗甲状腺抗体检测和血栓问题相关检测（含凝血因子 V 莱顿突变和凝血酶原基因突变检测）。

标记 * 的检测项目为专业生殖免疫学实验室检测项目。免疫常规检测一般都不包含这些项目。

本章中出现的正常参考范围来自美国芝加哥 Rosalind Franklin 生殖免疫实验室。

组织分析

"胎盘组织可以为妊娠问题的发展过程提供线索,还可提示妊娠前身体是否存在免疫异常。若存在免疫问题,则需妥善治疗,否则再次流产的可能性仍然很高。所以说,胎盘组织分析可以使许多久治不愈的不孕症患者重拾希望。"

Alan E. Beer 博士

大部分流产发生时,周围都没有完备的医疗设施,但流产后的胎盘只要保管妥善,依然可以用于胎盘组织分析。发生流产后,应将胎盘置于无菌密封容器中并放置在冰箱中冷藏(非冷冻),之后尽快放在保温袋中交给医师。在送至实验室进行检测前,胎盘会被放入甲醛(福尔马林)中保存。(如果流产前时间允许,可以考虑在家中预先准备一罐福尔马林。)

另外,流产后通过清宫术取出的胎盘也可用于问题分析。清宫术还用于自然分娩或未及时发现的流产后残留(未完全排出)组织的清出。

无论通过何种方式得到的胎盘(自然流产或刮宫术),都会交由病理实验室制作成石蜡包埋组织样本后切割成 $5\mu m$(千分之一毫米)厚的病理切片。切片经染色和镜下观察后,病理医师会出一份基础病理报告给患者及其主治医师。病理评估后的石蜡组织块和病理切片会作为患者病历的一部分永久保存。

Beer 医师常会取得这些石蜡组织块并进行进一步分析,如对其重新切片并用抗体着色,判断当初胎儿在子宫中的附着程度,以及是否存在血栓、发炎和 NK 细胞损伤等问题。

每个类别的免疫问题都有 2~3 个相对应的组织异常特点。在免疫病理学家为胎盘组织做检测时,病理报告的质量很大程度上取决于他们的经验、技术和判断力。

第 1 类免疫问题患者

患者与配偶的基因过于相近会导致妊娠第 1 周出现以下问题。

a. 滋养层细胞植入不足

早期滋养层细胞是"植入"子宫内膜的胚胎细胞。正常妊娠中，这种植入的过程十分积极。滋养层细胞会穿过子宫内膜的 3 层结构并进入蜕膜和子宫肌层。如果这一过程进行的不顺利，会造成胎盘附着不完全、胚胎着床失败和流产。病理检查时可从标本中观察到这一问题。

b. 滋养层细胞侵入不足

妊娠开始数天后，滋养层细胞会迁至子宫内膜三区（最接近子宫内膜腔的一层）的动脉内，母婴血供因此建立。有些人会在此时出现少量血迹（着床出血）。

滋养层细胞会长入血管内并取代原本的血管内壁细胞，之后会进一步进入动脉肌层，限制动脉收缩并保证胎儿的血供。这一过程可通过病理标本观察到。滋养层细胞在流产时没有入侵到应有程度则认为"侵入不足"，反之则为"侵入完全"。

c. 合胞体形成不佳

胎盘滋养层细胞除了参与胎盘的生长，还参与为胎儿输送养分的过程。滋养层细胞相互融合，形成一个选择通过性的"透析"膜，既可将养分从母体传给胎儿，又可将代谢产物从胎儿传给母体。这一过程称为"合胞体形成"，很容易在镜下观察到。

d. 无胚胎着床点

滋养层中间位置的细胞可穿过子宫壁，使胎盘与子宫壁牢牢相连，将胎儿"吸附"在子宫上。组织分析时，会使用抗滋养层中间层抗体定位胚胎着床点。如果没有发现着床点，病理报告一般会这样描述："未见胚胎着床点，样本无法评估。"这只是描述了组织中观察不到胚胎着床点这一客观现象，并不意味着胚胎没有着床。出现这一现象的原因可能是自然流产，或是着床点不在所观察的样本中。

第 2 类免疫问题患者

遗传性和继发性易栓症患者易出现胚胎着床失败、流产、先兆子痫和不明原因的胎儿死亡。通过胎盘病理分析，可观察到血栓相关的炎症。

a. 蜕膜血管炎

这类血管炎（为胎盘提供养分的血管发炎）由抗磷脂抗体导致。

b. 蜕膜血管血栓

抗磷脂抗体引起的胎盘血管炎症提高了血栓形成的风险。病理报告会按严重程度将其分级为："重度""中度""轻度"。对妊娠而言，哪怕是最轻的一种危害都很严重。

第 3 类免疫问题患者

抗胚胎抗体和抗胎盘 DNA 抗体可引起胎盘炎症。炎症按严重程度可分为"重度""中度""轻度"。

a. 绒毛炎

胎盘根系组织（绒毛）的炎症称为绒毛炎。绒毛内部含胎盘血管，并最终汇入大血管和脐带。抗 DNA 抗体可引起整个绒毛部分发炎。

b. 绒毛间隙炎

绒毛炎严重时，炎症会波及相邻的绒毛，绒毛之间的炎症称为绒毛间隙炎。

c. 蜕膜炎

发生在蜕膜（胎盘连接的部位）的炎症称为蜕膜炎。

（第 4 类免疫问题患者——胎盘分析与此类免疫问题无直接相关性。）

第 5 类免疫问题患者

使用特异性细胞表面标记物抗体处理后，可观察到组织中 CD57 细胞并对其计数和评估。病理报告的结尾部分会给出胎盘中 CD57 细胞的数量。

a. 蜕膜组织坏死

坏死意为细胞或组织的死亡，病理上依程度不同分为"重度""中度""轻度"。蜕膜是与发育中的胎盘相连的组织，这部分组织的死亡称为蜕膜组织坏死。

b.蜕膜炎

这类组织与胎盘损伤与第 3 类免疫问题造成的损伤类似。区别是引起炎症的细胞不是抗体，而是单核细胞、淋巴细胞、浆细胞和粒细胞。按损伤严重程度分为"重度""中度""轻度"。

纤维蛋白沉积和组织纤维化

这项检测可判断胎盘损伤的发生时间。蜕膜组织坏死后，胎盘会尝试对其修复。受损部位可因此形成瘢痕组织并伴随纤维蛋白沉积，随着时间的推移逐渐纤维化。这类问题特征明显，蜕膜和胎盘组织中可见，严重程度分为"重度""中度""轻度""未见"。

滋养层细胞形态

胎盘中具有多种类型的细胞和"根系"结构，使其得以牢固附着于子宫壁上（与大树扎根土壤的原理类似）。镜下可观察到这些结构，观察结果分为"正常"和"异常"。免疫攻击和（或）夫妻基因相容性问题可引起形态异常。如果怀疑染色体问题，则需通过荧光原位杂交技术（FISH）进行高分辨率观察并得出结论。

以上分析完成后，Beer 医师会将石蜡组织块归还给患者所在的医院、主治医师和病理医师。

通过子宫内膜活检检测 CD57 细胞

子宫 CD57 细胞的检测仅能通过胎盘或子宫内膜的组织活检实现。我们通常只会要求免疫问题最顽固的患者进行此项检测，如发生过不明原因的试管婴儿失败、不孕症、流产、子宫内膜异位症且淋巴细胞免疫疗法（LIT）和（或）静脉注射免疫球蛋白（IVIg）治疗效果差，但 NK 细胞检测结果正常的患者。

这种子宫内膜活检的取样流程与大多数生殖专科医院使用的方式雷同，用时短，痛苦小。不同的是，免疫实验室分析样本的方式与他们所采用的常规方式截然不同。

样本采集的时间一般为月经来潮前的 2 天或 3 天，或最晚在非受孕期正常月经周期的第 1 天。此外，取样也可在试管婴儿胚胎移植失败后的 10～14 天（出血前）进行。样本随后会被送至实验室进行活检评估。

14

Beer 医师的免疫治疗方法

自身免疫性疾病引起的生育障碍涉及免疫系统的各类问题,本章将分别介绍对应的治疗方法。Beer 医师则会针对不同的病情,并参考患者的血检和子宫组织分析报告,为患者提供个体化的治疗方案。

例如,子宫 CD57 细胞活性异常合并 TNF-α/IL-10 比值显著增高的患者可能需要几个月的治疗才能达到妊娠所需的免疫状态。还有一些患者可能只需在怀孕当月做一些免疫调节。因此,病情和病史是选择治疗方案的前提。

静脉注射免疫球蛋白 G(IVIg)

"血循环中的自然杀伤细胞可在妊娠早期损害未来形成胎盘的细胞。针对这种情况,我们会给患者注射免疫球蛋白 G。这种纯化的 γ 球蛋白抗体可降低 NK 细胞的毒性。

静脉注射免疫球蛋白(IVIg)用于调节免疫系统,安全高效。该药物可修复免疫力及减少器官移植后的排异反应。IVIg 还可降低自身免疫性疾病患者体内的有害免疫反应,如类风湿关节炎患者使用 IVIg 可将 NK 细胞活性降低 50%。IVIg 的药效较短,常需多次注射。"

Alan E. Beer 博士

免疫球蛋白是一组 B 细胞产生的抗体,分别为 IgE、IgD、IgA、IgM 和 IgG。IgG 抗体可对抗病毒和细菌感染,广泛存在于人体组织和血浆中,也是免疫球蛋白中含量最高的抗体。

静脉注射免疫球蛋白 G(IVIg)可帮助患者调节免疫反应,使患者体内的相应抗体水平达到正常范围。1981 年开始,静脉注射免疫球蛋白就开始在病毒感染、免疫缺陷和自身免疫疾病患者中使用,此外也广泛用于减轻器官和骨髓移植患者的排异反应。

免疫球蛋白 G 是血液提取物。制作时需从高达 5 万份血样中除去红细胞后保留（以 IgG 抗体为主的）血清部分，再筛查剩余血清，保证制成品不受肝炎和 HIV 等病毒感染。IVIg 通过手背或小臂静脉滴注给药。

IVIg 可使身体充满"好"抗体，以抗击"坏"抗体造成的影响，保护胚胎（胎儿）免受异常免疫活动的伤害。IgG 还可调控活化的 T 细胞（Th1 细胞因子的主要细胞），并可抑制 NK 细胞，平衡 Th1/Th2 比例，使身体呈现出 Th2 为主的免疫状态，也就是更适合孕育生命的免疫状态。此外，IVIg 还可抑制 B 细胞的活性，减少其产生的抗体对妊娠带来的负面影响。

IVIg 适用于第 1、2、3、5 类免疫问题，尤其是符合下列条件的患者。

- NK 细胞毒性 50:1＞15％
- CD56 NK 细胞计数＞12％
- Th1:Th2＞30 且 TNF-α:IL-10＞30（或 20）
- CD19$^+$/CD5$^+$ 细胞占 B 细胞总数＞10％
- 封闭抗体水平低（通过白细胞抗体检测法判断）
- 抗核抗体滴度高
- 抗甲状腺抗体阳性
- 免疫问题导致的宫内生长迟缓
- 免疫问题导致的羊水少
- 绒毛膜下出血或血肿
- 患者有活动性自身免疫性疾病
- 肝素、激素和小剂量阿司匹林治疗不敏感的抗磷脂综合征（APAs）患者
- 抗乙醇胺抗体阳性或抗丝氨酸抗体阳性
- 需要类固醇替代治疗
- 糖皮质激素治疗后胚胎着床依然失败

静脉注射免疫球蛋白（IVIg）是目前降低 NK 细胞数量和活性最有效的治疗方法。

给药

静脉注射免疫球蛋白（IVIg）的给药量一般是 400mg/kg 体重，给药频率视 NK 细胞数量与活性、细胞因子水平、患者病史、体重等因素决定。静脉滴注由护士完成，总给药时间约为 3 小时。患者需在首次用药前检测 IgA 水平，如果 IgA 水平过低（罕见），则不会给药，因为药物可能造成肾损害或过敏性休克。注射开始前，通常会静脉注射海拉明等抗组胺药，以减少变态反应的发生。

根据患者免疫问题的严重性，每个月需要 1 次至数次静脉注射免疫球蛋白

(IVIg)治疗。由于药物效果短暂,整个怀孕过程可能需要每 10～21 天注射 1 次。

患者需要在每次静脉注射免疫球蛋白(IVIg)后的 7～10 天做 NK 细胞检测和 Th1/Th2 比值检测。如果最后一次检测结果与 3～4 周前的检查结果均为正常,即可停止 IVIg 治疗,但检测还需隔月进行。因为约 15％的患者在孕 24 周后会再次出现 NK 细胞过度活化问题,这样的患者可能需要额外的 IVIg 治疗。

不良反应

静脉注射免疫球蛋白(IVIg)通常耐受性良好,少数患者会出现头痛、寒战或流感样症状。不良反应通常是一过性的,并与滴注速度有关。放慢滴注速度或可减轻不良反应。患者的耐受性也会随着治疗的进行而提高。

孕期使用静脉注射免疫球蛋白(IVIg)是安全的。Beer 医师对此表示:"IVIg 绝对安全,使用 IVIg 正是为了胎儿顺利降生。并且免疫系统功能低下的新生儿也会使用 IVIg。"事实上,IVIg 的好处已被各类文献证实,这种具有"免疫重建"作用的疗法可以有效减少患者的感染问题,并使感染程度减轻和更可控。注射进体内的保护性抗体大约可以在循环系统中停留 1 个月。

美国已经开展过 200 多万次针对不同病症的静脉注射免疫球蛋白(IVIg)治疗,无一感染 HIV 病毒。Beer 医师自己每年也会开展 1000 多次 IVIg 治疗,从反馈来看,不良反应极其罕见。

淋巴细胞免疫疗法(LIT)

"淋巴细胞免疫疗法可刺激患者产生抗父体 T 细胞、B 细胞的抗体,也就是健康孕产妇体内应产生的抗体。该疗法对身体有益无害。"

Alan E. Beer 博士

淋巴细胞免疫疗法(LIT)所使用的浓缩血浆中含有取自患者男伴或第三方男性血液中的白细胞。LIT 开始前的 1 周左右会为患者及其男伴采血并排查 HIV1、HIV2、甲肝病毒、乙肝病毒、丙肝病毒、巨细胞病毒等感染。排查后的血浆经无菌生理盐水清洗并离心分离,最终分离出 $CD3^+$ T 细胞和 $CD19^+$ B 细胞。制备完成的细胞悬浮液不到 0.6ml,治疗时,通过皮下注射方式为患者给药。

淋巴细胞免疫疗法(LIT)的疗效通常是使患者体内产生封闭抗体、NK 细胞杀伤力降低以及免疫状态由 Th1 细胞因子为主转变为 Th2 细胞因子为主。对 5 大类免疫问题产生的影响,LIT 均有治疗效果,且尤其适用以下情况。

· 封闭抗体水平低(白细胞抗体检测结果显示 IgG T 细胞或 IgG B 细胞比例少于 30％)

· NK 细胞毒性高(NK 细胞检测 50∶1＞15％)

· 检测显示 IVIg 抑制 NK 细胞效果差(50∶1＞15％,IVIg 浓度 6.25mg/ml 或 12.5mg/ml)

淋巴细胞免疫疗法(LIT)和相关检测手段为 Beer 医师所首创,他所培训的医师和相关技术人员至今仍然在为广大患者服务。在抗 TNF-α 药物问世前,Beer 医师通过 LIT 联合肝素和阿司匹林,为第 5 类免疫问题患者中的 80％进行过治疗,治疗后的妊娠率成功达到了 80％～85％。

给药

淋巴细胞免疫疗法(LIT)的给药方式为皮下注射。通常每次注射 4 针——左、右小臂各 2 针。5～6 天后,注射部位会有类似过敏原测试阳性时的轻微瘙痒感,并在 10～12 天时达到"巅峰"。

第 2 次给药是在初次给药的 1 个月后,这次给药后的瘙痒症状较首次治疗时一般会有所减轻。之后患者需要做白细胞抗体检测,检测分为两部分,可判断患者体内是否已经产生针对男伴 T 细胞和 B 细胞的封闭抗体。如果没有,则应重复给药,但增加男伴淋巴细胞剂量或加入第三方淋巴细胞(同样需要排查传染性病毒),这种做法可使给药后患者的免疫反应提高。

淋巴细胞免疫疗法(LIT)的治疗效果可持续 6 个月,之后的巩固治疗可使疗效再延长 6 个月。成功妊娠后,仍需每隔 5～7 周做一次巩固治疗来控制患者体内的 NK 细胞活性并维持封闭抗体的水平,为胎儿创造安全的妊娠环境。

不良反应

常见不良反应包括注射部位出现持续 2 周左右的瘙痒性皮疹。极罕见的情况下可引起蜂窝织炎(一种皮肤感染,可蔓延,并伴有寒战和出汗)。然而,一份调查报告显示,1996～2003 年,接受淋巴细胞免疫疗法(LIT)的 4500 例患者均未发生严重不良反应,也没有发生严重变态反应、自身免疫疾病和移植物抗宿主病的案例。

皮质类固醇(泼尼松和地塞米松)

类固醇是人体自然产生的一类脂溶性激素,由肾上腺制造。人工合成类固醇由皮质素制成,因此这类药品的通用名为"皮质类固醇"。这类激素的治疗剂量往往往远远大于人体自然产生的剂量。只有这样,才可放大并利用此类激素的免疫调节作用来抑制白细胞对细胞因子的分泌(此类药物不同于被广泛滥用于增加体重和肌肉的同化类固醇)。

皮质类固醇在过去的 50 多年中一直被用于炎症和自身免疫性疾病的治疗。该类药物也常用于促进早产儿肺成熟以及减轻移植物排斥反应。作为自身免疫性疾病的传统治疗药物,皮质类固醇可减轻严重过敏、关节炎、红斑狼疮和其他风湿疾病的症状。同时也是降低 NK 细胞活性辅助治疗药物,以及控制抗核抗体水平的首选治疗药物。

皮质类固醇可适度抑制免疫反应并可减轻炎症。但合并 NK 细胞活性过高时,常需联合使用 IVIg 和(或)抗 TNF-α 疗法。

泼尼松和泼尼松龙(甲基泼尼松龙)

有些生殖免疫医师会给患者使用泼尼松或泼尼松龙。两种药物尽管略有区别,但用法相同(人体每天可自然产生相当于 8mg 泼尼松,是一种有炎症抑制作用的激素)。泼尼松不易通过胎盘屏障,少数通过的药物也会被酶分解,因此胎儿可能接触到的药量极小。

地塞米松

"NK 细胞检测时,我用地塞米松成功阻止了 NK 细胞的分裂和数量增长。"

Alan E. Beer 博士

泼尼松可适度抑制 NK 细胞活性并限制其杀伤力,但在抑制 NK 细胞分裂方面,则是地塞米松更胜一筹。地塞米松可抑制肾上腺生产雄激素,对卵巢反应和卵泡发育都有积极影响。地塞米松也用于帮助多囊卵巢综合征和试管婴儿患者提高受孕率。

给药

皮质类固醇通常从受孕前几周开始从最低有效剂量开始给药。以泼尼松为例,每天 <10mg 为小剂量,10~20mg 为中等剂量,超过 20mg 为大剂量。使用此类药物时,应遵循人体的自然节律,选择在清晨服用。(可与早餐一起服用或早餐后服用,以减少药物对胃的刺激。)

曾有成功案例显示，高剂量皮质类固醇（每日 40mg 泼尼松）联合小剂量阿司匹林可有效治疗免疫性生育障碍。然而，长期使用高剂量类固醇对身体可造成负面影响。因此，鉴于长期用药的定义为连续 3 个月，且治疗免疫性妊娠障碍常需持续用药至孕 24 周，所以在选择剂量时，常会采用中等剂量的泼尼松（每日 10～20mg）或地塞米松（每日 1mg）。（1mg 地塞米松与约 7mg 泼尼松药效相同。）

皮质类固醇是 Beer 医师在治疗免疫介导性流产时所使用的药品之一，但极少单独使用。

不良反应

皮质类固醇类药物均可通过胎盘屏障，通过量因人而异，因此，医师在为孕妇使用此类药物时一般格外谨慎。动物实验表明，皮质类固醇可增加胎儿腭裂及其他妊娠并发症的风险，如胎儿宫内生长受限和胎儿头部与下颚过短。然而，由于人体用药剂量低于动物实验所用剂量，多数研究显示妊娠期间使用皮质类固醇是相对安全的。

一份关于 1952～1994 年皮质类固醇的使用与出生缺陷的文献综述显示，475 例患者中，诞下畸形儿的比率为 3.5%，其中有 2 例为腭裂。腭裂和（或）唇裂的发生率为 1/1000～2/1000，全体人群的该比例为 1/2500。

类固醇还可增加食欲，导致脂肪在腹部周围堆积。因此，建议患者在服药的同时注意自己的热量摄入并坚持规律运动。在极少数情况下，皮质类固醇可诱发妊娠期糖尿病，因此用药期间应每月进行空腹血糖测试。地塞米松也可引起易感患者的血压增高，此外，在血糖水平过低时，可能引起胰岛素反应。但后者一般仅在联合使用其他促胰岛素生成药物时发生。

长期使用皮质类固醇可引起骨质疏松，因此应在服药期间补钙，每次 500mg，每天 2 次。另外，含维生素 D 的复合维生素保健品可帮助身体更好地吸收钙质。

需要注意的另一点是，连续使用 2 周皮质类固醇后，身体会对这些外源性激素产生依赖性。突然停药可能引起皮质类固醇不足的相关症状，如乏力、虚弱、反胃、呕吐和高血压等。因此，停药前应逐渐减少剂量，直至停药。

低分子肝素［依诺肝素钠、法安明和磺达肝素钠（安卓）］

"依诺肝素钠并不会稀释血液，提高出血风险。它的作用仅仅是防止血液凝结过快。在母体和胎儿的妊娠并发症发病率控制方面，依诺肝素钠和另一种合成类肝素磺达肝素钠（安卓）远远好于普通肝素。"

Alan E. Beer 博士

低分子肝素［如依诺肝素钠和达肝素钠（法安明）］出现在 20 世纪 80 年代末期，它们是纯化程度更高的肝素。在抗凝血能力、减少出血风险和孕期使用安全性方面，低分子肝素都表现得更好。对于合并遗传性易栓症的不孕症患者，普通肝素由于无法穿过胎盘，因此防止孕中期胎盘早剥的效果不如低分子肝素。

低分子肝素类药物（包括其人工合成品安卓）可用于治疗获得性和遗传性易栓症。磺达肝素钠（安卓）是另一种人工合成的抗凝药物，仅抑制凝血机制中一小部分环节。它与依诺肝素钠和法安明类似，均可有效预防深静脉血栓的形成。与其他肝素不同的是，磺达肝素钠（安卓）的制备原料不取自动物，所以降低了过敏的风险。

给药

依诺肝素钠的典型给药量是 1 次 30mg 或 40mg，每天 1～2 次，皮下注射。安卓为每日 2.5mg，特殊情况加至每日 5mg，受孕周期第 6 天开始注射。试管婴儿时，取卵前一晚停药，取卵后立刻恢复给药。

对于获得性易栓体质的不孕症患者，根据病史与持续病理检测结果，可连续用药至孕 34 周。而对于遗传性易栓体质的不孕症的患者，一般需在整个孕期用药，以避免胎盘早剥及其所引起的胎儿并发症。

不良反应

几乎所有患者在注射低分子肝素后，注射部位都会出现一些淤血，但出血不止的情况少见。某些情况下，肝素可引起变态反应，症状包括荨麻疹、寒战、发热、皮炎、哮喘或过敏性休克（极罕见）。使用人工合成型肝素磺达肝素钠（安卓）时，以上不良反应显著减少。

尽管低分子肝素［包括磺达肝素钠（安卓）］引起骨质疏松症的风险很低，患者仍应每日补充钙质预防这一风险。此外，治疗期间应定期检查血小板数量和抗磷脂抗体水平。在使用得当的情况下，妊娠期间使用低分子肝素一般可以认为是安全的。

普通肝素(Multiparin)

普通肝素是一种天然的水溶性抗凝剂，于 20 世纪 40 年代问世，属于第一代肝素化合物。即使在今天，它依然是血栓性疾病和手术抗凝的首选药物。此外，由于普通肝素可减少抗磷脂抗体的附着作用并可控制炎症，还被一些生殖免疫医师用于治疗抗磷脂抗体阳性的非遗传性易栓体质患者。

给药

普通肝素用于生殖免疫治疗时，通常采用皮下注射方式给药（其他情况下可能会使用静脉注射），每次 5000U，每日 1～2 次，首次注射时间为受孕周期第 6 天。尽管肝素引起的过敏较为罕见，但仍建议给予治疗剂量前，先注射 1000U，观察有无不良反应发生。

不良反应

普通肝素作用于凝血机制的多个环节，因此比现代肝素带来的出血风险更高。与前文所述的低分子肝素相同，注射部位淤血的情况也非常普遍。

长期使用普通肝素（日使用剂量超过 1.5 万 U 且持续使用超过 6 个月）的患者可见骨质疏松症和自发性骨折。然而，降低剂量可消除这些风险（仍需补充钙质）。普通肝素分子量大，无法通过胎盘屏障，因此胎儿相对安全。此外，普通肝素也无法通过哺乳传递给婴儿。

75mg 或 81mg "小剂量" 阿司匹林

阿司匹林是一种常见的非处方药，价格低廉，同时也是大多数免疫治疗方案中的重要成员。阿司匹林是一种非甾体类抗炎药，与肝素的抗凝原理不同，阿司匹林通过阻止血小板凝结防止血栓的发生。阿司匹林还可通过松弛血管壁使血管扩张，从而增强身体的血液循环，子宫与卵巢内的血液循环自然也不例外。2004 年，哈佛医学院附属医院的一项随机临床试验也证实了小剂量阿司匹林可刺激机体产生可对抗炎症和疾病的抗炎物质。

临床试验显示，阿司匹林不仅可以增加卵巢反应性，还可提高胚胎着床和妊娠率。试管婴儿促排卵期使用阿司匹林也收效良好。

阿司匹林通常从受孕周期首日（月经第 1 天）开始使用，并贯穿整个孕期。尽管阿司匹林可以穿过胎盘屏障，但由于使用剂量很小，因此不会影响胎儿。目前尚未有任何证据显示接触阿司匹林会造成胎儿畸形。不仅如此，阿司匹林已被证明可以显著降低死产和先兆子痫的发生率。

给药

水溶性阿司匹林可在服药前将药片溶于水中，以此减轻药物刺激胃酸分泌。肠溶性阿司匹林则被一层缓冲层包裹，可起到保护胃部的作用，并防止药物被过快吸收,这类阿司匹林应整片吞服。抗酸药(缓解胃酸过多的药物)不应与阿司匹林同时使用。

不良反应

服用阿司匹林的人群中,胃肠道出血或溃疡的发生率为 2.5%;未服用人群为 1.4%。胃溃疡与出血倾向人群应避免使用阿司匹林。皮质类固醇可一定程度上加重阿司匹林的不良反应。罕见情况下,阿司匹林可引起胃肠道病变。

抗肿瘤坏死因子制剂(修美乐和恩利)

"我的不少患者都从子宫内膜中检出了可释放危险 TNF-α 的 CD57 细胞。这种细胞无法停止工作,因此妊娠过程或静脉注射免疫球蛋白(IVIg)等疗法都无法控制它们。对于这群难治群体,抗肿瘤坏死因子制剂就派上了用场。

修美乐是一种抗体制剂,抗体中含有一组专门对抗 TNF-α 分子的人类氨基酸序列。我们的治疗原则就是将患者体内的免疫状态调节到妊娠早期应有的状态,为胎儿发育争取时间,直到胎盘可以自行分泌白细胞介素-10(IL-10)下调母体免疫活性。因为一旦怀孕,母体的胎盘即可产生 IL-10 调节免疫活性,并持续整个孕期。"

Alan E. Beer 博士

肿瘤坏死因子拮抗剂恩利(主要成分为依那西普)和修美乐(主要成分为阿达木单抗)最初被用于治疗类风湿关节炎。通过阻断 TNF-α 的作用,这类药物可将患者体内的免疫状态由 Th1 为主调节为更适合妊娠的 Th2 为主,从而提高胚胎着床率并降低流产风险。如果患者存在卵子被细胞因子损害的问题,一般需要持续使用数月抗 TNF-α 药物,直到产生健康卵子。

Beer 医师从 1999 年开始为免疫问题最顽固的患者使用恩利,截至 2006 年已经相继诞下过近 200 个"恩利宝宝"。美国食品药品监督管理局(FDA)于 2002 年批准将修美乐用于治疗类风湿关节炎,目前也是 Beer 医师的治疗用药之一。以下是该药在治疗免疫性不孕症时的适用场景。

• NK 细胞检测中,静脉注射免疫球蛋白(IVIg)抑制 NK 细胞活性效果差(在 IVIg 剂量 12.5mg/ml 或 6.25mg/ml 时,NK 细胞毒性 50:1>15%)
• 淋巴细胞免疫疗法(LIT)与静脉注射免疫球蛋白(IVIg)治疗无效
• 子宫内膜中 CD57 细胞数量偏高

· 子宫内膜异位症病史

· 细胞因子检测时，Th1/Th2 比值偏高（TNF-α：IL-10＞30，INF-γ：IL-10＞15）

通过定期监测患者的 Th1/Th2 比值，可跟踪疗效并找到自然受孕或进行试管婴儿的最佳时间点。Beer 医师发现，受孕前使用抗 TNF-α 药物，且胚胎移植前附加静脉注射免疫球蛋白(IVIg)治疗的患者，试管婴儿成功率最高。

给药

修美乐为注射器包装，内含 40mg 药剂，每 2 周自行皮下注射 1 次。疗程结束前需做血检，时间为最后 1 次注射后 2 周。恩利为每 84 小时注射 1 次（或每周 2 次）。TNF-α/IL-10 比值高的患者需每个月进行 1 次血检，包括全血计数检查。

少数情况下，修美乐可引起免疫爆发（细胞因子水平骤增），但可通过静脉注射免疫球蛋白(IVIg)治疗得到控制。（Beer 医师的对比数据表明，在联合 IVIg 治疗的前提下，修美乐是否造成免疫爆发对妊娠结局影响不大。）

NK 细胞检测和 Th1/Th2 比值检测结果均达标时，即可开始尝试怀孕。

修美乐和恩利的存放和运输过程均需冷藏（运输时可置于冰袋中），且严禁冷冻或暴晒。

不良反应

由于 TNF 阻断药可抑制免疫力，因此，存在活动性感染的患者应在感染痊愈后再开始用药。用药后的免疫系统抑制作用可导致感染风险提高，因此医师在用药前需确认患者曾接种过结核疫苗。

抗 TNF-α 药物最常见的不良反应是注射部位过敏、上呼吸道感染、鼻窦感染、皮疹和头痛。注射后 30 天内另可见关节痛和（或）流感样症状及乏力感、眩晕、反胃及夜间盗汗。罕见情况下，药物可导致心悸和高血压。但大部分患者不会出现上述不良反应。部分患者可感受到体能增加及关节痛减轻，这些是药物的"有益副作用"。使用抗 TNF-α 药物治疗生育问题的患者可见月经周期延长、延迟排卵、排卵期出血和经血量增加。

曾有过极少数修美乐和恩利等肿瘤坏死因子阻断药使用者患淋巴瘤的报道。然而，在 Beer 医师治疗过的 1000 例左右患者中，"癌症发病率不仅没有因这类药物的使用而增加，反而比总人群癌症患病率低 4 倍。另外，这些患者中没有人患卵巢癌"。

FDA 将孕期用药根据安全性由高至低分成了 5 个等级：A、B、C、D 和 X。恩利和修美乐被归为 B 类。动物实验显示，恩利使用量高于人类剂量 60～100 倍时，无胎儿受损的迹象。临床数据也表明,恩利和修美乐不会对胚胎发育产生不良影响,可在孕期安全使用。

2003 年至今,Beer 医师更青睐于使用修美乐,因为与恩利相比,前者发生变态反应的概率更低。

二甲双胍(格华止)

二甲双胍可调节血糖水平。除了降低肝产生的葡萄糖量外,它还可以减少身体对食物中葡萄糖量的吸收度,并可提高血液中胰岛素的利用率。

该药可用于治疗非胰岛素依赖型糖尿病(2 型糖尿病),可减少胰岛素抵抗、缓解腹型肥胖,并有助于抑制食欲、控制体重。二甲双胍还可促进排卵、提高生育力、改善子宫血流和子宫内膜厚度、降低多囊卵巢综合征患者的流产率。有研究表明,使用与不使用二甲双胍的患者,持续妊娠率分别为 83% 和 34%。目前认为孕期使用二甲双胍是安全的。

不良反应

二甲双胍的常规服用剂量是 1 次 500mg,每日 2 次。服用二甲双胍发生腹部不适、腹部绞痛、腹泻及恶心的女性患者不到 20%,这些不良反应常在服药后的前几周发生。进餐时用整杯水将药片送服可降低这些不良反应的发生概率。维生素 B_{12} 减少也是二甲双胍的不良反应之一(与贫血相关),因此用药期间应补充维生素 B_{12}。

Folgard RX 2.2

Folgard RX 2.2 是一种高剂量维生素保健品,适合遗传性易栓体质患者(尤其是 MTHFR C677T 基因突变携带者)服用。研究表明,提高叶酸的摄入量可降低同型半胱氨酸水平,进而预防血栓和高血压。补充叶酸还有助于降低婴儿发生神经管缺陷(如脊柱裂)的风险,对婴儿的整体健康也有好处。

Folgard RX 2.2 含 3 种维生素:叶酸 2.2mg、维生素 B_6 25mg、维生素 B_{12} 500μg。

给药

Folgard RX 是片剂,应随餐服用。Beer 医师通常要求 MTHFR 基因突变杂合子患者每日服用 1 片；纯合子患者每日服用 2 片。

不良反应
极少数情况下，Folgard RX 会引起腹泻、嗜睡和过敏。

注意：患者应该清楚所服用的药物名称及剂量和服药频率。患者的其他医师也应知情。如果服药过程中出现任何不良反应，须立即联系开处方的医师。

"迎接伟大创新的，常是冷眼与反对。纵使真相就在眼前，所谓的权威依然视而不见。通向未来的每个路口，都站着千万个守着过去不放的拦路人。"
Betty MacQuitty
《战胜疼痛：Morton 与麻药的发现（Victor over Pain：Morton's Discovery of Anaesthesia）》

"我的患者让我学到了很多东西。在这个过程中，她们也为我提供了翔实的临床数据。正是在这些数据的帮助下，我才有办法成功解决她们的生育问题、帮助她们升级成为母亲。也正因为有了这些数据，在那些'拦路人'对我的工作毁誉参半时，我才能做到一笑了之。"
Alan E. Beer 博士

15

免疫疗法:众矢之的

科学和医学领域的创新在被广泛认可之前,往往会经历 3 个阶段:先是口诛笔伐,再是冷嘲热讽,最后才在历历可见的事实面前选择接受。生殖免疫学目前就处在最后两个阶段之间。一方面仍然可以看到来自"权威机构"的激烈反对,另一方面又可以看到越来越多的医师和相关专业人士认可并成为行业中的一员。

但是,主流医疗机构对生殖免疫疗法的接受速度依然不够理想。尽管已经有许多求子心切的不孕症和复发性流产患者(在对传统医疗机构失望后)通过互联网联系到了生殖免疫专家,找到了病因,解决了问题,但仍有许许多多绝望的患者迫切需要得到帮助。

《你需要知道的关于流产的一切(*Miscarriage*,*What Every Woman Needs to Know*)》的作者 Lesley Regan 教授在她的书中有过这样的描述:医师看着那些流产"无数"次患者的眼睛,坦言不清楚问题的原因,给患者唯一的建议就是继续尝试。这无疑是目前传统医疗机构对生育问题解决不力的佐证。

正因如此,复发性流产和试管婴儿失败患者对免疫疗法的需求量巨大。Beer 医师的网站每周有数千点击量。他的患者有 50% 都没有通过其他医师引荐而直接上门,因为她们之前的医师不认为生育问题是免疫失调引起的,拒绝介绍转诊。有些医师认为免疫疗法是"表面光鲜的伪科学",并认为其中涉及的治疗方法存在安全隐患。还有一些医师则认为免疫疗法就是一场包装精美的骗局,甚至威胁要对从业人员采取法律行动。对于针对生殖免疫疗法的攻击,Beer 医师感到十分不解;他曾说:"这些生殖内分泌医师只是单纯否认免疫问题会导致不孕症和流产,同时又坚信免疫反应可导致其他问题。我实在不明白为什么。"

Geoffrey Sher 是 Sher 生殖医学研究所(SIRM)的主任医师。他认为目前有人把生殖免疫学的争议当成了牟利工具。因为他发现,目前对试管婴儿领域中相关免疫检测和免疫治疗提出批评的几个人,与之前对复发性流产的免疫因素提出质疑的是同一批人。悲哀的是,承受这些"政治游戏"后果的往往是患者。下面几件事就是证明。

经历 1
"连续 3 次流产后,我们开始寻找可以和 Beer 医师合作的妇产科医师。其中 1

个告诉我：'不用考虑免疫问题，流产都是基因问题造成的。'她说这番话的时候，我们的基因染色体核型分析报告就摆在她面前，且结果是正常。她还说'Beer 医师就是个江湖郎中，拿钱不办事。'我接着问她：'那么，像我这种情况的患者，你到底治好过多少例？你发表过多少篇关于复发性流产的文章？'她便沉默了。"

经历 2

"Beer 医师为我们治疗的同时，我们还在接触生殖内分泌医师，目的是监测孕期前 3 个月的身体指标。生殖内分泌医师办公桌上有我的检测报告，其中显示免疫问题是所有指标中唯一出问题的部分（基因、激素、感染等指标全部正常）。

他专门针对免疫治疗发表了意见：'淋巴细胞免疫疗法不安全，很快就会被取缔。我还在哪儿看到过说这种方法其实会导致流产。静脉注射免疫球蛋白（IVIg）也不安全，搞不好就会传染上什么病。你明显是基因问题，应该做试管婴儿。'我当时才 28 岁，而且最近 1 年我怀上过 4 次孩子，只是后来都流产了。他后来还说免疫疗法是浪费钱，是'巫医那套东西'。他最后答应在我自然受孕后给我做产妇随检，但是不做与免疫有关的任何项目。他一直都在推荐我们做试管婴儿，但在 Beer 医师的治疗方案下，我们第一次尝试自然受孕就成功了。

有了第 1 个孩子后，我们又去找过这个生殖内分泌医师，希望他为我们的第 2 个'Beer 宝宝'做孕妇随检。他竟然当着我们夫妻俩和婴儿车里的孩子（2 岁）的面说：'你们不会打算再去找那个巫医吧？'又翻了翻我们的报告后让我们去做试管婴儿加上胚胎植入前的基因检测项目（另需 1 万美元），理由是我们的基因有问题！我问他：'你具体指的是什么基因问题？'他的回答是'大多数流产都是基因问题'。

我们为之前流产的孩子做过基因检测，医师告诉我们说，实验室检测结果表明流产的孩子和我们夫妻两人的染色体核型全部正常。"

经历 3

"第 3 次流产后，我的妇产科医师依然拒绝给我抽血检查常见免疫问题，比如抗磷脂抗体和抗核抗体等。她说查了也没有用，因为没有治疗方法。"

经历 4

"我在过去 5 年里看过 11 个医师。其中有 3 个同意与 Beer 医师会诊，4 个坚决反对我去找 Beer 医师，另外 4 个表示去找 Beer 医师没有问题，但是他们不会与之合作或是引荐转诊。"

经历 5

"我们的风湿科医师看了 Beer 医师的治疗方案后勃然大怒，'简直就是犯罪，无稽之谈。'她问了好几次 Beer 的研究成果哪里能找到、有没有公开发表过。我说：'发表过，我可以把文章发给你。'她又说：'我没时间看，也不想多说什么了。'他再三强调说：'你什么问题都没有。抗核抗体阳性没有任何参考价值。'之后介绍我们去找某位一线大学的专家。还说 Beer 医师只是图财，而且应该被告上法庭。

她还说要把 Beer 医师给我的治疗方案发给某个妇产科委员会和她（在某'一线'大学里）做研究的朋友，让大家联合采取行动。我回应道：'我不想让其他人看到我的个人信息。'她说：'我觉得自己有义务站出来揭发这种事情，你介意的话，我可以不提你的身份信息和具体情况。'

之后她给我们的一通电话留言让我很生气，她说我和我丈夫都是受过良好教育的人，应该对 Beer 医师采取行动。我才不会采取什么行动，尤其是对唯一在乎我们的人。我只是希望能有一个健康的宝宝，有什么问题呢？目前的状况是，不仅我和丈夫被这顽固的体制打了一记闷棍，我可能还不经意间把战火引向了 Beer 医师。我特别难过。"

经历 6

"我最近去了温哥华的一家试管婴儿机构，听到了这样一些言论：'免疫疗法太荒唐了。''没有任何研究表明免疫疗法有效。''我们已经不使用免疫球蛋白了，因为无效。''生殖免疫医师就是一帮销售人员。'谈到他们的本职工作时，他们却说：'接着试吧，15 次以内胚胎移植都不算失败。''考虑过赠卵吗？''考虑过领养吗？'"

经历 7

"我本身有自身免疫问题，之前的几次怀孕都在孕早期流产了。这次怀孕后，我问医师需不需要做血检判断保胎阿司匹林的用量是否需要增加，以及是否需要更积极地治疗。医师说他不会开血检单给我，只要每周做 B 超就够了。我说因为胎儿生长速度慢，所以坚持要做血检。

医师让我放心，说一切正常，还说保胎阿司匹林已经完成了它的任务，不用再吃了。我又要求做血检查抗体水平是否有升高。医师回答说孕期的检测没有参考意义，再次拒绝了我的要求。之后又再次强调停用阿司匹林，让我遵医嘱，还给我安排了 1 周后的 B 超检查。

1 周后，胎儿已经没有心跳了。我的孩子就在前几天死亡了。我来到医师面前跟他对质，我说要是当初积极治疗也许就不会这样。而医师只说了一句'你找其他医师好了。'"

从这些经历中不难看出，有些医师自以为有能力保障母子健康，事实却是耽误了患者。还有一些医师虽然没有明说，但打心底里就看不起那些通过互联网了解到生殖免疫学信息的患者，认为她们是误入歧途、惹火上身。当然还有一些医师坚持让患者使用传统生殖障碍疗法则是担心免疫疗法断了他们的财路。

对不少患者而言，能够找到一位愿意与生殖免疫医师合作的医师本身就是个不小的成就了。由于整个孕期仍然需要常规产科护理，为了不招惹她们的生殖内分泌医师或妇产科医师，有些患者会选择向他们隐瞒同时进行的免疫治疗用药，这其实是非常危险的。雅虎生殖免疫互助群组的"文件"栏目中有一份全球范围内乐意同生殖免疫医师合作会诊的医师名单，可以帮助到需要的患者。

媒体报道会使用这样一些标题来恶意攻击生殖免疫学：《黑心疗法利用求子心切牟利》《擦亮眼！骗钱的不孕不育检测》等。其中相当一部分负面报道的观点与英国皇家妇产科学院对生殖免疫学的综述中的观点一致。

英国的 Lesley Regan 教授是上面提到的综述的作者之一，她曾在一次访谈中表示："（生殖免疫学）让我们的医师深感担忧。有些患者轻信了网上的信息，争先恐后地去做那些未经验证的免疫检测。但网站上的那些内容明显是一些医师的自创理论，没有任何行业依据。里面的很多数据压根就没有经过严格的同行评审。生殖免疫检测和治疗没有任何科学依据，因此患者很容易受到伤害。"

谈到抗甲状腺抗体时，她也发表了反对意见："很久以来，人们都认为抗甲状腺抗体是影响妊娠的因素之一，其中一个重要的原因是甲状腺疾病患者的受孕概率低。但其实身体存在甲状腺抗体并不会影响妊娠结局，因此筛查抗甲状腺抗体意义不大。"Regan 教授认为，除了抗磷脂抗体综合征检测外，其他检测的相关研究和证据都不够充分。

一位不愿透露姓名的反对人士表达了他反对生殖免疫学的原因："（生殖免疫学）的同行评审临床试验数据不足，同时缺乏安慰剂对照数据。"他还补充道："免疫紊乱和生殖障碍之间存在联系这一假说听起来的确容易让人信服。然而，除了抗磷脂抗体综合征群体易流产外，目前还没有足够的证据来支持这一假说。"

Peter Johnson 教授是英国利物浦大学生殖免疫研究组主任，也是《生殖免疫学期刊》的主编。他认为免疫系统毫无疑问在人类怀孕的过程中扮演着重要的角色，但他同时也认为："缺乏可靠科学依据的临床检测和治疗常会误导患者，让她们付出惨痛的代价，对患者的心情也影响巨大。此外，这些经验疗法常杜撰研究数据，掩盖对患者造成的伤害。免疫疗法目前之所以如此受欢迎，尤其在私人医疗机构和美国境内如此，似乎是因为这种疗法让很多难治患者看到了希望，于是给那些无法解决她们问题的医师施加压力，要求转诊至生殖免疫诊所。所以说生殖免疫疗法卖的就是希望。"

Beer 医师这样回应："所有利用患者的弱点骗取不义之财的医师都应该坐牢。令人失望的现状是，许多生殖健康方面的从业医师至今都不了解免疫问题的相关知识，甚至不清楚免疫问题的存在。说看不到双盲试验结果就不会去关注免疫疗法的也正是这些医生。"

"双盲试验、随机试验、对照研究、荟萃分析和前瞻性对照研究等数据我全部都有。也正因如此，美国生殖免疫学会才会批准和提倡我所进行的免疫试验和免疫治疗。我所做的测试全都是经过认证的；我所使用的实验室是国际知名的参考实验室；我的试验数据翔实可靠，不存在争议。"

Regan 教授曾进行过一项双盲、随机、安慰剂对照试验，将具有相似特征的患者随机分为两组。一组接受治疗，另一组仅给予安慰剂。研究结束前，两组均不清楚自己的用药情况。Regan 教授以为患者记录病情以及"参与扩充临床知识库"为由，鼓动患者参与这项试验，为了让患者放心，她告诉患者说她们不是试验品，并且即使分到了对照组，也会接受到治疗。她的原则就是：为了对比两种疗法，即使以患者在试验中流产作为代价也不为过。并且她觉得这些患者也不是白流产的，至少为以后的患者提供了临床数据。

这些受试者貌似令人钦佩，但如果她们有更好的选择，她们是不会参与这种"赌博"的。Beer 医师说："我问过患者愿不愿意参与双盲试验，患者的回答是：'我才不要用安慰剂，也不想用不好的治疗方案，拿我孩子的命开玩笑我可不干。'所以她们根本不愿意参加什么双盲试验。她们知道我这里的治疗成功率高，就来找我。就这么简单。"

其实 Regan 教授所说的临床知识库本就存在。1994 年，美国生殖免疫学会伦理委员会（ASRI）认为，大规模、随机、安慰剂对照、双盲的自身免疫试验的可操作性几乎为零，因为复发性流产患者和参与试验的医师数量相对较少，并且某些复发性流产患者还合并了其他罕见疾病，因此不大可能专门针对这样的患者设置一个随机对照试验。

基于这个原因，ASRI 转而通过收集数百例公开及未公开发表的对照组试验来进行荟萃分析，并特别注重所选研究中对象的随机性及是否采用盲法，后由两个独立统计小组做出数据评估。两个小组得出的结论均为：免疫治疗"效果显著"（无独有偶，使用化疗治疗乳腺癌当初也是在类似的争议下，通过对 2 万多例患者开展的荟萃分析才得出了令人信服的结论）。

紧接着，ASRI 又于 1996 年开展了另一项关于复发性流产的荟萃分析，其中提到："排除掉因胎儿接连出现染色体异常而导致流产的情况，免疫疗法对胚胎染色体正常的复发性流产患者的有效治疗率超过 90％。"

生殖免疫学的反对声音

Lesley Regan 教授是一位"在国内外享誉盛名的专家"，曾参与撰写并发表过多篇论文，出版过多本科普类书籍，还曾在纪录圣玛丽医院众生相的电视纪录片中出现过。生殖免疫学目前遇到的各种反对声音中，相当一部分素材就是取自 Lesley Regan 教授及其同事在 2003 年以英国皇家妇产科学院（RCOG）的名义发表的一篇颇有影响力的文章，名为《免疫检测与生殖障碍治疗》。

Regan 教授是她所在医院复发性流产门诊的主任，该门诊在 2004 年的一份宣传资料上提出，流产专科门诊应该有四项任务：第一，应找出流产的病因。第二，应对已确定流产原因的患者进行随机、前瞻性、对照研究，以确定最佳治疗方案。第三，应给患者使用经过临床论证的药物，且强调"不可给原因不明的流产患者使用未经证实有效的治疗方法。"第四，应将全面诊断后仍找不出原因的流产患者单独归为一类。Regan 教授会告诉这类患者，只需要通过心理辅助治疗和关爱护理，再次怀孕成功并产下健康孩子的概率仍有 75％。

问题是，圣玛丽医院的复发性流产患者中，原因不明的占约 60％，再乘以前段提到的 75％的成功率，也就是说成功生产但流产原因未知的患者占全部患者的45％。如果一家门诊有这么多流产患者即使在生产后都不知道自己流产的原因，那我想他们的诊断标准应该受到质疑。

这份宣传资料上还说，通过关怀护理就能达到 75％的生育成功率，证明了不明原因的流产患者并不需要使用免疫疗法，并且警告患者免疫疗法可能对其造成伤害，需要抵制。另外，在医学期刊《人类生殖》的一篇文章中，也出现了同样的论调。而这篇文章的作者之一，正是自诩为要"揭穿免疫理论真相"的 Regan 教授。

与之类似的是 2001 年美国妇产科学会（ACOG）编纂的一份名为《复发性孕早期流产治疗办法》的指南，当中提倡患者检查狼疮抗凝因子和抗心磷脂抗体，并在需要时使用肝素与低剂量阿司匹林进行治疗。但将淋巴细胞免疫疗法（LIT）和静脉注射免疫球蛋白（IVIg）描述为"在预防复发性流产方面没有疗效"。

ACOG 建议患者检查染色体异常状况，并建议子宫纵隔患者通过宫腔镜检查和（或）切除病灶。但却反对免疫评估，原因是"对正常复发性流产患者没有帮助"。而针对这些所谓的"正常"患者，ACOG 则建议医师告知患者在不治疗的情况下，仍然有可能怀孕。

Regan 教授在 2003 年主笔的一篇文章中以缺乏同行评审以及其理论体系建立在"未经论证的主观想法"上为由全面反对生殖免疫治疗。这篇文章目前代表着 RCOG 的官方观点。

我们请了两位生殖免疫领域的杰出专家就 RCOG 对生殖免疫学的声明及官方指南发表了自己的看法。

David A. Clark, M. D. , PhD, DiplABIM, FRCP（C）, FRCP Edin. ——David Clark 是加拿大安大略省汉密尔顿麦克马斯特大学医学院、病理学院、妇产科和医学研究

生院的教授，同时也是多伦多大学医学研究所的教授。

Clark 教授是美国生殖免疫协会主席、国际生殖免疫协会主席、英国伦敦皇家医学会研究员及英国医学研究理事会专家，曾发表过超过 500 篇文章、论文和摘要，其中大部分都收录在经同行评审的各类期刊内。

Clark 教授还是《美国生殖免疫学期刊》和《辅助生殖与遗传学期刊》的编委会成员，并曾在世界各地 100 多个大型会议、专题研讨会、学科讨论和大学校园中进行过生殖学的演讲和交流。

Clark 教授说："在发表观点前，我会根据可以获得的全部数据，通过最合理和最先进的方法进行统计和分析。（牛津大学的）Rory Collins 也说过，考虑问题要做到面面俱到。因此，即使需要剔除部分数据，也必须是经过慎重考虑的。另外，我随时会根据新数据的出现调整和修正自己的观点。

Carolyn B. Coulam, M. D. ——Carolyn Coulam 医师对医学和科学领域的教育及研究做出过突出贡献，因此享誉国际。她于 1986 年在美国印第安纳州的生殖与器官移植中心创办了生殖免疫学及生殖生物学实验室。10 年后，她被任命为美国伊利诺伊州人类生殖中心生殖免疫科全美负责人。2000 年 Coulam 医师加入 Sher 生殖医学研究所，并担任临床主任和实验室研究主任。她目前在位于芝加哥的 Rinehart 生殖医学中心担任复发性流产专科主任，同时也是 Milenova 免疫实验室的研究主任。

Coulam 医师也是《美国生殖免疫学期刊》的主编之一，除此之外，她署名的 200 多篇论文曾被刊登在各大同行评审的期刊中。Coulam 医师还参与了教学书籍《免疫产科学》的编写。她于 1986 年撰写的论文《论卵巢早衰的发病率》为该病的症状分级确立了行业标准。

> "只有狼疮抗凝物抗体和抗心磷脂抗体两种抗磷脂抗体有临床意义，其他都没有。"
>
> 《RCOG 意见书》2003 年

Coulam 医师说："仅凭这两项测试无法全面判断可导致流产的免疫问题。这 2 种自身抗体在生育障碍患者中非常普遍，因此还需通过对 6 种不同磷脂的抗体检测才能判断抗磷脂抗体的水平。试验通过 21 个抗体标志物判断自身免疫问题，进而判断对妊娠的影响。全部抗磷脂抗体阳性患者中只有 4% 为抗心磷脂抗体阳性，如果只查这一项，会导致 81% 的患者漏诊。"

Clark 教授："目前抗丝氨酸抗体被认为是与流产关系最大的抗体之一，其导致孕初期流产的机制已有多种说法。这类抗体可能会干扰滋养层细胞抗凝能力并抑制胎盘发育及功能,导致试管婴儿胚胎着床失败。"

有研究表明,对自身抗体进行全面检测比仅检测狼疮抗凝物和抗心磷脂抗体具有更重要的临床意义。

Coulam C. et al. : *Journal of Assisted Reproduction & Genetics* ,Nov,1997,14 (10):603-608

312 例着床失败患者中,有 22％检出抗磷脂抗体,对照组 100 例中,检出率为 5％。抗心磷脂抗体的检出率为 4％,但 18％存在其他抗磷脂抗体。"诊断胚胎着床失败时,用 7 种同型抗原对抗磷脂抗体做全面检测是必要的……"

Gleicher,N. et al. : *Mount Sinai Journal of Medicine* ,Jan,1992,9(1):32-37

为 326 例生殖障碍患者检测狼疮抗凝因子和 15 类自身抗体后,可得出结论:"有可能因自身免疫异常导致生育障碍的患者不应只筛查狼疮抗凝因子和(或)抗磷脂抗体,还应做全面的自身抗体检查。"

Ulcova-Gallova,Z. et al. : *American Journal of Reproductive Immunology* ,Aug, 2005,54(2):112-117

我们对 1073 例首次试管婴儿失败患者、853 例 2 次或更多次试管婴儿失败患者、627 例 3 次或更多次自然流产或稽留流产患者、412 例经历过腹腔镜检查的患者以及对照组中 391 例生育功能正常的女性进行了血样分析。结果表明,多次试管婴儿失败和反复流产的患者抗肌醇和 L-丝氨酸 2 种磷脂抗体的水平显著偏高。其中 25％的患者至少 3 项抗磷脂抗体呈阳性。作者的结论是:"妇产科在为生殖障碍患者诊断抗磷脂抗体综合征时,仅抗心磷脂抗体一项指标无法作为确诊依据。"

在本书的注释部分可以看到更多证据。

> "如果进行全部 20 项抗磷脂抗体测试,则至少 1 项阳性的概率可达 64％。"
>
> 《RCOG 意见书》2003 年

Coulam 医师表示:"不同试验间的数据存在差异。我们测得的复发性流产患者抗磷脂抗体检出率为 34％,生育功能正常女性的检出率仅为 5％～6％。"

说明:不能仅凭抗磷脂抗体阳性一个指标判断免疫介导的生育障碍,不同抗磷脂抗体结合患者病史综合判断才具有其临床意义。

> "尽管有研究显示,试管婴儿失败患者检出抗磷脂抗体的概率较高。但抗磷脂抗体的存在似乎并不影响妊娠结局……因此抗磷脂抗体检测对不孕症患者没有意义。"
>
> 《RCOG 意见书》2003 年

说明:此处与 RCOG 之前"抗磷脂抗体可对胚胎着床、滋养层细胞功能及分化产生不利影响,并引发流产……"的观点相互矛盾;也与 RCOG 此后一份报告中"肝素可通过结合抗磷脂抗体、加速滋养层细胞浸润和分化而达到治疗效果,进而起到协助胚胎成功着床的作用"的观点矛盾。

文章所引用的 2002 年数据总结(Regan 教授也是联合作者之一)中,有一项针对胚胎着床率低于 10%(且合并或不合并抗磷脂抗体)群体的研究,这项研究将患者群体分组并给出对照数据。实际上,这项研究除了可以说明这家试管婴儿机构的成功率极低以及针对这一群体所使用的免疫测试和治疗方案不佳之外,证明不了任何事情。

作者还在这份总结的摘要部分写道"不孕症患者中抗磷脂抗体检出率高或说明不孕症与自身免疫紊乱有关"以及"胚胎着床缺陷与不明原因不孕症和复发性流产均有关联"。

既然有办法治疗抗磷脂抗体问题,很难理解为什么 RCOG 会认为"不明原因"试管婴儿失败患者不需要进行抗磷脂抗体筛查。恰恰是有生育问题的试管婴儿患者发生自身抗体异常的概率才是最高的。

有研究表明抗磷脂抗体与试管婴儿失败有关。

Balasch,J. et al. : *Human Reproduction*,Oct,1996,11(10):2310-2315

研究对 1273 例 45 岁以下的女性进行了狼疮抗凝物和抗心磷脂抗体筛查,其中试验组 822 例,对照组 451 例。试验组包括不孕症患者(498 例)、复发性流产患者(284 例)和反复试管婴儿失败患者(40 例)。试验组分别有 24%、9.2% 和 10% 检出抗磷脂抗体,对照组不到 1%。文章总结:抗磷脂抗体与不孕症、复发性流产和试管婴儿胚胎着床失败有关。

Kaider,B. et al. : *American Journal of Reproductive Immunology*,Apr,1996,35(4):388-393

研究采集了 42 份试管婴儿失败患者和 42 份试管婴儿成功受孕人群的血样,

并测试了 7 种磷脂的 IgA、IgG、IgM 亚型抗体。试管婴儿失败患者组的抗磷脂抗体阳性率为 26.2%，对照组仅为 4.8%（且只检出过抗乙醇胺抗体）。研究人员得出结论：“结果表明，抗磷脂抗体应被视为与试管婴儿失败风险正相关的因素。试管婴儿周期开始前，患者应当检查体内是否存在抗磷脂抗体。”

Matsubayashi, H. et al. : *American Journal of Reproductive Immunology*, Nov, 2001, 46(5):330-331

研究对 74 例反复试管婴儿失败患者、273 例反复早期流产患者和正常孕产妇对照组进行了抗心磷脂抗体、狼疮抗凝因子、抗丝氨酸抗体、抗乙醇胺抗体和抗核抗体检测。2 个患者组抗核抗体和抗乙醇胺抗体检出率均高于对照组。反复试管婴儿失败组抗丝氨酸抗体和抗心磷脂抗体检出率也显著高于对照组。

Vaquero, E. et al. : *European Journal of Obstetrics and Gynecology & Reproductive Biology*, Oct, 2005 年 10 月 10 日

研究对 59 例试管婴儿反复失败患者进行血检并评估免疫问题。发现此类患者甲状腺功能异常、抗磷脂抗体及自然杀伤细胞水平偏高的发生率明显偏高。

> “遗传型易栓症检测（项目包括凝血因子 V 莱顿突变、凝血酶原基因 G20210A 突变、抗凝蛋白 C 不足、蛋白 S 和抗凝血酶Ⅲ）对复发性流产的评估没有价值。”
>
> 《ACOG 指南》2001 年

说明：连 Regan 教授本人都在她自己的研究中推翻了这一结论。

Rai, R. , Regan, L. et al. : *Human Reproduction*, Vol. 17, No. 2, pp. 2002, 17(2):442-445

研究观察了 25 例存在反复流产史且凝血因子 V 莱顿突变杂合的患者。对照组为同样存在反复流产史，但凝血因子 V 基因正常的患者。凝血因子 V 莱顿突变组的活产率仅为 37.5%，无基因突变的对照组为 69.3%。研究表明，复发性流产患者应筛查凝血因子 V 莱顿突变。

> “现有证据表明，抗甲状腺抗体筛查对生殖障碍的诊断无现实意义……抗甲状腺抗体不影响试管婴儿患者的妊娠结局。”
>
> 《RCOG 意见书》2003 年

Clark 教授说:"多篇文章均认为生殖障碍患者体内抗甲状腺抗体的出现概率较高。Sher 医师在一项针对女性抗甲状腺抗体携带者的随机对照试验中,将患者分为两组,患者组使用静脉注射免疫球蛋白(IVIg)和肝素联合治疗方案,对照组仅使用肝素治疗。结果发现使用 IVIg 治疗的患者组生育成功率明显高于对照组。这一结论推翻了 RCOG 的观点。如果患者存在抗甲状腺抗体,通过适当的治疗可以提高生育成功率。"

说明:RCOG 做出的结论,其研究对象为曾自然受孕或通过试管婴儿成功受孕的女性,而非反复受孕失败或流产的患者。此外 RCOG 所引用的研究中,存在或不存在抗甲状腺抗体研究对象的活产率仅为 50%~58%。从这一并不算高的比例可以看出,两组研究对象可能都存在其他未经确诊或治疗的问题。

多项研究表明,抗甲状腺抗体确实会影响妊娠结局,因此筛查是有必要的。

Bussen,S. et al. : *Human Reproduction & Embryology* ,2000,15(3):545
在一项针对 24 例连续 3 次试管婴儿失败患者的研究中,研究对象的抗甲状腺抗体检出率"显著增高"。文章结论:"我们认为这些自身抗体是生殖障碍患者所特有的,因此通过检测这些抗体,可评价试管婴儿胚胎移植后的不良妊娠结局。因此,我们建议反复试管婴儿失败患者检查抗甲状腺抗体。"

Dendrinos,S. et al. : *Gynecological Endocrinology* ,Aug;2000,14(4):270-274
对 30 例复发性流产患者与 15 例对照组患者进行抗甲状腺抗体(ATAs)检测比对,ATAs 检出率分别为 37% 和 13%。"这可能是母体免疫系统调节障碍的又一个标志物。"

Poppe,K. et al. : *Journal of Clinical Endocrinology & Metabolism* ,Vol. 2003,88(9):4149-4152
234 例研究对象在首次试管婴儿前筛查抗甲状腺过氧化物酶抗体,阳性率为 14%。阳性组流产率为 53%,其余为 23%。

Stagnaro-Green,A. et al. : *Thyroid* ,Jan;2001,11(1):57-63
论文综述总结了抗甲状腺抗体与流产的关系:"大多数研究(67%)表明,复发性流产患者组与对照组相比,抗甲状腺抗体的出现概率显著增高,增高比例具有统计学意义。"

在本书的注释部分可以看到更多证据。

> "……抗卵巢抗体是否导致不孕症尚无定论。但由于试管婴儿取卵的过程可能对卵巢造成伤害，因此对于多次失败的患者，不孕症可能是结果而非原因。"
>
> 《RCOG 意见书》2003 年

以下研究不同意这一观点。

Kelkar, R. L. et al. : *Journal of Reproductive Immunology*, Jun; 2005, 66 (1):53-67

患者组为 15 例卵巢早衰（POF）患者，对照组为 7 例生育功能正常女性和 8 例绝经女性。通过血检发现，15 例 POF 患者中有 10 例检出抗卵巢抗体，对照组只有 1 例检出抗卵巢抗体。

Luborsky, J. et al. : *Journal of Clinical Endocrinology & Metabolism*, Jan; 1990, 70(1):69-75

研究对 45 例卵巢早衰患者进行血检，评估抗卵巢抗体和抗卵母细胞抗体状况。其中 69％的患者两种抗体均检出阳性。2 例经免疫抑制治疗并成功受孕的患者可见抗卵巢抗体血清浓度下降。

Luborsky, J. et al. : *Human Reproduction*, May; 2000, 15(5):1046-1051

研究得出结论："……在不明原因的不育症中，抗卵巢抗体是卵巢衰竭的独立标志物，其对卵巢的影响可能先于激素变化。"

Luborsky, J. and Pong, R. : *American Journal of Reproductive Immunology*, Nov; 2000, 11, 44(5):261-265

研究对 47 例试管婴儿患者进行了血样检测。成功受孕患者中有 25％检出抗卵巢抗体，怀孕失败患者为 58％。研究人员认为："抗卵巢抗体或可为预测试管婴儿妊娠结局提供更多信息。"

Meyer, W. et al. : *Obstetrics & Gynecology*, May; 1990, 75(5):795-799

取卵前卵巢促排卵效果不佳可提示试管婴儿不良妊娠结局。对 26 名促排效果不佳的患者分析后发现，抗促卵泡激素抗体检出率为 92％，抗卵巢抗体检出率为 77％。而另外 25 名促排正常的患者则未见这两种抗体。

> RCOG 意见书认为，同生育功能正常的女性相比，复发性流产患者抗核抗体的出现概率从"类似"到"更高"均有纪录，但不认为抗核抗体会影响妊娠结局。意见书还认为，尚无证据表明抗核抗体可影响不孕症及试管婴儿失败患者的生育成功率。

说明：文章既承认了抗核抗体水平与复发性流产相关这一现象，又否认了抗核抗体的出现与妊娠结局的关系。

Clark 教授说："对整个女性群体而言，某一种抗体呈阳性不能算作是妊娠危险因素。然而对于存在生育障碍的群体，情况就不同了，因为这个群体中，存在自身抗体意味着患病率更高。举例而言，抗核抗体呈阳性的患者可能患有红斑狼疮，而红斑狼疮本身就对生育不利。因此，抗核抗体阳性意味着生育障碍患者检出多种自身抗体的概率更高。这种连锁效应还有另外一个名称：'自身免疫性生殖障碍综合征'。"

多项数据可以证明抗核抗体的存在与不良妊娠结局相关。以下是一些例子。

Geva,E. et al. : *Fertility & Sterility*,Oct;1994,62(4):802-806
　　研究人员为了分析自身免疫因素在胚胎移植后着床失败中所扮演的角色，对21 例试管婴儿失败患者及对照组分别检测了抗心磷脂抗体、抗双链 DNA 抗体、抗核抗体、狼疮抗凝物、类风湿因子的血清水平。研究组这些自身抗体的检出率为33.3%，对照组未检出任何自身抗体。

Geva,E. et al. : *Fertility & Sterility*,Apr;1997,67(4):599-611
　　从超过 300 篇文章及综述中可得出这样的结论："生殖障碍患者出现异常自身抗体水平时，可将生殖障碍本身视为患者自身免疫紊乱的临床表现之一。"

Hasegawa,I. et al. : *Fertility & Sterility*,Dec;1998,70(6):1044-1048
　　研究对象为 307 例接受试管婴儿胚胎移植的患者，并在孕期对抗核抗体阳性（合并或不合并抗磷脂抗体阳性）患者给予每天 10mg 泼尼松和 81mg 阿司匹林。药物显著提高了这部分患者的妊娠率和胚胎着床率。

Kikuchi,K. et al. : *American Journal of Reproductive Immunology*,Oct;2003,50(4):363-367
　　研究对象为 108 例不孕症患者。其中未经抗核抗体治疗与抗核抗体阴性患者在初次试管婴儿胚胎移植后的胚胎着床率分别是 14.8％和 32.4％。研究表明："抗核抗体引起的胚胎着床失败或可得到治疗，相关机构应研发有效且安全的药物，以提高着床率，尤其是首个治疗周期的着床率。"

"多项针对抗精子抗体对复发性流产患者影响的研究表明，两者没有相关性。最新的前瞻性研究报告表明，抗精子抗体不影响试管婴儿患者的妊娠结局。"

《RCOG 意见书》2003 年

说明：RCOG 意见书中的观点是基于 1996 年的一篇学术文章，文章中有这样一句话："需要进一步的研究以确定 IgA 抗精子抗体与流产和复发性流产的关系。"

实际上，在 1996 年之前，抗精子抗体与流产之间的关系已经明确。之后的研究也证实了前者的存在也会影响试管婴儿成功率。

Beer, A. E. et al. : *Fertility & Sterility*, Feb; 1986, 45(2):209-215
研究对象为 173 例反复连续流产 3 次或更多次的患者。分析后发现，抗精子抗体阳性患者全部没能达到足月妊娠（通过注射伴侣白细胞进行免疫治疗的患者除外，治疗与抗精子抗体无关）。免疫治疗提高了她们的足月妊娠能力。

Rossato, M. et al. : *Human Reproduction*, Aug; 2004, 19(8):1816-1820
研究表明："……抗精子抗体阳性的研究对象可观察到精子质膜功能完整性下降，这一现象可（在一定程度上）解释研究对象在辅助生殖过程中卵子受精率与妊娠率偏低的原因。"

Witkin, S. and David, S. : *American Journal of Obstetrics & Gynecology*, Jan; 1988, 158(1):59-62
研究通过 109 例不孕症患者观察抗精子抗体与受孕和流产的关系。在 18 个月内，研究对象整体受孕率为 30.3％。受孕成功后流产患者中抗精子抗体检出率为 43.8％，受孕失败患者为 38.2％。

Witkin, S. and Chaudhry, A. : *Journal of Reproductive Immunology*, May; 1989, 15(2):151-158
44 例复发性流产患者在检测抗精子抗体后发现，抗体阳性率为 36.4％。

Yan, J. : *Zhonghua Fu Chan Ke Za Zhi*, Nov; 1990, 25 (6): 343-344

研究组为 686 例流产患者（285 对夫妇），对照组为 241 例生育功能正常的女性。经过体循环抗精子抗体测试后发现，复发性流产患者抗精子抗体阳性率显著高于对照组。文章总结："抗精子抗体在复发性流产的发病进程中发挥着重要作用。"

"Th1 型细胞因子表达增加可能是部分生殖障碍患者的免疫学病因……目前尚无外周血 NK 细胞和子宫 NK 细胞数量之间的关联。"

"……尚无经同行评审的临床应用。"

《RCOG 意见书》2003 年

说明：RCOG 既认同 Th1 细胞因子表达有显著意义，又反对患者检测 NK 细胞水平，可以说是自相矛盾，因为 NK 细胞是 Th1 细胞因子的生产大户。此外，Regan 教授参与的一项在圣玛丽医院进行的研究显示，反复孕早期流产患者的子宫内膜中可见 $CD56^+$ NK 细胞数量增加，并总结："研究结果表明 NK 细胞在复发性孕早期流产发病机制中可能发挥作用。"

Clark 教授认为："我们说'同行评审'的时候，通常是指评审及认可公开发表的论文，而不会去评审某种临床技术手段。的确已经有过同行评审的论文证明 NK 细胞水平与生殖障碍风险之间的关系。也同样有过同行评审的论文证明针对 NK 细胞活性的免疫抑制治疗有助于提高生殖障碍患者的妊娠成功率。"

Regan 教授牵头的研究也提到过子宫 $CD56^+$ 细胞，但没有说明是 $CD16^+$（外周）还是 $CD16^-$（子宫内）的 $CD56^+$ 细胞，也没有说明是否存在 CD3 标志物，因此不清楚具体是 α-β 还是 γ-δ 型自然杀伤 T 细胞。此处显示出了作者知识储备的欠缺。我认为 Regan 教授所谓的"经同行评审的临床应用"指的是外周血检测，而不是子宫 NK 细胞检测。可能在教授看来，抬高自己的最好方式就是降低别人。

同行评审的一些实例。

Beer, A. E. et al. : *American Journal of Reproductive Immunology*, Aug; 1995, 34 (2): 93-99

研究组为 35 例反复流产的妊娠女性和 81 例反复流产的未妊娠女性，对照组为 22 例妊娠女性和 17 例未妊娠女性。反复流产的未妊娠女性可见 $CD56^+$ NK 细胞水平升高。与对照组相比，反复流产的妊娠女性可见 NK（$CD56^+$、$CD56^+$/$CD16^+$）细胞显著升高。

Emmer, P. et al. : *Human Reproduction*, May; 2000, 15(5):1163-1169

研究组为 43 例反复流产后成功妊娠的患者，对照组为 37 例健康女性，另选取了 39 例试管婴儿成功的患者作为研究对象。结果表明，NK 细胞水平偏低与足月妊娠强关联。孕早期流产患者可见 $CD56^+/CD16^+$ 细胞计数升高。

Polgar, K. : *Gynecological & Obstetric Investigations*, 2002, 53(1):59-64

对 32 例存在至少 3 次不明原因自发性流产史的患者进行血样检测。作者得出的结论是：破坏胚胎的白细胞为产生 Th1 型细胞因子应答的 T 细胞和 NK (CD56)细胞。

Yamada, H. et al. : *American Journal of Reproductive Immunology*, Aug; 2001, 46(2):132-136

对 66 例存在流产史的妊娠女性检测外周血 NK 细胞活性。结果表明，流产后成功妊娠并活产的患者比流产后再次流产下正常染色体胎儿的患者 NK 细胞活性明显更低。研究人员认为："孕 6～7 周 NK 细胞活性偏高与随后的正常染色体胎儿流产相关。"

在本书的注释部分可以看到更多证据。

"伴侣 HLA 基因相似性高与复发性流产的关系尚无定论……无血缘关系并存在复发性流产史的伴侣不应通过 HLA 基因相似性来预测妊娠结局。"

《RCOG 意见书》2003 年

说明：伴侣具有相似或相同的 HLA 组织类型与母体封闭抗体的产生及其引发的胎儿流产存在关联。在一项通过父亲一方的淋巴细胞解决 HLA 相似性高及降低外周 NK 细胞毒性的生殖免疫疗法中，许多患者都取得了良好的疗效。即使相关研究(这些研究所使用的检测和治疗方式均不同)之间存在矛盾结论，但提高胎儿的免疫耐受度是解决复发性流产的有效手段这一理念是毋庸置疑的。

部分研究认为，伴侣 HLA 相似度高可用于预测妊娠结局。

Beer, A. E. et al. : *Journal of Reproductive Immunology*, Dec; 1993, 25 (3):195-207

对 68 例存在复发性自然流产史患者诞下的 40 名流产儿及 31 名活产儿进行

HLA 相容性检测后发现，相比生育功能正常的对照组，这些患者共享两个 HLA-DQα1 等位基因的比例明显增高。

Gerencer，M. ：*Fertility & Sterility*，Apr；1979，31(4)：401-404

研究发现，不明原因的复发性自然流产患者和她们的伴侣之间更容易出现 HLA 相容性高的问题。

Ober，C. et al. ：*Human Reproduction*，Jan；1998，13(1)：33-38

一项为期 10 年的研究观察了 111 对夫妇共 251 次妊娠。结果发现，存在 HLA 基因类似问题的夫妇流产率明显增高。

Thomas，M. L. et al. ：*American Journal of Obstetrics & Gynecology*，Apr 15；1985，151(8)：1053-1058

对 21 对发生过 2 次或更多次原因不明流产的夫妇检测了 HLA 类型。"……有强力迹象表明，与随机交配相比，流产患者及其伴侣染色体中主要组织相容性复合体(MHC)高相似性的出现概率更大。"

> "与安慰剂相比，淋巴细胞免疫疗法(LIT)没有明显提高不明原因复发性流产患者的妊娠成功率。"
>
> 《RCOG 意见书》2003 年

Clark 教授："《Cochrane 系统综述》是 Regan 教授的理论依据，然而在同行评审的论文(Clark D 和 Coulam C。人类生殖新进展，2001，7：501-511)中，已经指出了其中的错误。论文对综述中的临床试验进行了评估，更正了荟萃分析，还对其中涉及的试验方法发表了自己的见解。论文最后得出的结论是：根据双盲随机试验和非盲法试验的结果来看，'对症患者经过淋巴细胞免疫疗法(LIT)治疗后，可见活产率提高。'"

这篇《Cochrane 系统综述》的作者 Jim Scott 在文章中所提及并亲自参与的一项随机对照试验(Ober 试验)中，所选取的试验对象中包括了抗核抗体或抗磷脂抗体阳性患者，并且可能包括了未经自身抗体检测的患者，这些因素都降低了淋巴细胞免疫疗法(LIT)治疗后的生育成功率(因为除了 LIT，这些患者还需要其他的治疗才能达到妊娠标准)。基于这一原因，该试验无法客观反映出 LIT 的治疗效果。

Scott 参与的这项 Ober 试验声称已经排除抗心磷脂抗体阳性的患者。然而据知情人士透露，试验组的入围标准过于宽松，以至于参与试验的患者本身就存在各种自身抗体。尽管一再要求，我最终也没能取得原始数据，因此无法确认参与试验的患者是否接受过自身免疫问题检测。

Beer 医师："我参与的一项荟萃分析明确显示了淋巴细胞免疫疗法（LIT）预防流产的疗效。后续研究还显示 LIT 可显著降低 NK 细胞的杀伤活性，因此，我将目光转移到利用 LIT 替代价格极其昂贵的静脉注射免疫球蛋白（IVIg）注射的可能性上了。"

说明：James Mowbray 教授是 Regan 教授在圣玛丽医院医学院的同事，他曾针对淋巴细胞免疫疗法（LIT）进行过一项"平行序贯双盲随机试验"。试验结果发表于 1985 年的《柳叶刀》期刊上。试验组为 22 例复发性流产患者，为其注射从伴侣血液中纯化的淋巴细胞后，成功妊娠的有 17 例。而同为复发性流产但未经 LIT 治疗的 27 例对照组患者，成功妊娠例数仅为 10 例。

支持使用淋巴细胞免疫疗法（LIT）治疗复发性胚胎着床失败及流产的文章还有很多。

Adachi, H. et al.：*Clinical Immunology*, Mar; 2003, 106(3): 175-180

26 例不明原因继发性反复流产患者经淋巴细胞免疫治疗（LIT）后，刺激了血液中封闭抗体的产生（治疗前抗体水平不足），并有 22 例成功妊娠，其中 20 例达到足月妊娠。LIT 的治疗成功率达到 90.9%。未经免疫治疗的 11 例妊娠患者中，仅有 2 例达到足月妊娠。

Aoki, K. et al.：*American Journal of Obstetrics & Gynecology*, Sep; 1993, 169(3): 649-653

试验组 106 例孕早期反复流产患者在孕早期接受 2 次治疗剂量的淋巴细胞免疫治疗（LIT）；对照组 38 例患者使用同样治疗方式，但使用较少的淋巴细胞注射剂量。试验组的持续妊娠成功率为 83%，对照组为 55.3%。

Carp, H. et al.：*Archives of Gynecology & Obstetrics*, 1990, 248(2): 93-101

文章分析总结了研究人员 1985～1988 年对 207 例患者的治疗经历，并通过临床治疗和免疫检测结果对患者进行分类统计。共有 143 例患者接受过淋巴细胞免疫治疗（LIT），其中 108 例患者发生过 129 次成功妊娠，且大部分患者存在既往流产史。

Check, J. H. et al.：*Clinical & Experimental Obstetrics & Gynecology*, 2005, 32(1): 21-22

2 次或多次胚胎移植后未能成功诞下活产儿的患者接受淋巴细胞免疫治疗

后,下一周期胚胎移植后的妊娠率和产子率分别为 70.3% 和 51.3%。未经治疗的对照组为 45.9% 和 16.2%。

Daya,S. and Gunby,J. : *American Journal of Reproductive Immunology*, 1994, 32:294-302

本综述分析总结了来自 8 个生殖中心的随机对照数据。得出的结论是,免疫治疗显著提高了复发性流产患者组的活产率。对于未合并抗核抗体或抗心磷脂抗体且胚胎核型正常的患者,淋巴细胞免疫治疗(LIT)的有效率接近 100%。

Pandey, M. et al. : *Internet Journal of Gynecology and Obstetrics*, Vol. 2, No. 1, 2003

73 例复发性流产患者接受淋巴细胞免疫治疗后,妊娠成功率为 86%。拒绝接受试验的患者为 33%。

Pandey, M. et al. : *Archives of Gynecology & Obstetrics*, Mar; 2004, 269 (3):161-172

将随机和非随机研究结果汇总后,我们看到 67% 的复发性流产患者在接受淋巴细胞免疫疗法(LIT)后成功妊娠,对照组为 36%。文章作者推荐使用来自父亲的淋巴细胞免疫疗法来提高复发性自然流产的妊娠率。

在本书的注释部分可以看到更多证据。

"淋巴细胞免疫治疗(LIT)的开销不菲,并且可能引发严重副作用……美国食品药品监督管理局(FDA)建议,临床医师只应在同时满足这两个条件时方可为人类注射细胞或细胞制品:①仅在临床研究中使用。②已获得新药研究许可证。"

《RCOG 意见书》2003 年

Clark 教授:"RCOG 所提及的 FDA 建议其实和临床证据等级 Ⅴ(最低级别)的权重差不多。如果你觉得输血反应、过敏性休克等副作用听起来很可怕,那你们一定不知道英国伦敦圣玛丽医院的 Mowbray 教授已经为数千例患者做过淋巴细胞免疫治疗,且无一出现不良反应及感染(可通过筛查预防)。但据我所知,由于 FDA 只认可美国本土的医学数据,因此目前已经有越来越多的试验即将在美国开展。美国本土之外,已经有充分的数据表明淋巴细胞免疫疗法利大于弊。此外,在充分知情后，最终决定是否用药的应该是患者本人。"

说明：从复发性流产免疫治疗试验组的 1994 份淋巴细胞免疫疗法（LIT）荟萃分析可得出结论，LIT 引起血清病的情况少见，且患者不会因单一的 LIT 治疗引起长期自身免疫性疾病。2006 年的一份针对 4500 例女性患者的研究发现："经 LIT 治疗后，患者未见严重变态反应、自身免疫性疾病和移植物抗宿主病。"

最近的一份针对 2687 例接受过淋巴细胞免疫疗法（LIT）的试管婴儿患者随访（2～3 年）报道显示："基于微生物学、免疫学和血液学试验结果，我们认为皮下注射 LIT 的风险较低。"（本书第 15 和第 16 章可以看到更多 LIT 及围绕这一疗法的争议。）

> "荟萃分析和 Cochrane 论述的结论为，静脉注射免疫球蛋白（IVIg）对不明原因复发性流产患者没有确切疗效……随机对照试验表明 IVIg 对不明原因的反复试管婴儿失败没有帮助。"
>
> 《RCOG 意见书》2003 年

Clark 教授："Regan 教授所说的这份荟萃分析我也有参与。文章于 1998 年发表，但随后被 Daya 等在 1999 年发表的另一份荟萃分析（发表于《人类生殖新进展》，第 5475～5482 页）取代，后者肯定了静脉注射免疫球蛋白（IVIg）在继发性反复流产患者中的疗效，之后 Christiansen 的试验结果更进一步证实了这一点。Daya 的文章认为，相比受孕后给药，排卵及受孕前给予 IVIg 的疗效更好。那些得出 IVIg 效果不好的结论的研究中，给药时间或许太晚。"

Stricker 及其同事最近给出的官方文档解释了静脉注射免疫球蛋白（IVIg）治疗效果差的原因。排卵期给予免疫问题患者 IVIg 治疗的试验可见 IVIg 的确切疗效，未筛选患者及给药时间晚的试验则得出 IVIg 无效的结论。试验的设计是否合理会影响试验的结果是否偏离本意，这是常识。

说明：Stricker 医生携团队检查了 Cochrane 报告的内容。他认为，Cochrane 报道所选取的通常为小型试验以及对象混杂的试验，这些试验普遍存在患者选取以及静脉注射免疫球蛋白（IVIg）给药方式不合理的问题。大多数试验中，IVIg 的剂量都过低，或是给药时间过晚。Stricker 医师在一次访谈中谈到了这些问题，他说："这些试验把最需要 IVIg 治疗的患者排除在外，而且使用了错误的治疗剂量。他们这样做就和让男人怀孕差不多。"

Clark 教授、Coulam 医师和 Stricker 医师在 2006 年进行的一份包含 3 项公开随机对照试验的荟萃分析证实："试管婴儿失败患者使用静脉注射免疫球蛋白

（IVIg）后，患者活产率显著提高。"

下列研究也得出了静脉注射免疫球蛋白（IVIg）治疗与成功妊娠结局强正相关的结论。

Batorfi, J. et al: *Orvosi Hetilap（Budapest）*, Nov 6;2005,146(45):2297-2302

静脉注射免疫球蛋白（IVIg）治疗同种免疫复发性流产患者的成功率为88.5%（23/26）。

Beer, A. E. et al. : *American Journal of Reproductive Immunology*, Apr;1996,35(4):363-369

研究组为 73 例反复流产合并 NK 细胞偏高的患者使用静脉注射免疫球蛋白（IVIg）和抗凝治疗。对照组为 95 例反复流产但 NK 细胞水平正常的患者接受单一抗凝治疗。研究组最终达到成功妊娠结局的比例为 86.3%。

Beer, A. E. et al. : *Early Pregnancy*, Apr;2000,4(2):154-164

33 例复发性流产患者在淋巴细胞免疫治疗后获得了同种免疫识别能力。这33 例患者全部存在自身免疫异常并在受孕前接受过抗凝和泼尼松治疗。有 9 例患者存在 NK 细胞水平偏高问题，除了抗凝和泼尼松治疗之外，她们还额外使用了静脉注射免疫球蛋白（IVIg）治疗，这部分患者的活产率为 100%。6 例未经治疗的患者活产率为 33.3%。

Christiansen, O. B. : *Human Reproduction*, Mar;2002,17(3):809-816

本试验和之前使用相同治疗方案的安慰剂对照试验的结果汇总后，可见继发性流产患者在接受静脉注射免疫球蛋白（IVIg）治疗后，58%（15/26）达到成功妊娠，使用安慰剂的对照组为 24%（6/26）。

Christiansen, O. B. : *Journal of Reproductive Immunology*, Jun; 2004, 62 (1-2):41-52

作者指出，丹麦的复发性流产门诊从 1986 年起就在安慰剂对照试验中使用淋巴细胞免疫疗法（LIT）和静脉注射免疫球蛋白（IVIg）。结果显示，在合理用药的情况下，这两种疗法均可取得良好治疗效果，并且也是目前丹麦治疗复发性流产的常规治疗方案。

Diejomaoh, M. : *Archives of Gynecology & Obstetrics*, Apr; 2002，266 (2):61-66

43 例使用低剂量阿司匹林、肝素和（或）类固醇治疗反复流产合并抗磷脂抗体综合征的患者在联合静脉注射免疫球蛋白（IVIg）治疗后，达到了 100％的活产率。

Stricker, R. et al: *Fertility & Sterility*, Mar; 2000,73(3):536-540

研究对象为 47 例平均年龄 37 岁、有过最多 4 次既往流产史的患者。其中 36 例在受孕前 2 周开始接受静脉注射免疫球蛋白（IVIg）治疗，36 例中有 24 例成功受孕。受孕的 24 例中有 20 例继续接受 IVIg 治疗，这其中有 19 例达到足月妊娠。11 例拒绝接受 IVIg 治疗的患者中，有 7 例成功妊娠，但全部流产。

Stricker, R. et al. : *Clinical & Applied Immunology Reviews*, 2002, 2:187-199

为 40 例复发性流产合并免疫活性异常的患者使用静脉注射免疫球蛋白（IVIg）后，40 例全部成功受孕，35 例成功生产。未接受 IVIg 治疗的 43 例患者中，15 例成功受孕，其中 13 例流产。

Stricker , R. B. and Winger, E. E. : *American Journal of Reproductive Immunology*, Dec; 2005, 54(6):390-396

72 例复发性流产患者（平均年龄 37 岁）接受静脉注射免疫球蛋白（IVIg）治疗后，50 例成功受孕者继续每月接受治疗直至（最多）孕 30 周。其中 84％达到足月妊娠。27 例拒绝接受 IVIg 治疗的患者中，20 例成功受孕，但其中 18 例随后流产。

"两项随机对照试验结果表明，与使用阿司匹林或阿司匹林联合肝素的治疗方案相比，使用类固醇治疗抗磷脂抗体相关的复发性流产，不仅活产率未见提高，还会明显提高母体和胎儿的发病率。"

《RCOG 意见书》2003 年

说明：RCOG 的文章认为皮质类固醇仅对抗磷脂抗体阳性患者适用。实际上皮质类固醇通常用于治疗抗核抗体阳性患者，偶尔也会用于治疗 NK 细胞计数偏高的患者。而普通肝素或低分子肝素则通常用于治疗抗磷脂抗体阳性患者。ROCG 所提及的这两项随机研究中并没有使用最佳治疗方案。

至于文中所提到的早产以及胎儿和母体的发病率问题，则可能是由未经确诊和治疗的自身免疫性病症所致，而这些病症在孕期问题加重。Norbert Gleicher 医师及其同事在 1998 年曾说过："自身免疫功能异常根据其程度和种类的不同，可导致生育过程各个阶段的问题。"

　　并不是说诊断出了抗磷脂综合征，就意味着试管婴儿着床失败和复发性流产问题可以迎刃而解了。许多抗磷脂抗体阳性女患者还存在 NK 细胞活性过高的问题，而 NK 细胞问题只能通过全面检测发现。这样的患者所需要的治疗方案中还包括皮质类固醇、静脉注射免疫球蛋白（IVIg）和（或）淋巴细胞免疫疗法（LIT）和（或）抗 TNF-α 药物。生殖免疫治疗时，治疗不充分就会造成治疗结果不够理想。举例来说，Beer 医师的患者中，有 37 例拒绝使用最优治疗方案而只愿使用抗凝治疗和阿司匹林，结果她们的持续妊娠率仅为 54％（20/37）。而病情相似的 32 例患者在使用 LIT 和 IVIg 治疗后，持续妊娠率达到了 75％（24/32）。

　　所以现在的问题已经不是"类固醇是否有疗效"了，而是：哪类患者最应使用类固醇治疗？哪些类固醇最安全且最有效？选择治疗方案时，应该使用什么剂量的类固醇以及应将类固醇与哪些其他药物配伍使用？

下列文章可以证明类固醇疗法在治疗免疫性生殖障碍时的疗效。

Triplett, D. A. and Harris, E. N. : *American Journal of Reproductive Immunology*, Nov-Dec; 1989, 21(3-4) : 123-131

　　作者总结其研究成果："……初步数据显示，泼尼松联合阿司匹林显著改善了患者活产率。"

Geva, E. et al. : *American Journal of Reproductive Immunology*, Jan; 2000, 43(1) : 36-40

　　52 例自身抗体（包括抗心磷脂抗体、抗核抗体、类风湿因子以及狼疮抗凝物）阳性的试管婴儿反复失败患者在促排卵前每天使用 10mg 泼尼松以及 100mg 阿司匹林进行治疗。治疗后每周期临床妊娠率为 32.7％。早产、妊娠期糖尿病和妊娠高血压等妊娠并发症发病率未见增加。

Hasegawa, I. et al. : *Fertility & Sterility*, Dec; 1998, 70(6) : 1044-1048

　　1996 年 1 月至 1997 年 12 月期间，经泼尼松龙联合低剂量阿司匹林治疗后的抗核抗体阳性（合并或不合并抗磷脂抗体阳性）试管婴儿患者，每周期成功率"显著提高。"

　　"凭经验使用阿司匹林治疗复发性流产毫无益处……阿司匹林对女性不孕症的作用尚存争议，研究得出的结论也不统一。"

《RCOG 意见书》2003 年

下面是 Regan 教授参与的一项研究。

Regan,L. et al. : *Human Reproduction* , Vol. 15 , No. 10 , 2000 (10) : 2220-2223

研究组一为 367 例不明原因反复流产患者，对照组一为 438 例相似病情的患者；研究组二为 189 例不明原因孕晚期流产患者，对照组二为 61 例相似病情的患者。使用阿司匹林治疗的两个研究组患者活产率为 68.4%；未服用阿司匹林的两个对照组为 49.2%。

说明： 从该试验可以看出，低剂量阿司匹林就已经十分有效。并且这还只是在患者可能存在各种自身免疫问题的前提下得出的数据。临床用药时，为了达到最佳治疗效果，阿司匹林往往只是若干免疫治疗环节中的其中一环。而在试管婴儿中，哪怕是这一相对次要的药物，也显示出了良好效果。如下列随机、双盲安慰剂对照试验所证。

Rubinstein,M et al. : *Fertility & Sterility* , May ; 1999 , 71 (5) : 825-829

研究组包括 149 例每日服用 100mg 阿司匹林的试管婴儿促排卵患者；对照组为 149 例同样接受促排卵但未服用阿司匹林的患者。结果表明，研究组收集到的卵泡数和卵子数几乎是对照组的 2 倍。两组受孕率分别为 45% 和 28%，胚胎着床率分别为 17.8% 和 9.2%。

> "两项前瞻性研究……表明，阿司匹林联合肝素可显著提高抗磷脂综合征患者的活产率。"
>
> "一项前瞻性队列研究显示，阿司匹林和肝素对抗磷脂抗体阳性的试管婴儿患者没有帮助。"
>
> 《RCOG 意见书》2003 年

说明： 抗磷脂抗体（APAs）可造成胎盘血管血栓形成，影响胚胎着床。因此可以认为，用于降低流产风险的治疗方式同样可以提高 APAs 阳性患者的试管婴儿成功率。最新的研究已经证实肝素还可调控滋养层细胞的凋亡并促进囊胚与子宫内膜的附着。然而，APAs 阳性患者往往需要额外治疗，因为其中至少 50% 同时合并 NK 细胞偏高等其他免疫问题。

下列研究均得出肝素和低剂量阿司匹林可增加受孕率和持续妊娠成功率的结论。

Fiedler, K. and Wurfel, W. : *European Journal of Medical Research*, Apr; 2004, 9 (4):207-214

"……肝素不仅降低了流产率，还降低了胎儿发育迟缓、早产和先兆子痫的风险。肝素也不仅限于抗凝治疗，它可直接或间接参与囊胚与子宫内膜上皮细胞的附着与随后的侵入过程。"

Bose, P. et al. : *American Journal of Obstetrics & Gynecology*, Jan; 2005, 192 (1):23-30

这项关于试管婴儿的研究中，作者认为肝素和阿司匹林或可调节滋养层细胞凋亡。"……这也是肝素与阿司匹林在临床中治疗复发性流产的作用机制之一"。

Sher, G. et al. : *American Journal of Reproductive Immunology*, Aug; 1998, 40 (2):74-82

治疗组为 687 例 40 岁以下、在过去 12 个月内经历过至多 3 次试管婴儿/胚胎移植失败的抗磷脂抗体阳性患者。经肝素和阿司匹林治疗后的活产率为 46％，未治疗组为 17％。

Lesley Regan 教授接受澳大利亚国家广播电台 Norman Swan 的采访时谈到

"我们对一些抗磷脂抗体综合征患者进行了随访，除了关爱护理之外，我们没有对她们进行任何治疗。这组患者的整体流产率为 90％，也就是 10％ 的活产率。接下来的试验中，我们将这些患者分为单一阿司匹林治疗组、阿司匹林联合肝素治疗组和无治疗组。结果显示，单一阿司匹林治疗组的活产率远高于无治疗组，达到了 40％。也可以说，我们将流产率降到了 60％。而阿司匹林联合肝素治疗组则再次将活产率提升了一个大台阶，从单一阿司匹林治疗组的 40％ 升到了 71％。"

> "本文截稿前，还没有任何有关抗肿瘤坏死因子药物治疗（合并或不合并反复流产史的）试管婴儿患者的同行评审信息。"
>
> 《RCOG 意见书》2003 年

说明：Beer 医师观察了抗 TNF-α 药物治疗逾 400 例试管婴儿患者的疗效，并跟踪了超过 250 个试管婴儿周期。截至 2005 年 12 月，这些患者中"免疫问题最顽固"的 233 例（平均年龄 37 岁，经历过平均 4 次左右试管婴儿失败）通过抗 TNF-α 治疗取得了 53％（123/233）的试管婴儿成功率。

2006 年 Beer 医师在美国加利福尼亚州圣若泽的一次演讲中谈到了这样一组数据：使用静脉注射免疫球蛋白（IVIg）抑制 NK 细胞活性效果不佳且没有接受抗

TNF-α 药物治疗的难治患者活产率为 55％（6/11）；前提相同但接受抗 TNF-α 药物治疗的患者则为 100％（8/8）。另外，子宫内膜异位症患者的活产率分别为 45％（9/20，未接受抗 TNF-α 药物治疗）和 73％（16/22，接受抗 TNF-α 药物治疗）。

子宫内膜 CD57 细胞水平偏高患者的妊娠成功率分别为 58％（7/12，未接受抗 TNF-α 药物治疗）和 76％（13/17，接受抗 TNF-α 药物治疗）。淋巴细胞免疫治疗（LIT）和静脉注射免疫球蛋白治疗（IVIg）失败患者的妊娠成功率分别为 41％（9/22，未接受抗 TNF-α 药物治疗）和 63％（19/30，接受抗 TNF-α 药物治疗）。通过数据可以发现，抗 TNF-α 药物治疗对特定患者群效果更佳，如子宫内膜异位症、NK 细胞活性免疫抑制效果不佳和子宫 CD57 细胞阳性的患者。

抗 TNF-α 药物治疗生殖障碍的研究成果尚未发表也许确有其事，但这并不意味着应该喊停这种治疗方法。美国国家技术评定办公室曾与某知名大学咨询委员会合作对时下的医疗手段做出过评估，该报告认为："目前各医疗机构所使用的临床治疗检测方法中，仅有 10％～20％经对照试验认定为有效。"截至目前，这份报告的观点仍然可以反映现实。

> "……全面检查后原因依然不明确的流产患者……只需要通过心理辅助治疗和关爱护理，再次怀孕成功并产下健康孩子的概率仍有 75％。"
>
> *Lesley Regan 教授*

（这一真实性未知的数据已从 Regan 教授所负责的复发性流产门诊网站上删除。）

许多生殖免疫治疗的反对者给出的理由都是"关爱护理"可以取得与科学方法治疗相似的结果。某些研究也得出了这一结论，但说服力欠佳。

其中的一项研究为期 9 年，选取了 61 例 3 次或多次流产后怀孕的患者，将其分为研究组 37 例——接受心理辅导和每周例行孕期检查；对照组 24 例——未接受任何治疗。对照组有 8 例成功产子；研究组有 29 例成功产子，也就相当于平均每年只有 3 次生产。该结果没有统计学意义。

另有一些研究也得出了类似的结论，这些研究中所使用的心理辅助法通常是在流产危险期之后才为患者使用的。另外，这些"关爱护理"试验的对象许多是由患者选择是否参与，或是由研究者预先筛选过的，譬如 Regan 在 1997 年的一次试验以及 Liddell 在 1991 年的一次试验。（并且这些试验对象与 Beer 医师的患者自身免疫问题的出现频率也没有可比性。）

Regan 教授的这项试验称，所研究的 119 例存在 3～13 次流产史的女性，在"未经任何预防流产干预措施"的情况下，有近 70％达到足月妊娠。对象选取时，研究人员将抗磷脂抗体阳性、多囊卵巢综合征和黄体生成素失调的患者剔除。并承认："研究对象的组成群体为……没有身体病症的女性。"

Beer 医师的流产患者中，抗磷脂抗体阳性合并 NK 细胞和（或）细胞因子问题的比例很高（约占 50％），且多囊卵巢综合征患者也常存在免疫问题。也就是说，Regan 教授和她的同事所排除掉的研究对象或许正是那些需要免疫治疗的患者。3 年后的一份研究数据显示，教授所在的圣玛丽医院中 254 例研究对象的活产率为 58.5％。同年的另一项研究数据也显示，该医院 81 例原因不明复发性流产患者的活产率为 58％。那么，如果她们之前的研究证明了关爱护理的效果如此之好，那些糟糕的数据又是怎么回事呢？

"关爱护理"是无法量化的，也做不到标准化。更糟糕的是，给复发性流产患者传递这一概念可能会引起患者的担忧。患者可能会反过来想，是伴侣或医师给我的关爱不够才导致我流产的吗？进而造成不必要的烦恼。这也就是该理论可能造成的负面作用。

临床试验经验丰富的 Clark 教授看出了"关爱护理"的另一个本质问题。他说："任何医疗机构都理应以关怀的态度对待患者，所谓的'关爱护理'应算是基本行医准则，而不是什么'奢侈品'。因此，那些双盲安慰剂对照试验中，没有给予对照组患者应有关爱的行为是不道德的，而且几乎无法操作。"

"如果通过'关爱护理'就能解决问题，为什么对照试验结果会显示静脉注射免疫球蛋白（IVIg）对自身免疫性复发性流产和试管婴儿失败患者是有效的呢？这一结论难道不是和'关爱护理'的效果等于（或大于）免疫疗法的结论相矛盾吗？FDA 叫停淋巴细胞免疫疗法后，美国芝加哥的一组复发性自然流产患者开始接受'关爱护理'并对其随访。结果发现，这组患者的试管婴儿成功率显著下降。"

减轻精神压力无疑会使自身免疫性疾病患者受益，但不应作为治疗生殖障碍（或任何疾病）的唯一方法。

Clark 教授补充道："静脉注射免疫球蛋白（IVIg）用于癌症或心血管疾病的治疗成功率远低于其用于流产的成功率，却不见有人主张这些患者放弃 IVIg 而仅使用心理关怀治疗。生殖障碍患者在决定治疗方案时，应当以理性的态度考虑问题，而不是脑袋一热就轻信了某些唬人的方案。"

在为本书搜集素材时，我曾咨询过多位医师，问其未来是否有可能修正自己曾提出过的观点。我们也多次向 Regan 教授问过同样的问题。与其他医师不同的是，Regan 教授从未给过我任何回应。

"有些新鲜事，开始的时候人们不信；相信之后人们说不重要；变得重要的时候人们又说，这有什么新鲜的。"

19 世纪哲学家 *William James*

16

腹背受敌

Norbert Gleicher 医师在其 2002 年发表的文章《王位之战：生殖免疫学的内斗》中谈到，刚入行的生殖免疫医师往往喜欢各自为战，而经验丰富的生殖免疫学家则喜欢在发表临床理论前综合来自各方的数据。他还注意到，生殖免疫学科发展多年后，世界各地的生殖免疫学家已经"分割成多个相互敌对的阵营，各个派系间争论不断，互斥对方为'不科学''行业里的老鼠屎'，最近的矛头甚至指向了对方的行医准则"。

无论是对于医学大环境、生殖免疫学本身还是无辜的患者，这种内斗都不是件好事。Geoffrey Sher 医师认为，目前生殖免疫领域这种互掐现象反映了整个生殖障碍治疗领域的一种双重标准，对此他谈到："如果目前生殖免疫门诊的临床用药及治疗方法经历过安慰剂对照的前瞻性随机临床试验，并确认有效及可作为常规治疗手段，那么今天的这些争论说不定就不存在了。然而反观试管婴儿行业。要是他们也以同样的'金标准'进行执业的话，整个行业都会面临没有治疗方案可用的窘境。"

"在试管婴儿（IVF）领域，促性腺激素治疗效果优于克罗米酚的随机对照试验谁见到过？（但几乎无人否认促性腺激素更适用于 IVF 环境。）辅助孵育着床（IVF中广泛使用）试验、核/胞质转移试验、胞质内精子注射（ICSI）与其他辅助受精对比试验、囊胚期胚胎移植与第 3 天胚胎移植对比试验，甚至是体外人工受精与宫内人工授精孰优孰劣的对比试验又有谁见过？尽管同样没有试验数据支撑，但 IVF 领域的这些治疗技术却不像生殖免疫领域那样存在如此多的争论。"（前文曾说过，美国国家技术评定办公室认为，目前各医疗机构所使用的临床治疗检测方法中，仅有 10%～20% 经对照试验认定为有效。）

Sher 医师补充："我并不是说我们就不需要满足金标准了，而是希望人们了解随机对照试验本身就不完美这个事实，尤其是当试验涉及诸多可变因素时（比如复发性流产和试管婴儿试验）。我们不应该仅仅因为文献结论不一致就否认这些没有基于随机对照试验的治疗方法。我们更应该关注为何这些复发性流产试验得出的成功率结论相差如此之大。"

"因此，单独批评免疫手段治疗复发性流产和试管婴儿失败这一个领域多少有些伪善。已经有那么多存在免疫问题的反复流产患者通过医生精心安排的免疫治疗方案得到了健康的宝宝。我相信这些患者也会反对 RCOG 文章中的观点的。”

Clark 教授曾讲过一段富于哲理的话：“生殖免疫领域医师所使用的治疗方法并非基于理论，而是基于实际效果。有个小故事，讲的是一个工程师参观工厂时，看到了一台生产速度飞快的精妙机器。于是工程师回去给老板说：'那台机器实际看着很好用，但不知道理论上行不行得通。'”

“为什么监管部门没有取缔试管婴儿？没有喊停美国国家卫生研究院资助的试管婴儿试验？试管婴儿似乎只需要一个成功案例就足以证明方案可行。但轮到免疫治疗时，却没有使用同样的标准。这或许是因为试管婴儿所使用的流程相对直接，更容易理解。而免疫治疗所使用的理论相对更加晦涩难懂，以至于连一些免疫学专家都无法完全理解。”

“生殖免疫领域的阻力或许是那些秉持着'数据会骗人，骗子列数据'的座右铭却又无法解释试验结果的统计人员造成的。因此，要求生殖免疫学家必须同时把握对象选取原则以及具备数据统计能力，由自己总结试验数据。我们当然需要更翔实、质量更佳的数据，但乌托邦式的完美只存在于亚里士多德所描述的天堂中，现实世界总是充满了变数与不确定性。因此，难免出现由于能力所限造成已有数据无法得出结论的情况，这对患者无疑也是一种损失。”

相比之下，职业生涯始终伴随着反对与怀疑的 Beer 医师就显得自信得多。面对专业方面的质疑与发难，他这样回应：“患者理应要求医生拿出论文和数据作为他们的诊断和治疗的依据。受孕失败也好，胎死腹中也罢，妊娠环节的任何一步出了问题，都说明患者的身体存在问题，需要治疗。而这些问题都是通过检测结果看出来的，并非我自己编造的。我认为某些生殖内分泌医生最好多读一读我的论文，而且在读懂之前最好先不要发表评论。”

Beer 医师用了这段直击要害的话作为结束：“生殖内分泌门诊仗着自己有官方认可，就能独揽试管婴儿患者的保险金。但如果患者有更好的选择，说不定情况就会不同。整个美国的生殖内分泌医生都希望看到生殖免疫学的名声变臭。原因很简单——我们抢了他们的生意。”

淋巴细胞免疫疗法（LIT）的叫停
正义的“流产”？

英国免疫学家 Peter Medawar（1965 年获封爵位）最先发现母体可对自己的胎儿发生免疫反应。他当时发现一位 25 岁的母亲在产下死胎后，接受了来自同血型丈夫的输血，之后发生了严重的输血反应。Medawar 医师由此想到，会不会是这位母亲的胎儿引发了她类似的强烈免疫反应呢？后来医师发现她的血液中缺少 Rh 因子

(Rh 阴性)，而她的丈夫是 Rh 阳性，因此他们的孩子为 Rh 阳性的概率也很大。后来事实印证了 Medawar 医师的推测——的确是强抗体反应导致了胎儿的死亡。

Medawar 医师于 1953 年首次提出免疫问题可能导致生殖障碍的观点。他认为胎儿更像是外来物，与移植的器官类似。这一观点为生殖免疫学的研究开辟了广阔的可能性。Medawar 医师的学生 Rupert Billingham 就是其中一员。后者证实了免疫细胞因子可通过胎盘在母婴之间双向活动，以及健康孕妇可以合理抑制免疫系统对胎儿这一"外来细胞群"的免疫反应。这一理论为之后的生殖免疫学奠定了基础。（Medawar 医师于 1960 年获得诺贝尔医学和生物学奖，以表彰他在研究器官移植过程中机体免疫耐受与细胞性免疫方面取得的成就。为了感谢与认可 Billingham 医师所给予的帮助，他与这位曾经的学生分享了奖金。）

但没有解决的问题依然存在。比如为什么会流产？又如何预防呢？直到 20 世纪 70 年代早期，Billingham 医师和 Beer 医师以西南大学医学院（位于美国达拉斯的）教师的身份给出了这些难题的答案。事实上，他们用了 10 年时间共同解开了妊娠过程免疫耐受的奥秘，并发表过超过 20 篇相关文章。

他们发现，当男方和女方的组织类型差异较大时，他们的生殖成功率更高。Beer 医师说："动物实验时，我们使用同家族的雄性和雌性进行近亲繁殖。之后雌性会繁殖出发育不全的后代，自身也会很快发展为不孕。基于这个现象，我认为妊娠中应该存在可导致排异的相容性问题，但又和肾或心脏移植时发生的排异类型不同。"

还是通过这个动物实验，他们证明了雌性可通过雄性伴侣的淋巴细胞来刺激抗体的产生，以阻止自身免疫系统攻击肚中的胎儿。这一发现于 1973 年发表于《科学》杂志，标志着淋巴细胞免疫疗法的诞生。

1979 年，Beer 医师开始将该理论应用于人体，受试对象为 3 例流产 5～7 次的患者及她们的配偶。试验结果表明，这 3 例患者均存在基因相容性问题，并且配偶淋巴细胞免疫疗法对她们全部有效。同年，3 例患者全部成功产子（当年的这 3 个孩子如今已经 30 多岁）。

其中经历过 7 次流产的这名患者是 Beer 医师使用淋巴细胞免疫治疗（LIT）治疗成功的第 1 例人体对象，也是试验中第 1 个成功产子的患者。她回忆道："因为反复流产，我和丈夫当时心情极度低落，身体也疲惫不堪。之前的每次流产都不知道是什么原因，就知道还有没完没了的各种检测要做，不知何时是尽头。我不是不孕，只是每次都达不到足月妊娠。40 岁那年，我和丈夫商量，一致决定最后再试 1 次，不行就算了。那时起，我开始上网收集所有能找到的与复发性流产有关的信息，就是在那个时候，发现了让我们可以结束这一趟漫长求子之旅的 Beer 医师。冥冥之中我似乎知道他能帮我们家添 1 个宝宝。"

"我清楚地记得第 1 次见到 Beer 医师的情景。我当时坐在一位温雅的仁医身边,向他陈述病情。说着说着情绪开始有些激动,但强压着不让自己哭出来,尽量表现出已经做好心理准备应付接下来的治疗检测。Beer 医师所给予我的鼓励、所展示出的渊博知识与专业能力以及对我的信任和理解都是当时我所迫切需要的。"

"经过了一系列免疫接种治疗后不久,我就怀孕了。之后的 9 个月里,我随时打电话都能找到 Beer 医师。孩子出生后,我第 1 个打电话报喜的也是 Beer 医师。我们的孩子名叫 Michael,是 1 个 6 磅 8 盎司(译者注:约 2.95kg)的健康宝宝,也是世界上第一位'Beer 宝宝'。"

约在同一时间,位于英国伦敦的 W. Page Faulk 医师为 4 对 HLA 分型相近的复发性流产患者使用了第 3 方男性白细胞免疫疗法后,全部患者成功产子。该成功案例后来在《柳叶刀》杂志中发表。虽然这些样本量较小的非对照试验已经足够具有说服力,但大样本量的双盲随机对照研究自然也不可或缺。

同在英国伦敦圣玛丽医院医学院的教授 James Mowbray 于 1982 年开展了一项由 209 例经历过 3 次或更多次流产的患者与其伴侣参与的试验。后有 104 例因不满足治疗标准(已有封闭抗体、Rh 阴性等流产原因明确的患者)被排除在外。

最终参与试验的 105 例患者中,有 49 例怀孕。随后研究人员为其中的 22 例进行伴侣淋巴细胞免疫接种治疗,并为其余 27 例注射安慰剂(患者自己的白细胞)。结果显示,治疗组活产率为 78%,未治疗组为 37%。研究人员称:"通过免疫接种伴侣的纯化淋巴细胞可有效提高治疗后的妊娠活产率。"此后的诸多试验也一再巩固了这一结论。甚至在部分试验中,淋巴细胞免疫疗法的治疗成功率接近 100%。

这一开创性治疗方案带来的显著效果随后吸引了大量媒体的关注。Beer 医师曾应邀接受了各类电台和电视台的访谈。1996 年的《人物》杂志刊登了一篇名为《注入希望》的文章,讲述的就是多次试管婴儿失败和复发性流产患者在用尽了所有传统治疗方式全部无效后,经 Beer 医师的这一革命性疗法(淋巴细胞免疫疗法)治疗成功,顺利产子的故事。

即使在今天,我们依然可以看到这一非凡的治疗方法出现在媒体的头条位置。2005 年,英国的一份全国发行的报纸报道了 Nottingham 某生殖门诊的 33 岁的医师在数次流产后,通过注射伴侣的白细胞成功诞下一名女婴的故事。可悲的是,尽管淋巴细胞免疫疗法(LIT)在美国也取得了同样好的疗效,却再也不能看到这样的报道出现了。因为你现在可以在南美洲、澳大利亚、菲律宾、日本(约 70% 的日本大学附属医院使用该疗法)、中东和欧洲等世界各地接受 LIT 治疗,但在美国本土却是全面禁止的。

美国食品药品监督管理局(FDA)于 2002 年暂停了淋巴细胞免疫疗法,同时将曾经获批的随机多中心临床试验标记为待定状态。这一决定的做出很大程度上是因为美国芝加哥大学医院的 Carole Ober 医师在 1992 年开展的一项为期 5 年的

（被认为存在争议的）复发性流产研究。

这项研究得出的结论是：通过来自父亲的淋巴细胞治疗流产，其导致流产的作用反而大于防止流产的作用。Ober 医师在公开发表这项试验结果后宣称："我们本打算通过这项研究确定这一免疫疗法是否可以有效预防复发性流产，但实际是无效的，这个结果出乎我们的意料。"这项研究结果显示，179 例试验对象中 73％在 1 年内怀孕，其中 45％流产。经免疫治疗的患者，活产率仅为 36％，对照组为 48％。考虑到淋巴细胞免疫疗法一直以来有记载的成功率，这项试验的糟糕结果似乎让人难以置信。但仔细看过这项试验的开展方式后，我们就能看出端倪。

若要研究一项治疗方法并得出有意义的结论，研究者首先应该理解这项疗法的适用原则。淋巴细胞免疫疗法（LIT）在确定是否应该给药和给药剂量前，都有明确的指导标准。比如说，决定使用 LIT 治疗前，务必要检测患者的淋巴抗体水平，以确定患者是否适用该疗法，以及预测疗效的好坏。LIT 本身就只适用于部分患者，尤其是尚未产下过活产儿的患者。对于曾经生产过的复发性流产患者，更适合她们的或许是静脉注射免疫球蛋白（IVIg）等其他治疗方式。

而此项研究中。大多数参与者都至少有过 1 次生产经历。Beer 医师认为："这种生产后的复发性流产患者属于第 5 类免疫问题。如果是我，就不会在这项试验中使用这些对象。"然而，不适宜这项研究的对象其实还不止这些。

为该研究进行实验室检测的工作人员曾透露，为了增加样本数量，受试对象的选取标准曾被放宽，使得抗核抗体和抗心磷脂抗体阳性患者也参与了试验。美国生殖免疫学伦理委员会 1991 年就通过研究指出，淋巴细胞免疫疗法（LIT）无法提高某些自身抗体阳性患者的妊娠成功率。这些参与研究的抗核抗体和抗心磷脂抗体阳性患者需要皮质类固醇和肝素等额外治疗才能改善妊娠结局。

Beer 医师指出了这种患者选取标准的弊端："淋巴细胞免疫疗法（LIT）不是万能疗法，无法解决所有免疫因素引起的复发性流产。第 1 类免疫问题患者如果同时合并其他 4 类免疫问题，则单独使用 LIT 治疗的成功率只有 LIT 联合阿司匹林、肝素、皮质类固醇、静脉注射免疫球蛋白（IVIg）及抗肿瘤坏死因子药物治疗的 60％。只有在所有免疫问题都得到治疗时，患者才能达到 80％以上的妊娠成功率。而如果仅使用 LIT 治疗，但忽略其他自身免疫问题的话，流产率仍然无法得到控制。"

此外，在这项研究中，接受 LIT 治疗后产生封闭抗体的试验对象仅占 26％，这不禁让人对其血清的制备和给药的方式存疑。据称试验对象的首次给药剂量远低于有效剂量，因此妊娠成功率根本不可能得到提升。更糟糕的是，试验中常使用了隔夜存放的血样制备淋巴细胞，而血样新鲜度不足也可导致治疗无效。

预防流产的机制中，有一种称为 CD200 的父系抗原分子，起着通知免疫系统对妊娠组织"放行"的作用，隔夜存放的血液会丧失这种分子。加之试验用的血浆又是室温存放，因此从中制取的淋巴细胞本身就丧失了预防流产的作用。这种条件下得出的试验结果可想而知,结果之差,导致该试验于 1997 年被喊停,芝加哥大学要求研究人员停止继续对任何患者使用这种免疫治疗。包括那些真正需要治疗的患者,也因此无法得到后续的跟进治疗。

尽管该试验由国家财政资助,试验数据应该公开透明,但 Carole Ober 医师至今拒绝透露试验的具体数据与信息。1999 年,Clark 教授曾以美国生殖免疫协会伦理委员会数据库需要原始数据为由,向 Ober 医师提出申请,但 Ober 医师以"保密问题"为理由拒绝了前者,并表示打算自行整理结果并在《生殖免疫期刊》中公开发表。Clark 教授随后再次申请,并强调可以做到绝对保密以及不会干扰其独立公开发表文章。但 Ober 医师却始终不肯公开原始数据。

最后,美国国家卫生研究院(NIH)在要求信息公开的呼声中将试验数据公之于众。我们发现这项由 Ober 医师牵头、中途被叫停的试验耗费了纳税人 220 万美元,且原始试验数据始终没有公开。

1999 年 7 月,这一漏洞百出的研究终见天日,被冠以《单核细胞免疫疗法与复发性流产预防:一项随机试验》的标题在《柳叶刀》杂志中公开发表。文章坚称使用淋巴细胞免疫疗法(LIT)的患者比不使用的患者流产概率更高。为了获得美国国家卫生研究院(NIH)的批准,该项目将 Beer 医师也列为联合首席研究员。但令人难以置信的是,Beer 医师在这篇文章发表后才知道这项研究的存在。看过试验数据后,Beer 医师深感无奈,他回忆说:"免疫治疗后的结果惨不忍睹。对治疗敏感的患者不到 30%,其中只有 2 例达到了怀孕所需的治疗效果。"

1999 年 8 月,Beer 医师曾向 Clark 教授表达自己的不满:"这项研究中有大量患者存在自身免疫问题,包括第 5 类免疫问题。但研究全然不顾这些问题,单谈淋巴细胞注射。我们必须尽全力将这种无良行为曝光。"Beer 医师随后向《柳叶刀》杂志发函并提出了这些问题,同时也告诉对方自己并未受邀参与试验数据的分析与总结过程。信中还提到:试验中所使用的免疫治疗方案未达到治疗标准,且染色体核型异常导致的流产也被统计在结果内,这些因素都更进一步影响了最终妊娠成功率。(LIT 无法治疗妊娠中的染色体异常问题。)

Clark 教授、Coulam 医师等也曾公开发表分析文章指出试验中所犯的错误。Mowbray 教授(现任伦敦帝国学院医学院免疫病理学教授)也质疑过试验的有效性,他认为制备用血隔夜存放可能是问题的所在。他强调说:"淋巴细胞免疫疗法(LIT)确实是有效的。我亲自见证过 5000 例复发性流产患者使用 LIT 治疗后取得极高妊娠成功率和极低婴儿先天畸形率。"(Rupert Billingham 并没有参与这场争论;他于 1986 年退休,并于该试验文章公开发表不久后去世。)

Cochrane 综述在 2003 年刊登了由 Ober 医师的同事 Jim Scott 医生(同为 Ober 试验的参与者)撰写的文章,借着 Cochrane 综述颇高的影响力,该文章的发表让反对 Ober 试验的声音显得有些无力。这篇"官方软文"选取了一系列小样本量且质量参差不齐的研究,且都具备两大共同点:①错误的试验方法;②攻击淋巴细胞免疫疗法(LIT),如治疗时给药剂量不足或未说明淋巴细胞浓度。Clark 教授认为:"即使这篇文章不是发表在 Cochrane 综述上,而是影响力更大的地方,比如教科书上,我也不会改变对它的质疑。"

美国食品药品监督管理局(FDA)之所以在 2002 年决定暂停淋巴细胞免疫疗法的使用,部分原因是来自一位《大西洋月刊》的记者给 FDA 施加的政治压力。据 FDA 的一位官员陈述,这位记者不断打电话要求 FDA 根据 Ober 试验的结论对淋巴细胞免疫疗法采取行动。这位记者名叫 Jon Cohen,是 2005 年出版的《十月怀胎:揭秘流产的真相(Coming to Term:Uncovering the Truth About Miscarriage)》的作者。

在他的书中,Cohen 对免疫治疗的有效性提出了质疑。他认为,由于胎儿可能存在基因缺陷,因此许多流产是不能或不应被治疗的。为了使自己的观点更有分量,Cohen 引用了一位名叫 Joseph Hill 三世的妇产科医师的观点,Hill 医师也是 1997 年发表的文章《免疫治疗复发性流产:"当上"母亲还是受骗"上当"?》的作者。Regan 教授曾在她所写的关于流产的书中公开称赞过这篇文章。

在开设自己的私人门诊前,Hill 医师可以算是演讲市场中对淋巴细胞免疫疗法(LIT)抨击最猛烈的人。国际知名的持证内科/免疫科医师 William Matzner 曾听过 Hill 医师的讲座,他回忆道:"Hill 医师的演讲风格不像是医学人士,更像是传教士。他不太喜欢用数据说话,因为他本身也拿不出多少数据来。但 LIT 背后的数据已经非常翔实,他却避而不谈。封闭抗体的概念对器官移植免疫科医师和风湿病科医师而言早已是常识。因此,通过伴侣白细胞刺激母体免疫反应预防流产的做法完全可行。"

Hill 医师认为"Ober 试验"是"证明淋巴细胞免疫疗法无效的最佳试验",而 Cohen 在游说 FDA 叫停 LIT 时也用到了这个理由,促使 FDA 承认"淋巴细胞免疫疗法应在获得许可的前提下使用,但未见其申请也未获许可。"终于,在 2002 年 1 月的一天,FDA 发函要求 Beer 医师等申请对这一"新试验药物"的测试,并要求在使用 LIT 前需获得特殊许可。

只有量产的全血及其副产品才应算作药物,才应申请生产许可,尤其是用于出口时。而淋巴细胞免疫疗法所采集的血样都是一对一使用,因此不应算作药物。通过先进的筛查手段,血样可轻易满足各种严格的安全标准(与大多数血库使用的标准相同),血清的制备过程也同样会遵循严格的规定。

尽管如此,淋巴细胞免疫疗法(LIT)在美国依然被叫停。停摆 1 年后,芝加哥医学院芬奇生命科学院(后改名为罗瑟琳富兰克林医学科学院)所治疗患者的持续妊娠成功率从 84% 大幅降至 64%。

批准某项临床疗法前,FDA 通常要求提供两项结果肯定的随机对照试验作为依据。为了恢复淋巴细胞免疫疗法（LIT）的使用，Beer 医师和他的同事，也是曾经的学生 Joanne Kwak 医师共同成立了免疫治疗与研究小组，并联合 Clark 教授等共同争取重审并复用 LIT，计划将 2432 例患者纳入本次研究。他们对结果颇有信心，这一点从他们的宣言就可以看出："经 FDA 批准、样本丰富、设计合理的对照试验才是最科学和合乎逻辑的反驳方式。让试验结果自己说话，让试验结果来捍卫这一重要的治疗方案。"

遗憾的是，他们的希望随着 2002 年底芝加哥医学院新校长的上任而迅速破灭。尽管 FDA 非常希望看到更多关于淋巴细胞免疫疗法（LIT）的试验，但这位新校长却无意为之。就这样，免疫治疗与研究小组为 LIT 试验申请新试验药物许可证的工作就这样抱憾结束。Clark 教授说："最初我们计划进行两项三阶段随机对照试验：一项针对反复自然流产，另一项针对试管婴儿失败。FDA 也曾要求我们组织开展一项二阶段的剂量反应研究，可惜做不了了。"

就在离许可证一步之遥的时候，自己所在的学校却撤回了申请。这对 Beer 医师的打击很大，他回忆道："当时我们的申请就在 FDA 手上，并且已经要求我们开展二阶段研究了，事情已经进展到这一步的时候，突然所有努力都泡汤了。你应该能想象得到我当时有多么失望。"

Beer 医师在校的 16 年间，共经历过四任院长和四任校长。但这次在淋巴细胞免疫疗法（LIT）复用工作中遭受的挫折使他决定离开校园，在加利福尼亚建立自己的私人医疗机构——Alan E. Beer 生殖免疫与生殖遗传中心。他的心中有一个使命，就是恢复淋巴细胞免疫疗法的名誉并夺回治疗方案的主导权，这样他就可以继续为那些有需要的患者提供最有效的治疗。

谁知他还面临着另一个困难，因为 Beer 医师发现，以私人门诊的身份申请新试验药物许可证需要用到之前在芝加哥医学院所使用的申请材料。尽管他多次向学校请求，学校始终拒绝提供。

如果没有初次的申请材料，Beer 医师的生殖中心就无法申请到新许可证号、无法开展试验、无法在美国复用淋巴细胞免疫疗法（LIT）。"只有复用 LIT，免疫介导的流产患者才有可能降低她们未出生宝宝的死亡率。"，Beer 医师如是说。

在此期间，Beer 医师在加利福尼亚与知名免疫病理学家 Edward Winger 共同开设了一间行业领先的检测实验室。在这里，他继续收集来自欧洲、亚洲和南美洲的淋巴细胞免疫疗法（LIT）患者数据。在墨西哥，经 LIT 治疗后的复发性流产患者达到了 78% 的高持续妊娠成功率。

尽管遭遇过诸多挫折，Beer 医师依然对拿到淋巴细胞免疫疗法的试验许可抱有希望。"我相信 FDA 迟早会把许可发给我们仨人（Beer 医师、David Clark 和 Edward Winger）。"他乐观地说，"问题是，会有人（患者）给我们机会证明我们是对的吗？"

17

期望……

Alan E. Beer 博士

我明白你们一路上伤痕累累、接连受挫；我明白你们一定听过也试过各种治疗方法，但始终没能拥有自己的孩子。我可以帮助你们改变命运。

我有 4 个已经长大成人的孩子，女儿漂亮、儿子帅气，都很健康阳光，各自也已经有了自己的伴侣。我绝不会允许他们被生育问题搞到焦头烂额，甚至是终身做不了父母。同样的，每当我看到那些半夜 3 点发给我的邮件，我也会替她们揪心。我知道尽管已经那么晚了，这些可怜的人们还无法入睡，还在网上寻找着答案，还在暗自自责和难过，还在憧憬与担心的情绪中徘徊……但她们都没有就此放弃。

我内心有一种使命感，我觉得我应该将自己的研究成果公之于众，用朴素的语言告诉人们面对不同情况时应采取的做法。只有先了解问题，才能解决问题，也才能找回曾经丢失的希望与勇气……勇敢的再试一次。这次，你将看到真实的治疗数据；这次，你甚至能看到患者的姓名和地址，她们也许就在你身边；这次，她们的命运因我而不同。

由于工作的关系，我有幸能够出差到全球各地和当地的患者见面。她们会招呼宝宝和家人跟我问好、带我参观她们欣欣向荣的生意、还会拉着我讲之前的遭遇，我看得出她们有了孩子后精神面貌的变化。患者还会以各种各样的方式表达她们对我的感谢。我相信这世界上能体会到一份工作带给自己如此多满足感的人并不多，但对我，这确是常态。

不断接触患者，工作在一线是唯一让我心安的工作方式。我知道自己是这行的权威，但这改变不了我的做事方式。我的确可以让同事帮我解答患者的问题，然后署上自己的名字；我也可以减少自己的工作量，留出时间做与工作无关的事。但如果我不像现在这样工作，迟早会被人发现，让人失望。本分做人、认真做事的态度已经流淌在我的血液中。接下来就告诉你为什么。

……与理由

Cherylann

从记事起，我就一直想要有自己的孩子。当我还是个小女孩的时候，我就梦想着有一天能嫁给一个好男人（童话故事里的王子，你懂的），然后生 4 个完美的孩子，住在一间完美的房子里，过着幸福快乐的完美生活。现实确是……

我的真命天子到现在都没有出现（我每年生日许的愿都是快点遇到他啊！）。所以 42 岁那年我决定，靠自己。当时我觉得自己时间还多。因为我是个护士，所以大家都觉得我应该知道 35 岁后女性的生育能力就会迅速下降，但其实我完全不知道。我看电视上那些名人一个个都是大龄产子，就想当然的以为自己也没问题，以为最多几个月我就能怀上孩子，然后过上"还算完美的生活"。

好吧，那之后我遇到的医师都不怎么样。其中一个甚至给我说，她认识的一个生殖内分泌医师说想把诊室的门缩小一点，用这种方法挡住那些想做试管婴儿的"超级大肥婆"，这是真事！而且，我是在刚刚走进宫腔内人工授精（IUI）室的大门的时候听到这句话的！对了，我刚才有没有说，我就是他们说的"超级大肥婆"？

接着是月复一月的失败，医师则把失败原因归结为我是"病态肥胖"（听起来很厉害的术语，对吧？），也没有做任何实验室检测。我当时每个月做一次宫腔内人工授精（IUI），似乎每次都会出现一些奇怪的症状，倒不是怀孕的症状，而是过敏。每次都像上呼吸道感染了似的，甚至哮喘也发作过几次。还有惊恐发作和不安腿也出现过，挺吓人的，所以我印象特别深刻。

就这样经过了 3 年，花费了几千美元后，我也 45 岁了，却依然一无所获。我也终于说服自己放弃使用自己的卵子，把目光转向赠卵。

因为用的也是赠精，所以用赠卵的决定并不像人们想象的那么难。再加上我有心脏病、糖尿病等各种家族遗传疾病，因此只要孩子是健康的，用赠卵真的算不上什么大事吧。

找到卵子捐赠者后，我做了移植。我当时想，这次必须妥妥的能怀上了，难道 26 岁妇女赠的卵子还不行？结果真的"怀上"了！而且是我人生第一次看到自己的验孕结果呈阳性，简直把我乐坏了。然而很快就被打回现实。医师说孩子其实是流产了，而且原因还是我胖，之后还不忘加一句，说我胖得很无所谓，怪我没有事先减肥。天呐，这些没礼貌、没职业道德的医师都够我写本书了……

伤心、沮丧、痛苦、困惑、烦躁……总之各种负面情绪，你能想得出来的我都占全了。我不知道该找谁求助。想到我童年的梦想无法成真，我曾一度想到过轻生。

没有孩子的生活会是什么样的？我会孤独终老吗？去世的时候身边只有一群猫吗？

也许是出于爱尔兰人的倔强，我决定一定要争取到我想要的，决不放弃。我才不会因为那些道貌岸然的混蛋说了我一句胖就放弃我一辈子的梦想呢。每天都能看到胖人怀孕啊！如果说我的人生还有最后一件事要做，那也一定是找出我不能受孕（或持续妊娠）的原因。

事情突然有了转机。因为一直有过敏的问题，所以我想该去找 20 年前给我看过病的过敏专科医师。看过我的病史和用药史后，医师说："你问题不少啊。"我说："对啊，肺炎、支气管炎、鼻窦炎，这些一直没断过。"另外，我还告诉医师怀不上孩子的问题。之后，医师给我安排了免疫系统的全面检查，告诉我具体问题是什么。原来我患有一种称为普通变异型免疫缺陷的遗传疾病。也就是说我对多数病毒和细菌都几乎没有抵抗力，活脱脱一个行走的细菌炸弹。为了保持健康状态，我开始接受每 2 周 1 次的静脉注射免疫球蛋白（IVIg）治疗。

接受治疗期间，我在网上寻找各种有关免疫问题的资料，后来找到了雅虎论坛的生殖免疫互助群组，这里的成员都是多次流产或存在免疫问题难以受孕的患者。在纠结了很久治疗费用问题后，我决定直接飞去加利福尼亚见 Beer 医师。反正我也没什么可失去的，现在我无论做什么，可能都会离梦想更近一点。

遇到 Beer 医师后，我的命运改变了。他是我这辈子有幸遇见过的最善良和最智慧的人。他的为人和医德一下子就吸引了我。直觉告诉我，他可以帮我。在他告诉我说"对，我知道你的问题是什么，我能帮你解决"的时候，我流出了激动的泪水。

Beer 医师告诉我，由于我的免疫系统识别并杀灭病菌的能力很差，因此会采取另一种策略——将它认为是入侵物的目标全部杀灭。因此，每次移植后的胚胎都被我的免疫系统误认为癌细胞或危险病菌予以灭杀。这种免疫活动与正常人不同，我的身体中有大量的重型部队：嗜酸性粒细胞、自然杀伤（NK）细胞和 CD57 细胞。找到 Beer 医师时，部队已经侵入我的子宫并驻扎于此。还记得我说过每次做完宫腔内人工授精（IUI）后都会出现过敏症状吗？那其实是因为嗜酸性粒细胞在杀死我刚移植进去的胚胎。为了解决这个问题，除了我还在使用的静脉注射免疫球蛋白（IVIg）之外，还需要加入恩利这个药。

Beer 医师告诉我，我的体内携带一种可导致凝血问题的基因突变，叫作MTHFR，另外还有叶酸吸收不足的问题。我还查出了抗磷脂抗体，说明我需要肝素来保胎。另外我还有其他两种免疫问题，胰岛素抵抗和桥本甲状腺炎。在此之前，我全然不知自己有这么多问题，因为之前没有一个医师让我去查过这些免疫指标。

当我把这些事告诉我的生殖内分泌医师的时候，他嗤之以鼻，说 Beer 医师是个"江湖骗子"，还警告我说如果继续去看他可能会有"生命危险"。他的这些反应其实都在我的意料之中。要知道，这个生殖内分泌医师除了说风凉话之外，什么都没帮过我。而 Beer 医师不仅为我做了各种检测，还很有可能给我真正有效的治疗。

再之后，我使用冷冻胚胎又做了一次试管婴儿，中心告诉我，受孕机会是30%。移植了 3 个胚胎后，我怀孕了，而且是双胞胎！我开心极了，但还是会担心达不到足月妊娠。在我的妊娠期间，Beer 医师对我的自然杀伤细胞和细胞因子进行了严密地监测，加上我的过敏专科医师的帮助。我于 2004 年 3 月产下了两个来之不易的男婴。

这两个孩子就是我生命的全部，是我的氧气，是我每天早上起床的理由。我不再担心自己会变成只有猫猫狗狗相伴的独居老人。我现在有了两个漂亮的儿子，他们会保护我、温暖我、爱我。我第一次抱住自己宝宝的时候，我感受到了这辈子从没感受过的爱意。我一下子从只有黑与白的世界来到了五彩斑斓的彩色世界。有了这两个值得我好好生活的小生命，我对生活的态度也会不同。这么多年来，我第一次感觉到快乐。

没有 Beer 医师，我永远都不会实现这辈子的梦想。对我来说，他的工作就是给人带去奇迹。要不是他的治疗方案，哪里会有我的宝贝？因此，每当我听到有医师反对这些治疗方案，或是说 Beer 医师拿不出数据的时候，我都想告诉他们（而且我一直也是这么做的）："来，看看他俩，算数据吗？"

Elizabeth 与 James

Elizabeth:我今年 48 岁，最小的女儿 3 岁半，最大的 6 岁。我能拥有她们，离不开当初在 Zouves 生殖中心接受治疗时 Beer 医师给我使用的治疗方案。

那之前的好多年里，我和丈夫听到最多的话就是：我年龄太大了，别试了，还是去领养吧。我有输卵管瘢痕问题，因此做试管婴儿时受孕后就流产。这其中我可以确认的就有两次，不确定的可能就更多了。回想多年以前，我有好多与慢性免疫疾病有关的症状，比如月经推迟，而其实这些就是造成我胚胎着床失败的原因。

尽管试管婴儿一次次失败，加上岁数一年比一年大，我们还是一直没有放弃，从各种渠道寻找问题的答案。终于，有一天傍晚，我和丈夫无意间看到了一档节目的结尾部分，讲的是一位医师用自创疗法让跟我情况一模一样的患者成功要上孩子的故事。更幸运的是，节目里提到他每个月都会到我们家附近的一家门诊坐诊一次。现在想来，要是能早点知道他该多好。

做过一系列检查后，Beer 医师发现我的自然杀伤细胞水平偏高，需要抑制。另外封闭抗体水平偏低。医师给我开出了肝素、小剂量阿司匹林联合静脉注射免疫球蛋白（IVIg）以及皮下注射我丈夫的血液提取物（淋巴细胞免疫疗法，LIT），我对联合用药的治疗反应良好。

我怀第 1 个孩子前的试管婴儿胚胎移植阶段共移植了 4 个胚胎，我当时还担心多胎妊娠，但 Zouves 医师显然知道自己在做什么，事实证明果然只有 1 个胚胎受孕。怀第 2 个孩子时，我 44 岁，那次医师移植了 6 个胚胎，事实证明他又对了。这两次怀孕全都一帆风顺；而且这两次怀孕都是在其他医师已经基本放弃，还告诉我免疫治疗无效之后发生的。

一位是生殖免疫的权威，一位是利用生殖免疫辅助治疗试管婴儿的佼佼者。Beer 医师和 Zouves 医师强强联合，共同帮我圆了宝宝梦。现在只要有跟我经历类似的人问我试管婴儿的问题，我都会用自己的经验告诉她们：如果这两位医师都帮不了你，恐怕就没人帮得了你了，他们是这方面最好的专家。

James：很奇怪，我们之前问过好多医师，要不要查免疫指标，听到的大多是反对的声音。在试管婴儿中心听到的话也差不多。第 1 次失败后，他们说免疫治疗没用，还说 Beer 医师就是个网上卖假药的骗子。结果几年后，同样是这家试管婴儿中心，开始转而推广 Beer 医师的疗法，因为在患者不断的要求下，他们看到了效果。

现在回想起来，当初 Beer 和 Zouves 这两位医师遭到的非议可以说是无以复加。在我看来，生殖障碍治疗领域似乎有一种固步自封的风气，容不下创新者和真正敢于提出问题的思考者。不理解的新概念出现时，他们选择无视。转过身，又开始抹黑提出这些概念的人，然后抱住自己的老方法不肯松手。

要是一开始就找对医师，我们就能少花几千美元。可惜当初找错了人，走了弯路。当时一同排队治疗的病友，一定也有许多像我们一样，用传统方法治疗无效之后，最后被诊所打发回家。

还有那些说 Beer 医师是"卖假药的骗子"的医生，更是显示出了他们的无知。作为一位献身生殖免疫学的持证医师，Beer 医师的治疗方案绝非儿戏。他如今已经 60 多岁，仍然自掏腰包穿梭于世界各地，帮患者解决问题。Beer 医师的生殖免疫疗法从发明至今已经至少 20 年，事实已经证明这是一套有效的疗法。但就算这样，还有人说要见到研究论文才算数。可是 Beer 医师一个人的精力有限，加上愿意参与研究的患者本就不多。要怎么才能做到呢？可就因为这个原因，这种疗法就被说成是异想天开而被叫停。

就拿我们来说，40 多岁的年龄，前后找过好几位所谓的专家，说我们的成功率不到 3%，用的也一直是他们的方法治疗，结果呢？一次又一次的失败。换成 Beer 和 Zouves 两位医师以后，治疗后的第 1 次试孕就有了宝宝，之后又有了第 2 个。这不是因为运气，而是因为找对了人。整个过程中，我们很执着，没有轻易说不，为了能有自己的孩子做了大量的功课。像一层层剥洋葱皮一样，忍着眼泪最终找到了真相。

Mike 和 Jodi

Mike：遇见 Beer 医师前，我们用了 7 年和生殖障碍作斗争，前后见过 4 位专家。这期间我经历过几次不同时期的流产。Jodi 的第 1 次怀孕开始一切顺利，但胎儿在第 11 周停止发育。

第 1 次流产后，我们做了血检查原因，却发现 Jodi 又怀孕了。接下来的事就是一场噩梦——我们在孕 12 周做高清 B 超时发现这个孩子死亡了。经过这次之后，我们几乎快要疯了。清宫后发现我怀的是葡萄胎，为 2 个精子同时与 1 个卵子受精所产生。因为这个原因，我们在下次备孕前需要等待较长一段时间。但再次备孕时，Jodi 却再也不能受孕了。

医师告诉我们，通常要 3 次流产后才安排全面检查。约 6 个月后，我们见了另一位生殖专科医师。就在我把 Jodi 的病历转交给这位新医师的时候，我注意到了夹在里面的一张便签，上面写着"发现甲状腺疾病，请通知患者"。不敢想象，竟从没有人给我们打过这通电话，也没有人告诉过 Jodi，她的抗核抗体、抗磷脂抗体都是阳性，还存在甲状腺问题。后来我们知道，Jodi 患的是桥本病。

我妻子存在免疫系统过度活化的问题，并且在怀孕时活性更高，同时她的 NK 细胞计数也达到了非常高的水平。但我们当时的医师却对这些免疫问题不以为然，他告诉 Jodi 说不用担心检查结果，还说自己不相信生殖免疫那套理论。

我只好自己上网搜索资料。逛了几个网站和论坛后，我找到了一位名叫 Jonathan Scher 的生殖免疫医师，他是《好消息：流产可以预防（Preventing Miscarriage：The Good News）》的作者，同时也是将免疫检测和治疗运用于生殖领域的支持者。我们去见了他，得知 Jodi 需静脉注射免疫球蛋白（IVIg）和肝素治疗。当我们把这些经历告诉之前的医师后，他说："别去找 Scher，他就是个江湖医师，骗钱的！"还吓唬我们说："IVIg 是人源血制品。搞不好会染上什么病！"我反问他："那你之前给我们开的激素不也是人源血制品吗？"医师无言以对，只是嗯了一声。

看在他如此笃定我们一切正常的份儿上，我们又信了这位医师一次，在没有免疫治疗的情况下再次尝试试管婴儿。结果还是一无所获。我们已经给过他太多次机会，但始终不奏效，因此，我们决定到此为止。转诊到 Scher 医师后，我们的第一次试管婴儿就成功受孕，而且是双胞胎。我和妻子当时已经分别是 37 岁和 35 岁，为了不冒险，我们联系了 Scher 医师的合作医师 Beer 医师，请他帮我们保胎。通过之后的血检报告，Beer 医师发现了之前所有医师都没有发现的问题。

怀孕期间，Jodi 的实验室检查结果很奇怪。她的 NK 细胞水平极高，但抗核抗体（ANAs）水平却完全正常。Beer 医师说我们需要淋巴细胞免疫疗法（LIT）和静脉注射免疫球蛋白（IVIg），为了做 LIT，我们还需要去墨西哥的诺加莱斯。（那种感觉有些不真实,感觉我们有点像偷渡客或毒贩什么的!)尽管如此,我们还是照着 Beer 医师的指示按部就班地完成了每一步治疗,包括叶酸、泼尼松、肝素和 IVIg,以及每 3 周 1 次的血检。

当时我们发现,Jodi 的 NK 细胞水平会在 2 周内猛增到之前的 3~4 倍。而针对这个问题的静脉注射免疫球蛋白(IVIg)治疗效果也不错,有 2 周我们还用了双倍的 IVIg 治疗剂量。就这样,7 年来 Jodi 第 1 次妊娠超过了 3 个月。在此之前,我们不仅不能自然受孕,即使把促排卵、人工授精和体外受精等方法全都用上,也无济于事。在 Beer 医师的帮助下,我们的龙凤胎安全无恙地来到了这个世界。我想如果没有他,结果就会不同吧。

Maryann

我 33 岁结的婚,到 35 岁才开始要孩子。当时没人给我说过"早点要孩子"这种话,我也不知道晚育的各种问题。我母亲是 27 岁有的我,之后一直试着要第 2 个,直到 41 岁的时候怀上过 1 次,但后来也流产了。

我和丈夫为了确保不做无用功,就买了一部排卵监测器。信不信由你,买回来的第 1 个月我就怀孕了。我当时就想,怀孕就是小菜一碟嘛。但是从刚怀孕起,我就出现了少量出血的问题。我从 21 岁开始掉头发,掉得挺厉害的,但怀孕期间就不掉了。另外,我开始对各种带化学制品味道的东西变得极度敏感,甚至包括巧克力!出现这些"迹象",就表示我怀上了。

孕 6 周时,胎儿出现了胎心音,几周后又去做了一次 B 超。我记得当时做 B 超的房间很暗,检查员盯着屏幕不做声,我和丈夫就一直问有什么不对的地方,但没有得到回应。最后 B 超室让我们等主治医师的通知。我们就这样在前台坐着等了 1 个小时,医生才打电话给我们说:"Maryann,胎心音没了。"我控制不住自己的情绪,问了句:"那是什么意思?"医师淡淡地说:"就是说胎儿死了。"

我和丈夫抱头痛哭,在场的人都在看我们。我永远忘不了那一刻。清宫后我问医师,可不可以查一下胎儿的遗传染色体问题。得到的答案是,他们一般不会在首次流产后就做这个检查,也就是说,我永远不会知道这次流产的问题出在哪里了。提到我流产的宝贝时,他们的态度让我震惊,仿佛我的孩子是一盒鸡蛋里坏掉的那个,丢掉就好。也正是有了这次的经历,我才了解到流产问题有多么普遍。

后来我们打算搬家,因此决定把要孩子的事拖一拖。但是你相信吗?4 个月后我又怀孕了。

像上次一样,我又开始停止掉头发,嘴里又出现了那股化学制品的味道,而且内裤上又看到了血迹。这次我的人绒毛膜促性腺激素(HCG)水平没有参考值的 2

倍那么高，但最后发现我怀的是个空囊。8周后，我再次清宫，这次查出胎儿存在染色体异常——2号染色体三倍体。

这之后的6个月中，我们一直在努力尝试怀孕，但都一无所获。而在我第2次流产后，我的月经周期发生了很大的变化。之前很有规律，28～32天1个周期，现在变成了18～35天。来月经前的7～10天我会少量出血，之前都没有发生过。而月经真正来的时候，都是些发黑的血块，经血量也很少。

我几乎肯定自己的身体出了问题，之前的妊娠和流产经历让我的身体发生了些变化。而我的妇产科医师却说月经不调完全不是问题，让我们继续备孕。

像大多数人一样，我们遵照医嘱，又经历了6个月的备孕，但依然一无所获。这次对我的打击很大，让我尝到了真正的挫败感，因为至少在此之前，我受孕是没有问题的，而且还怀上过2次。当时的感受就是，似乎每个月都觉得好像怀上了，但那种感觉很快就会消失，本来该来的月经也会晚来。（后来我才知道自己当时是在经历胚胎着床失败和早期流产。）

妇产科医师于是劝我去看不孕症专科。而我却想知道我的问题出在哪了，需要怎么治疗。于是我开始上网，将自己的故事发到无数个不孕症网站中，以期得到想要的答案。最后我找了一个叫作INCIID的网站，那里的网友看过我的故事后，让我去生殖免疫板块发帖，Alan Beer医师在里面回答患者的问题。而这就是我人生的分水岭。

我和丈夫分别验血之后，发现我们共享DQα3和4.1基因。此外，我的抗核抗体和抗甲状腺抗体为阳性，血液循环和子宫NK细胞水平过高。Beer医师给我们开出了抗TNF-α药物、淋巴细胞免疫疗法（LIT）、静脉注射免疫球蛋白（IVIg）、地塞米松、阿司匹林和依诺肝素钠的联合治疗方案。

1个月后，我的月经恢复了正常，治疗后的第1次试管婴儿也受孕成功。但和之前一样，受孕后的我免疫问题又冒了出来。还是从一开始就渗血，孕初期和中期还有几次出血量较大。整个孕期中我每3周做1次静脉注射免疫球蛋白（IVIg），每5周做1次淋巴细胞免疫疗法（LIT）。

终于在38岁那年，我诞下了1个漂亮的宝贝儿子。这一切看似偶然，但我可以肯定地说，要不是因为素未谋面的Beer医师和他的诊断、治疗和悉心关注，这个孩子就不会诞生。

Janine

我曾是圣玛丽复发性流产门诊的一名护士，几年前曾与Regan教授共事。那是一段愉快的工作经历，她们也是非常好的人，但我不得不承认，门诊的治疗手段的确非常保守。除了依诺肝素钠(Clexane)和阿司匹林,她们不相信其他任何治疗药物。至少对于我,这两种药是不够的,因为我做过 2 次试管婴儿,只用了这两种药,但最后都流产了。后来她们说是我"运气不好",而且肯定我的子宫有问题。再后来我做了宫腔镜检查,没有发现子宫问题。那时我知道,肯定是有别的问题在作怪。

之后我又经历过几次更痛苦的生化妊娠加上一次流产,当时使用的也都是这两种保守的药物。这几次之后,我决定前往英国伦敦的辅助生殖与生殖遗传中心见那里的主任 Taranissi 医师,他和 Beer 医师所使用的治疗方法大体类似。我在那里进行了全面的检查,包括圣玛丽门诊没有为我做的 NK 细胞检测。(有趣的是,Regan 教授让我做的几项检查结果出来都是阴性的。)

全面检查报告给出了问题的答案。结果表明,我的 NK 细胞呈阳性,需要通过更积极的免疫治疗控制。整个月经周期中除了依诺肝素钠(Clexane)和阿司匹林外,还加入了 2 次静脉注射免疫球蛋白(IVIg)。经过治疗,我成功诞下了 1 个女婴。现在我可以开心地宣布,她已经 7 个月大了。

如果一直采用圣玛丽门诊的保守疗法,我就不会有这个宝贝。我不怪她们,我只是觉得她们应该认真考虑一下给所有患者都使用固定的两种药物是否得当,毕竟不是每个患者都存在抗磷脂抗体和血黏度高的问题。希望 Regan 教授和她的团队可以对 NK 细胞相关的妊娠问题给予更多的关注。

流产的原因有时候隐藏得比较深,有的问题也拖不得。Regan 教授她们的复发性流产门诊确实帮助过许许多多的患者,我也十分尊重她们的工作。但如果你属于那种需要"再加把劲"的患者,这里也许就不太适合你。

Pam

我的月经初潮发生在 13 岁生日前,经血涌出的时候,我晕厥过去了。当时就觉得身体好像被掏空了一样。之后的每次月经都是痛经加上经期长,身心的双重折磨就这样持续了 25 年。

结婚前 1 个月,我发现自己怀孕了。但几周后我就流产了,接着做了清宫检查妊娠组织。后来医院打电话说报告出来了,显示"未见受孕产物"。之后在两个实验室做的血检结果都显示人绒毛膜促性腺激素(HCG)水平过低。医院明确表示我没有怀孕,也没有让我做 B 超就让我回去了。

几天后,我陪未婚夫和他的家人一同出门旅行过复活节。有天半夜我在剧痛中醒来,那种感觉就好像腹部不停在变大。血随即从下身流出,我们马上奔向医院。做过这样那样的检查后,我通过急诊手术取出了长在左侧输卵管中的异位妊娠组织。医师切除了我的左侧输卵管,但保住了左卵巢。

苏醒后，未婚夫对我说："我们差点失去你，宝贝。"他说我得了严重的子宫内膜异位症。就这样，困扰我多年的疼痛终于有了答案。几个月后，我又做了一次手术去除子宫内膜异位症的粘连物。只剩下一根输卵管的我，怀孕的概率只剩下一半。

时间又过去了 1 年，我还是没有怀孕。我从小学 5 年级就认识的先生也开始变得烦躁起来，对我失去了耐心。他说我给不了他完整的家庭，因此不再爱我。天主教会也以我无法生育为由宣告我们的婚姻无效。我的人生走向了低谷，抑郁像小偷一样偷走了我的快乐。不孕症让我失去了很多。

接近 30 岁的时候，我遇到了我的第 2 任丈夫。这次我的月经非常准，但经前综合征又开始折磨我，常控制不住情绪。痛经和排卵期疼痛也是那时候开始的，有时连同房都痛得难受。我找过的每一位医师都建议我切除子宫，但我不想就这么放弃做母亲的梦想。

之后我们买了地，开始为我们的新生活建造一座新家。可谁也没有想到的是，因为我丈夫的前妻精神状态不稳定，疏于照顾他的两个孩子，法院将孩子的抚养权交给了我丈夫，这两个孩子一个 6 岁，一个 7 岁。他们因为之前的遭遇，精神遭受过打击，需要特别的照顾，因此我只好辞掉了工作，专门照顾他俩。那几年对我来说很难熬。时间就这么飞逝着，我们的家庭危机不断，为了请律师和给两个孩子看病，我们用光了所有的钱。我已经拿不出来看不孕症的钱了。

子宫内膜异位症粘连物在我的身体里到处生长，包括我的另一侧输卵管、卵巢、腹腔和肠道，我因此做过好几次粘连物清除手术。35 岁那年，我仅存的输卵管也通过手术切除掉了。那根输卵管里塞满了粘连物，是我腹痛的主要原因。

我 36 岁那年，前夫的孩子们也已经十几岁了，我们也存下了一笔做试管婴儿的钱。第 1 次给我移植的胚胎可以说是完美：正球型，分裂良好，几乎已经发育成囊胚。因此我们都自信满满，从没想过会怀不上。甚至还在想经过这么多年的不孕，要是多胎妊娠还真是哪个都舍不得放弃呢。因此，2 周后当我们得知没有怀上的时候全都震惊了，不会是搞错了吧。于是医师让我们去别处又做了一次检查，结果还是阴性。4 个月后我们做了第 2 次尝试，依然未果。

这次失败后，我陷入了重度抑郁。我一度要求丈夫把家里的猎枪藏起来，不要让我看见，因为我整天不是在想把枪口塞在嘴里后扣动扳机，就是开车和火车对撞，要么就是开着车撞墙。这些念头始终在脑海里打转，挥之不去。前夫的两个孩子那时候也开始出现精神问题，不到 3 个月的时间内，家里的猫猫狗狗也跟我疏远。那时的我只想把自己关起来，谁也不想见。于是我就躲在家里，开始上网寻求帮助。再后来，就预约了 Beer 医师。

Beer 医师见到我们后，向我们说明了免疫系统攻击自身导致试管婴儿失败的理论。他不紧不慢，娓娓道来，一边在纸上画出子宫的草图，一边用钢笔在纸上勾勾画画，强调重点。谈吐间可以看出他对自己的理论有着充分的自信，这让我们很难不去相信他。Beer 医师还一眼看出了我的抑郁状态,给我开了氟西汀(百忧解,Prozac)。最后他给我们开了常规检查单,外加一个抗神经递质抗体检查。

检查报告显示,我属于第 5 类免疫问题患者,NK 细胞计数非常高。我还被确诊为桥本甲状腺炎、抗神经递质抗体阳性和 5-羟色胺水平极低。我的治疗方案包括孕前使用左甲状腺素钠(Synthroid)、肝素、淋巴细胞免疫疗法(LIT)和静脉注射免疫球蛋白(IVIg),并配合跟踪检查,受孕后再加入其他药物。

治疗后的第 1 次,也是我的第 3 次试管婴儿是在一家认可 Beer 医师理论的诊所进行的。这一次我的促卵泡激素(FSH)水平偏高,并且在使用了大剂量促排卵药物后,排卵效果仍然不理想。结果只有 7 个卵泡,共总收集了 5 个卵子。

几天后,医师告诉我们,胚胎的质量很差,成功率小于 2%。我们难过极了,但还是选择了移植。移植后又是漫长的等待。2 周后,我的婆婆去世了,而当天我们也接到医院的通知:又没怀上。准备婆婆葬礼的时候,我们也在为自己小小生命的夭折而默哀。那是一段暗无天日的时光。

奇怪的是,几周后,我感觉自己怀孕了。经过了几次试管婴儿后,我能感觉得出来大剂量药物和类固醇给身体带来的变化,但说不出这次到底是怀孕还是药物的作用。家人说我是太想要孩子了,加上伤心难过,出现了幻觉。我丈夫甚至安慰我说要不上孩子就算了,生活还要继续。

我于是打电话给在 Beer 医师诊所输液室认识的一个病友。我们是同时期做的试管婴儿,她也没成功。我们一起吃了午饭,其间互倒了一番苦水。我问了她失败之后有没有来月经,她说刚来。我们分开后,我在回家路上的药店买了验孕棒。回到家在浴室测试后,我发现结果是强阳性,也就是说我已经怀孕至少 6 周了!

我的妇产科医师让我马上过去验血,同时通过 B 超可以看到一个小心脏在微微搏动。医师说胎儿的尺寸比正常 6 周以上的胎儿要小,但胎心音很强劲。得知这一切后,我并没有欣喜若狂,反而开始害怕。因为我在妊娠测试阴性后就停掉了所有的免疫药物,而且现在已经是周五晚上 6 点过了,静脉注射免疫球蛋白(IVIg)恐怕也来不及了。

紧接着的那个周一,我做了静脉注射免疫球蛋白(IVIg),还打算预约 B 超。结果当天的 B 超已经预约满了,最早要周三才能做。结果周三早上一查就查出问题了。医生一脸严肃地对我说,胎心音消失了。清宫后实验室将清出的妊娠组织进行检查,分析可能的流产原因。我的悲伤无以复加。

2 周后,我们收到了实验室的传真。检测报告显示,宝宝的胎盘遭受了肿瘤坏死因子的攻击,我死去的孩子是个女孩,是我自己的免疫系统切断了她的生命通道。我听得毛骨悚然,一旁的丈夫则不断对我温柔耳语:"至少这次怀孕了,怀孕了就比之前进步了啊。"

接下来的几周,我一直在生试管婴儿中心的气,恨他们弄错了我的结果。Beer

医师也替我难过，就问试管婴儿中心能不能让我免费再做一次。中心避而不谈那两次阴性的验孕结果，也没有提到移植的胚胎质量差的问题。只是说，就算免疫治疗没有中断，我照样会流产。但我们永远没法知道了。

Beer 医师为我测了抗 HCG 抗体，发现我呈阳性。这意味着我可能已经怀孕了很多次，但一直不知道。经历这一切后，我身心俱疲，只想花点时间放松一下。于是我开始徒步旅行、冥想、祷告和锻炼身体。几个月后，已经调整到不错状态的我决定最后一搏。这次我们决定换一家诊所，也算是个全新的开始。

当时的我已经 38 岁。我们的新试管婴儿医师了解 Beer 医师的治疗方案，但不太赞同他的观点。不管怎样，他愿意和我们合作就好。我告诉医师，之前我被告知只有 2% 的怀孕概率，他看过我的病历后，也表示赞同。

有那么几周时间，我找过 Beer 医师几次，请他帮我评估我之前的失败经历。也正是从那时候开始，我对 Beer 医师有了更多的了解。我能感受到他发自肺腑的慈悲心与同情心。由于常会去他的诊所做静脉注射免疫球蛋白（IVIg）和抽血，久而久之我对 Beer 医师也有了一些"医师和患者"之外的了解。他是一个特别特别有意思的人，头脑特别灵活，我特别享受每次见他的时候与他妙语连珠的交谈。

我的 NK 细胞在流产后飙升，因此在下一个试管婴儿周期前需要做数次静脉注射免疫球蛋白（IVIg）和两次淋巴细胞免疫疗法（LIT）。尽管使用了高剂量的促卵泡生成药物后促排效果依然不理想，但我还算乐观。看着那些 8 细胞和 7 细胞胚胎我都觉得很满意。保险起见，胚胎移植后我又输了一次 IVIg。

胚胎移植大约 1 周后的某天，我突然感觉到有什么东西在我的子宫里拼命地钻。我觉得是那 3 个胚胎在着床，争着抢着跟我合为一体：两个力气大些，另一个力气小些。我赶紧打电话给丈夫，告诉他 3 个胚胎都在我肚里安家啦！那种感觉很神奇，能感觉到骨盆都在颤抖；而且那种感觉只有自己知道。我开心地倒在床上，带着微笑睡着了。

果然，验孕棒测出来是一条浅浅的线，于是我又去输了一次静脉注射免疫球蛋白（IVIg）。这次我终于怀上了！去做 B 超的路上，我对丈夫说，我肚子里肯定至少有两个宝宝，有没有第 3 个我不确定。B 超结果和我预计的一样：3 个孕囊，2 个有心搏——真是"毫无惊喜"。看得出我的试管婴儿医师挺惊讶的。离开诊所的时候我有多开心，你应该想象得到。

我肚里的第 3 颗心脏自始至终没有搏动过，但那个孕囊却随着另外两个宝宝的发育而不停生长。我体内 NK 细胞一直很高估计就和这个孕囊有关，因为这个原因，我需要在整个孕期每 10 天做 1 次静脉注射免疫球蛋白（IVIg）。幸好试管婴儿诊所和 Beer 医师的诊所在同一栋楼里，我怀孕期间做了很多次 B 超，很多时候他都在场。

孕 30 周时，我的两个宝贝来到了这个世界：一龙一凤。他们看起来小小的，但都很健康。Beer 医师和他的助理 Chris 在他们刚出生不久赶到医院看望了我和宝宝。Willie 和 Katie 今年已经 6 岁。昨天的伤痛已经被今天的甜蜜抚平，我们的家再次充满了温暖与爱意。

Karin

你一定觉得 32 岁得小卒中（短暂性脑缺血发作）有点早，但这事就发生在了我身上。我当时不知道抗磷脂抗体跟这件事有关。头一年我在澳大利亚的一家生殖诊所做过检查。我有流产史，所以想做个全面检查。那时候发现了抗心磷脂抗体，但我没太重视，也不知道其实之前的流产也和这个有关。

体检后我就忘了这档子事了，结果 18 个月后我就得了前面说的小卒中，之后又流产了 1 次。这才敲响了我的警钟。我知道低剂量阿司匹林对我有用，就赶紧买来吃着，然后立刻上网搜索自己的问题。后来朋友给我推荐了 Beer 医师，我就预约了去做免疫评估。

没想到几天后我就怀孕了，只好打电话给 Beer 医师取消预约。能怀孕我当然开心，但也很害怕。我知道自己的身体状况不够好，很容易再次流产。Beer 医师让我立刻开始使用肝素。这个肝素可把我折腾坏了，所有的医师都给我说："你还没流产 3 次呢，按规定不能给你开。"最后好不容易才从个人渠道弄到了一些。

后来的检查发现我的 NK 细胞值出奇的高。遵照 Beer 医师的医嘱，我马上开始了静脉注射免疫球蛋白（IVIg）治疗。我觉得多亏了 IVIg 的保胎作用，才让我生下了这个健康漂亮的男婴。生产后，Beer 医师告诉我接下来的 18 个月是我怀下一个孩子的最佳时期，因为经过了这次生产，我的免疫系统已经"重启"，也就是说我的免疫系统此时对发育中的胚胎更加友好。他还让我终身服用低剂量阿司匹林和 Folgard（复合维生素）。

经过了这一切，我算是了解了抗磷脂综合征，也知道了治疗的办法。你可能不觉得流产会是某种致命疾病的其中一个症状，但我已经亲身体会到了。Beer 医师是唯一一位真正愿意与我互动的医师，他回邮件的速度不是一般的快。我甚至在想，我的邮件地址不会是在他的什么"优先回复"之类的名单里吧，不然怎么几乎每次都是立刻回复的，而且回复得还很认真。他真的是我的救星。

Shawn

我是 2000 年 11 月结的婚，之后没多久就开始造人了。接下来就是一段难捱的漫长时光,简单地说就是 5 次流产,也是 5 次心碎。之后,医师开始给我打一种治疗不孕的针,但根本不对症,因为受孕对我来说很容易,我只是保不住胎。我的生殖内分泌医师说这些针可以"让质量好的卵子受孕",问题就解决了。然而根本就是在胡扯。打针之后,我反而再也没法受孕了,连宫腔内人工授精也不行了。结果这个医师又说让我去做试管婴儿,或者找人代孕、收养。

第 5 次流产后去医院做人生最后一次清宫时,我对妇产科医师说,流产了这么多次,肯定有原因没查出来。她回答我说:"嗯,我听说芝加哥有个医师在用实验性药物治疗复发性流产。"我当时还在手术室中,赶紧让我丈夫找前台调出我的病历,然后要到了这个医师的联系方式。我太想找到问题的答案了。那天下午我就给 Beer 医师的诊所打了电话。我多年来的祷告终于得到了回应。

首次问诊时,Beer 医师说:"你可以放心,1 年后你就能升级成妈妈。"等了这么久,终于有人知道我的问题出在哪里,而且能帮我解决。如释重负的我掉下了眼泪。事实证明 Beer 医师说得没错。经过了(在墨西哥完成的)淋巴细胞免疫疗法(LIT)、每天服用抗凝血药等各种药物,以及每 3 周 1 次的静脉注射免疫球蛋白(IVIg)后,我在 2005 年 2 月,也就是距离首次问诊差 1 个月满 1 年的时候,产下了 1 名健康的男婴。

第 2 次备孕时,我又怀不上了。我在想,可能是时机问题吧,因为我们这次想要个女孩。再后来我的月经不来了,Beer 医师的同事 Chris 问我:"为什么你觉得这个月没怀上呢?"我说我感觉小肚子一抽一抽的,以为要来月经了。Chris 让我第 2 天上午去诊所做个妊娠试验,结果你猜怎么着?阳性!

孕 5 周时,我开始有点出血,当时脑海中就有个声音:"糟了,又要流产。"我几乎笃定这次肯定不行,便开始顾影自怜起来。在床上躺了 2 周后,我被转诊到一位专门负责"高危孕产妇"的医师那里,我这才知道流血是因为我怀的双胞胎中的一个流产了。我难过极了,同时又担心另一个也保不住。但我鼓起勇气挺了过来。我现在已经怀有 6 个月身孕了,全力保住的那个宝宝……就是我们期盼已久的女孩。

Sharon

1994 年至 1995 年的 9 个月内,我连续经历了 4 次流产,而且都发生在孕 7～9 周。第 3 次流产后,我做了全面的检测,没有发现明显的遗传问题、激素失调问题和结构性病变。家附近的妇产科医生告诉我们,流产的原因应该是免疫问题,建议我们使用静脉注射免疫球蛋白(IVIg)治疗,还建议我们去找 Beer 医师。然而,当我们了解过 Beer 医师强化的治疗方法后,全都吓坏了,因此没有在这条路上继续走下去。

在妇产科医师的帮助下，经过了 16 个月的长跑，我再次受孕。受孕前我们使用了淋巴细胞免疫疗法(LIT)，并且和之前一样，确认受孕后，就开始使用肝素、低剂量阿司匹林和孕酮。但很可惜，胎心音一直没有出现过，孕 8 周的时候我做了清宫。其实我也做了免疫治疗，但如果换成 Beer 医师的话，治疗应该会更积极。

第 4 次流产后，我们觉得应该"好好想想办法"了。于是我们通过邮件联系了 Beer 医师，他从欧洲迅速回复了我们，交代我们把血样和清宫后的组织切片寄到他的实验室进行检测。2 周后的一通电话点燃了我们的希望之光，我永远忘不了 Beer 医师在电话的那头对我们说的话："问题找到了，我有办法解决。"

我被诊断为自然杀伤细胞活性偏高合并封闭抗体水平过低。治疗方法包括静脉注射免疫球蛋白(IVIg)、淋巴细胞免疫疗法(LIT)、泼尼松、孕酮、肝素和小剂量阿司匹林，均为孕前使用。治疗期间我们尝试了 8 次自然受孕未果，耗费了大量的精力和财力，只好请 Beer 医师推荐一位试管婴儿医师。他毫不犹豫地向我们推荐了旧金山市的 Christo Zouves 医师，因为他们合作治疗的试管婴儿患者成功率是最高的。

电话咨询后，Zouves 医师给我们留下了深刻的印象，以至于我们决定不惜高昂的花费，横穿美国去找他。结果第 1 次尝试效果就很理想。5 个移植的胚胎中，有 4 个成功着床。我们甚至有点不知所措，但每次 B 超检查时，我们还是会为这 4 个小生命默默的加油打气。

4 个胚胎都在体内发育良好，因此我们必须做出一个痛苦的决定，放弃部分胚胎(减胎术)来提高这次妊娠的成功率。做减胎术的那天是我人生中最痛苦的一天，但看到 B 超屏幕上那两个茁壮成长的健康双胞胎后，我很快又打起了精神。

接下来的怀孕过程风平浪静。整个孕期一直有严密的监控，包括自然杀伤细胞水平。孕中期时，我停止了免疫治疗，改为卧床休养。孕 37 周半的时候，我产下了两名美丽健康的女婴。她们现在已经 5 岁，在上学前班。能够拥有这两个孩子是我莫大的福分。

2 年前，我们再次前往旧金山，请 Zouves 医师为我们植入之前留存的两个冷冻胚胎。Beer 医师说我的免疫系统目前状态良好(照他的话讲就是"重启"了)，孕前也不再需要静脉注射免疫球蛋白(IVIg)。在美国喊停淋巴细胞免疫疗法(LIT)前，我抓紧做了一次，还使用了肝素、小剂量阿司匹林、泼尼松和孕酮。这次我还加入了针灸放松，贯穿整个试管婴儿周期的前后。

37 岁的这次胚胎移植比我想象的要顺利得多，我又轻松怀上了双胞胎。只可惜其中的一个不肯长大，在孕 6 周时死亡。为了保险起见，Beer 医师为我安排了一次静脉注射免疫球蛋白(IVIg)，之后就没有再使用过。除此之外，这次怀孕也是一帆风顺。然后就有了 Euan——现在已经 17 个月大的宝贝儿子。

毫无疑问，如果没有 Beer 医师的全力帮助，今天的我就不可能拥有这几个孩子。Beer 医师是我们坚强的后盾，发给他的邮件总是有求必应。是他在网络的另一端鼓励我、抚慰我、让我安心。我们完全通过邮件往来，在我的前两个宝贝女儿出世前，我们甚至从未见过 Beer 医师。他总是能量满满，而且打心底里在乎他的患者，他是个好医师。

我希望我的故事可以鼓舞到那些还在艰难前行的人们。为人父母对我们这个群体来讲着实不易，但绝对值得为之努力。我想给你们我最真挚的祝福，希望你们也能够早日将生命的奇迹轻轻地揽在怀里。

Jane Reed

我心里一直有个愿望，就是可以拥有一个大家庭。对我来讲，当上妈妈、儿女成群才算是人生的头等大事。没有人会想到经历过 3 次"完美到不真实"的怀孕的我，竟出现了免疫问题，而且还很严重。显然我不像大多数免疫患者一样从一开始就存在生育问题，也许正是出于这个原因，我才做出了改变我人生的错误决定。

第 3 个孩子出生后，我童话故事般的生活开始出现反转。第 4 次怀孕刚进入第 17 周时，在没有任何征兆的情况下，肚里的宝宝就没有了心跳。老天就这么残忍地带走我的宝贝女儿。人生的第 1 次流产让我伤心欲绝，我当时想，我只能哭这一次。

我那时听人家说流产很少会复发，就觉得这种事也不可能再发生在我身上。于是我们再次备孕，也怀上了孩子，过程中虽然经历过腹痛、胎儿发育迟缓、羊水少和胎儿宫内窘迫，但好在宝宝最终安然无恙地降生。直到那时，我的生活依然是幸福美好的。完全不知道自己的身体正在默默发生着变化……

我再次怀孕。而这次，我曾以为不可能发生的事情还是发生了——怀孕后的第 1 次 B 超没有发现心跳，甚至连胎芽都没有。屏幕上除了一个环状物之外，空无一物——我怀的是个"空囊"。又是一次重击。但遭受第 2 次打击的我依然未曾想过这些活产后看似偶然的流产其实事出有因。

没过多久，我的关节开始痛了起来。流产后我的足部开始莫名奇妙地发痛，我还因此去看过骨科医师。后来全身都在痛，我还天真的以为只是上次怀孕伤到了筋骨。再后来我开始出现荨麻疹和食物过敏，我又因此去看了过敏科医师，还改变了饮食习惯。偏头痛这时也找上门来，大脑会时不时地短路。我的祖母有关节炎和记忆力衰退的问题，那年夏天她来看我的时候，我看着她的样子，觉得自己比她老得还快！我开始意识到了自己的健康状况正在恶化……

因此，那之后的一次怀孕从一开始就注定悲剧收场。怀孕几周后，我就开始出血,颜色是那种可怕的鲜红色。但我一点都不觉得意外,似乎知道这一天迟早会来。出血量越来越大,然后开始出现血块。孕 7 周的时候,我终于流产了,整个过程几乎和教科书上描述的经典流产一模一样。我的流产一次比一次来得早,而这也是免疫性流产的典型表现。

我记得我曾经问过医师:"母体的健康问题有没有可能导致流产?"医师的回答让我后背发凉:"有些流产确实是母亲的问题,不全怪胎儿。"我在想,也许我的流产也不是胚胎染色体的问题,而是我自己的原因。但自始至终没有一个医师让我去检查和治疗,也没人告诉我该往哪个方面考虑。他们每次都只是拍拍我的背,说一句"再接再厉",就让我回去了。

于是我开始往图书馆跑,翻看那些 20 世纪 70 年代有关流产的书籍。我发现到处都写的是这样的话:"流产是一种正常的、随机出现的现象,极其普遍。最佳'治疗方式'就是——再试一次。"但在这些尘封已久的书中,有一本引起了我的注意,书的作者是 Jonathan Scher 医师,书名叫作《好消息:流产可以预防(Preventing Miscarriage:The Good News)》。

书中提到了抗磷脂抗体和淋巴细胞免疫疗法。但因为内容实在是晦涩难懂,我就没太觉得书中的内容与我有关。放下书后,我请我的生殖内分泌医师给我做了几项测试。结果显示一切正常。医师只是说我黄体期缩短,吃孕酮就没问题了。

然而,我又经历了一次让我生不如死的流产——又一个宝贝在某个夜里悄悄地离开了我。哎,那种流产后的悲伤再次袭来······白色囊胚包裹着的胚胎晶莹剔透,如此小的空间中却有着如此完美的结构,里面容纳了宝宝的所有精华。我多想把这个小家伙放在河水里,让她随着水流去向更好的地方,但我又会舍不得。那天晚上我抱着她哭了一整夜。那天的痛苦回忆只有我自己可以体会,这辈子都不可能释怀······这已经是我的第 4 次流产了。

我记得曾经问过我的医师,有没有听说过一位叫作 Beer 的医师发明的免疫疗法。他立刻回答说:"美国有成千上万个医师,但唯一相信 Beer 医师那套东西的医师就是 Beer 医师自己。没人相信那套方法,贵得离谱不说,还完全不起作用。况且你之前生过几个孩子,所以你没有免疫问题。"

那年夏天我又怀孕了。这次我接受了包括孕酮在内的所有能解决黄体期缩短问题的治疗。我担惊受怕地走进 B 超室,结果也是很不乐观:胎心可见,但跳动缓慢,并且冠臀长度不足。"这次能成吗?"我近乎绝望地问道。医生回答说:"胎心这么慢,不大乐观。成功率有 5% 的样子。"又过了几天我就流产了。这是我的第 5 次流产。

那种暗无天日的感觉无法用言语形容。那天的我感觉自己被禁锢在了一个不允许任何生命进入的狭窄空间,四周只有痛苦和压抑。仿佛我已经死去,生无可恋,彻底麻木。现在回想起来,当时的我处在一种严重的抑郁状态,非常需要帮助。

复发性流产可以撕碎灵魂、击垮意志。一次又一次的打击终将让你放弃希望,放弃了希望就等于放弃了人生。我像自由落体一样往下坠落,想抓住什么却什么也抓不住。如果真的有上帝,他怎么会如此残忍?怎么会任由他的子民遭受如此多的伤害?又怎么会一个接一个地杀死她的孩子?

在人生最黑暗的时候,我找到了拯救自己的解药。我突然决定给那个曾经被我原来的医师说成是"用危险和未经证实的方法"治疗免疫性流产患者的医师发个邮件。我至今都不知道那天为什么会联系他,或许只是偶然为之,又或许是命运的安排。我只知道,发出邮件后,Beer 医师的回信改变了一切。我问他:"我怀孕过这么多次,是不是意味着我不大可能存在免疫问题?"他答道:"反而意味着你更有可能存在免疫问题。"

很难形容当时看到这条回复时的感觉。说不上恍然大悟,毕竟我当时的抑郁症太严重,思维没有那么清晰;应该说更像是乌云密布的天空开了一道缝,温暖的希望之光洒在了我的身上。如果我真的有免疫问题,为什么没人告诉过我?愤怒之下,我开始了一场新的发现之旅——把一片片的碎片拼凑在一起。

从试验报告来看,我就是一个活产后继发免疫性流产的标准案例。我和丈夫共享 DQα 4.1 基因,我的抗磷脂抗体阳性,自然杀伤细胞计数偏高,达到了 23%。很容易看出,在过去的日子里,我的身体针对妊娠的免疫活性越来越高,而且每次流产都再次加重了这一问题。我终于明白为什么我的流产一次比一次出现得早,也明白了我为什么只在怀孕的时候发生自身免疫性结肠炎、奇怪的疼痛感和发热。

Beer 医师为我使用了静脉注射免疫球蛋白(IVIg)抑制我的 NK 细胞、用泼尼松对付抗核抗体、用肝素对付抗磷脂抗体、用更大剂量的孕酮改善我黄体期缩短的问题。治疗后的我首次妊娠就达到了足月妊娠。我的第 1 个"Beer 宝宝"Jessica 出生于 1999 年,健康美丽,一切正常。我的情绪从万丈深渊一下子来到了万里晴空,我很想用华丽的辞藻来形容这种感受,但当科学和事实将过去的烦恼一扫而去的时候,所有的语言都变得苍白了。

接受治疗的这段时间,我不仅感受到了药物和治疗方案的威力,更领略到了Beer 医师的风采。他是一个真正在推动科学前进的人。我现在懂得了,无论曾经生产过多少次、无论流产过多少次、无论是不是连续流产,免疫问题随时都可能发生。流产绝不是"运气差"或"正常现象",很多时候,流产是免疫问题所致。而且没错,流产是可以治疗的。

在 Yahoo 网上开办免疫站点真的让我受益匪浅。小站通过互联网把所有的患者聚集到了一起,看过我的故事后,大家都认识了我的良师益友 Beer 医师。每当看到患者走过最黑暗的时光,找到问题的答案,接受免疫治疗后产下漂亮宝宝的成功故事时,都是那么温暖人心。

我已经明白了什么叫作"宝剑锋从磨砺出,梅花香自苦寒来"。我很荣幸可以分享我的个人经历。希望我的故事可以激励到更多的人。

　　前文所提到的由 Jane Reed 创办的生殖免疫互助小站，可通过下面的链接
进入：

http://health. groups. yahoo. com/group/immunologysupport

附　录

I

炮火攻击下的生育能力

"环境毒素对免疫系统有负面影响已经是不争的事实,美国国家卫生研究院已经在这个领域研究了许多年。进入体内的毒素似乎需要由巨噬细胞清除,这些细胞在免疫系统的作用下,通过制备抗原进行清除工作。清除毒素时,巨噬细胞会将污染物放入细胞内,此时细胞的功能会被改变,进而使得免疫系统的功能失调。每天我都会看到那些坚持锻炼、身材匀称且完全健康的男士生产出突变的精子,这些突变在几年前从没见过。这是否说明我们接触的环境毒素已经到了伤害人体的程度呢?我认为很有可能……"

Alan E. Beer 博士

地球人口的增加并非因为人类繁殖能力的提高,而是因为卫生条件的改善和疾病控制能力的提高延长了人类的寿命。实际上,人类的生育能力正在降低,以工业化国家尤为明显。2004 年第八届世界生育与不育大会的一位发言人曾说,新出生的婴儿越来越少,同时接受不孕症治疗的人越来越多。由于生育率下降的问题已经出现在两代人中,因此遗传基因发生自然变异的可能可以基本排除,毕竟人类能够发展到今天已经经历过积年累月的进化过程。我们今天所看到的染色体变异出现的时间点,正好紧随着人类开始使用化学品的时间点。

美国每年生产总重超过 55 亿磅(译者注:约 249 万吨)的神经毒素和致癌物质。全球每年则会生产总重超过 4 亿吨的人工化合物。在批量生产的数千种化合物中,只有 100 种左右拿得出生殖毒理学数据。

加拿大曾有一项研究,对参与者体内的化学物质(共 88 种)进行检测,结果发现,每一位参与者体内均可检出 44 种以上化学物质。另一项研究则从一位 30 岁的英国健康(无疾病迹象)女性的脂肪样本中检出了超过 500 种可能对人体有害的人造化学物质;同时检测的埃及木乃伊中则未见其中的任何一种。这些数据并不足为奇,因为据估计,我们每人每年都会吃掉约 4 磅半(译者注:约 2kg)的杀虫剂和除草剂以及 9 磅(译者注:约 4kg)人工添加剂。

20 世纪六七十年代开始,随着工业、农业和家用化学品的兴起,生育问题开始逐年上升。据统计,1972 年美国因不孕症就诊的人数将近 100 万。到 1983 年,这个数字已经翻了一番。目前这一数字还在持续增加,不孕症患者已然造就了一个每年 20 亿美元的庞大产业。

如今,不孕症影响着全球 15％ 的人口,在某些国家甚至超过了 25％。根据 2005 年的一份报道,在未来的 10 年里,欧洲和其他发达国家的不孕率将上升到 33％。照这个数字来看,不孕症已经算是高发病。

在过去的 50 年里,女性的患病率以前所未有的速度骤增。在美国,子宫内膜异位症折磨着 10％ 的育龄期女性,经前综合征患者接近 30％,子宫肌瘤患者更是超过 30％,每 10 位女性中就有 1 个乳腺癌患者。越来越多的证据表明接触化学物质是这类病症的一个主要因素。卵细胞周围卵泡液中的环境毒素污染也是试管婴儿失败的原因之一。

有一类化学物质与生殖相关激素的功能类似,可扰乱人体内分泌并可导致“性别扭转”,目前越来越多的性发育和生育问题都与此相关。这类化学物质只需极小的剂量就可扰乱内分泌系统的运作,更令人担心的是,这类化学物质还可在脂肪和组织中积聚。某些石油化工产品与雌激素的分子结构相似,可在体内发挥类雌激素作用。含有这类物质的产品涵盖了生活的方方面面,从身体乳、发胶、空气清新剂、洗发水到香水;从避孕药到农药……

1970～1993 年间,美国的男性生殖问题增加了 200％。除了精子数量下降之外,与内分泌紊乱有关的其他男性健康问题还包括隐睾症、精子活力降低、尿道畸形和阴茎短小。如今,西方国家男性的精子数量不到其祖父当年的一半。另据估计,其中精子异常的比例约占 30％。这些精子中有的携带了错误的染色体,有的则是遗传信息不完整(形态上来看,存在问题的精子可表现为锥形头或两条尾巴)。

工业化国家睾丸癌的发病率也较 5 年前上升了 33％。一位法国知名癌症专家认为:“约有 75％ 的癌症是由环境因素(主要是化学物质)所致的基因突变引起的。”

虽然完全避免接触环境中的有害物质几乎不可能,但我们应当警惕它们对生殖系统的危害性,并尽量在孕前、孕期及孕后减少接触,新生儿及发育期的儿童也应减少接触,因为这个阶段的身体及神经系统发育最容易受到这些物质的影响。目前已有 275 种化学物质被证实对生殖系统和(或)胎儿发育有害(未经验证的化学物质还远不止这些)。危害最大的几种如下。

有机汞

有机汞也叫甲基汞,为有毒重金属,常随食物进入人体,且易被吸收。在可导致生殖问题的环境污染物中,汞是最臭名昭著的一种。它可在孕期干扰胎儿脑部细胞的分裂,还可与 DNA 结合,干扰染色体复制。

这种有害物质通过母体胃肠道吸收后进入子宫中胎儿的脑部,可导致胎儿脑瘫、智力低下、新生儿癫痫、失明以及发育迟缓。2003 年,美国食品药品监督管理局(FDA)称，每12名育龄期女性中就有1名因食用受污染的鱼类而导致血液中的汞含量超标。FDA还建议怀孕期、备孕期以及哺乳期女性禁食某些特定鱼种（如剑鱼、鲨鱼、王鲭鱼、方头鱼和未烹饪的金枪鱼），也不应给幼童喂食这些鱼。

二噁英类物质

二噁英类物质主要来自农药和纸张的制造过程以及含氯材料的焚烧。土壤中的二噁英类物质不会被降解，并可通过食物链向上传递，最终聚积在人体的脂肪组织中。超过90%的二噁英类物质接触方式为食物接触，包括鱼、肉、家禽和牛奶等。

通常认为，二噁英家族成员（包括30种二噁英类物质）可通过扰乱内分泌系统，对人体发育的各个阶段造成损害。实验室研究表明，二噁英类物质可对生育能力、妊娠和胎儿生长发育产生不利影响。其毒性之高，使得二噁英类物质的最小计量单位通常为万亿分之一，相当于300个奥运会标准泳池中的一滴水。

二噁英类物质可改变遗传信息，从而导致流产及新生儿缺陷。胎儿睾酮水平异常（可使男性胎儿女性化，并导致成年期精子数量减少）也与孕早期接触二噁英有关。

二噁英类物质对激素的强干扰作用对卵巢造成的伤害尤为明显，可导致不孕症、癌症、糖尿病和自身免疫性疾病。一项针对德国女性的研究发现，子宫内膜异位症、子宫肌瘤、流产和持久不孕患者体内的二噁英水平较高。

烷基酚

烷基酚是另一类可扰乱内分泌并致畸的化学物质。人们在排污口附近发现了一些"雌化"的雄鱼，还发现了一些具有雌雄两种生殖器官的鱼。目前还没有研究证实这些化学物质对人类的影响，但动物实验发现，烷基酚可引起雄性动物精子数量减少和睾丸缩小，并可刺激雌激素敏感型细胞的生长。防晒霜、清洁剂、涂料、农药、塑料制品、保鲜膜等各种各样产量巨大的产品中都含有烷基酚，这些化学物质大多会通过废水处理站偷偷溜进生活用水中去。

双酚A是一种烷基酚，在食品包装罐内壁、室内织物陈设、地毯阻燃剂以及环氧树脂中都有它的存在。它还被用于制造饮用水瓶和食物容器所使用的硬聚碳酸酯塑料。双酚A是美国50种产量最高的化学制品之一。

小鼠实验发现，双酚A可导致的染色体缺陷与导致唐氏综合征的染色体缺陷类似。同时发现，接触双酚A的雌性小鼠后代生长更快、体重更重、进入青春期也更早。另有研究发现，抗核抗体阳性的女性患者及3次或多次流产患者体内双酚A的水平较高。此外，产前接触双酚A的胎儿成年期Th1型细胞免疫反应可见增强。

2005 年的一篇综述总结了 115 篇关于双酚 A 的论文,其中 94 篇认为低于"安全"剂量的双酚 A 也可对人体产生"显著影响"(由双酚 A 相关行业提供资金的研究并未得出这一结论)。综述的作者建议应重新对双酚 A 进行风险评估。

邻苯二甲酸酯(增塑剂)

邻苯二甲酸酯是世界上使用量最大的人工化学品之一,主要作为塑料容器的增塑剂使用。邻苯二甲酸酯可从容器中浸出并进入到食品和饮料中。此外,邻苯二甲酸酯也存在于护肤品、服装、玩具、婴儿奶瓶、婴儿床、商品包装、医疗产品等各种各样的产品中。

单独看来,化妆品中邻苯二甲酸酯的含量很低,但可在体内累积。美国疾病控制和预防中心认为,20～40 岁女性尿液中邻苯二甲酸酯的浓度最高,可能是因为这一年龄段香水和护肤品的用量最大。

由美国环境保护署(EPA)等机构开展的动物实验表明,许多食品中都存在一种叫作 DEHP 的邻苯二甲酸酯,对雄性和雌性动物的生育能力均有影响,特别是幼年期接触 DEHP 的动物。此外,子宫内膜异位症患者的血液中也可检出高水平的 DEHP。

以研究动物的摄入量来算,幼童所接触到的邻苯二甲酸酯已经远超"安全"范围。欧盟因此在 1999 年禁止了婴儿玩具等婴儿产品中邻苯二甲酸酯的使用。美国和加拿大也禁止了在婴儿奶嘴等婴儿入口产品中使用邻苯二甲酸酯。

由行业代表组成的美国化妆品盥洗用品及香水协会称,邻苯二甲酸酯对健康无害;同样由行业资助的监管机构美国化妆品成分审查小组也通过投票允许了邻苯二甲酸酯的使用。美国的政府监管机构目前仍在等待此类化学品对人体无害的明确证据。而欧盟则已经禁止了这两种邻苯二甲酸酯的使用:邻苯二甲酸二丁酯(DBP)和邻苯二甲酸二己酯(DEHP)。

农药(杀虫剂)

此类产品主要包括有机磷农药和有机氯农药,如 DDT、DDE、PCP、PCB、甲氧DDT 和林丹(lindane)。有机磷化合物曾在第二次世界大战期间用于生产神经毒气,今天用于农药生产的有机磷产品尽管没有了当年的高毒性,但依然是一种对人体影响很大的化学品。动物实验证实,有机磷农药可对雌激素、雄激素、催乳激素和甲状腺激素产生干扰破坏作用。

有机氯化合物被认为可缩短月经周期、降低孕酮水平,由此可危害女性生育能力和妊娠结局,并可导致生殖系统癌症。一项针对试管婴儿中男性参与者的研究显示,有机农药产品可影响精子质量,导致精子的受精率显著降低。

此外,2001 年的一项研究表明,当孕妇居住在农药商业喷洒区域 1 英里(译者

注:约1.6km)范围内时,其胎儿因先天畸形因素致死的概率与农药的接触呈强相关性。研究人员发现,孕3～8周是胎儿发生先天畸形的高峰期,因为这一时期胎儿的器官正在形成,最容易受到此类化学品的影响。孕前经常(在室内和室外)接触农药(杀虫剂)的女性所产下的胎儿发生腭裂、唇裂及死胎的概率比正常孕妇高300%。孕期前2个月使用家用杀虫剂也会增加胎儿分娩时因先天性缺陷而死亡的概率。

据估计,有90%的美国家庭至少使用一种室内杀虫剂产品(如灭蚂蚁粉和灭蝇喷雾),有些家庭甚至会使用十几种此类产品。此外,受污染的食物、水、土壤和空气中的粉尘也是此类化学物质的接触媒介。

DDT是20世纪30年代出现的一种农药,后因其对野生动物繁殖功能的影响而被禁止在美国使用。例如,雄性动物在接触过DDT后可出现阴茎异常短小以及隐睾症的问题。DDT的影响相当持久,即使今天仍能从试管婴儿患者的卵泡液中检出DDT的代谢产物,其水平与试管婴儿失败率成正比。

甲氧DDT是DDT的替代品,可对鸟类和哺乳动物产生类雌激素样影响,进而干扰性发育和生殖进程,并可刺激癌细胞生长。动物实验表明,甲氧DDT可使雄性胚胎"雌性化",三代雄性中有90%出现生育力下降。乙烯菌核利(农利灵)则可阻断睾酮的产生,导致雄性动物雌性化,并可导致其他先天缺陷。受影响的动物精子的数量减少、活性降低,这一问题不仅出现在接触乙烯菌核利的一代中,之后的三代都受影响。

此外,动物实验也发现了农药氯吡硫磷(毒死蜱)与自身抗体增加的关系。甲氧DDT与乙烯菌核利(农利灵)被认为是某些曾被认为是基因问题导致的遗传性疾病的部分甚至唯一致病因素。

林丹对人体的影响与DDT类似,但起效更快,毒性更强。它能迅速被皮肤吸收,也能轻松穿过胎盘屏障。作为2B类致癌物,林丹可导致乳腺癌。动物实验显示,林丹可在雌性动物的卵泡、输卵管和子宫中沉积,导致不孕。另有研究表明,林丹可抑制睾丸发育及降低精子质量。反复接触林丹(如含林丹的儿童头虱洗发水)可导致神经和免疫系统损害。此外,部分家用杀虫剂和木材防腐剂中也含有林丹。

五氯苯酚(PCP)也是一种与免疫缺陷有关的农药。动物实验发现,PCP可显著降低甲状腺激素水平,并可同时降低动物胎脑对甲状腺素的摄取。20世纪90年代中期的一项调查发现,约66.7%的美国人尿液中可检测到PCP残留物。

多溴联苯醚(PBDEs、阻燃剂)

欧洲已于20世纪90年代禁止了多溴联苯醚的使用,但在美国,含多溴联苯醚的阻燃剂依然在床垫、床上用品及家具中大量使用。塑料制品、服装、建筑材料和家用电器中也有多溴联苯醚的身影。多溴联苯醚可以穿过胎盘屏障且极易被胎儿吸收。

多溴联苯醚对人体的作用与甲状腺激素类似,可影响婴儿的神经系统;即使少量接触也可能影响大脑发育、降低学习能力、导致多动症和听力障碍,并且随着年龄的增长,这些问题可逐渐加重。此外,多溴联苯醚还可降低受孕率、增加流产率、导致月经异常和女性生殖系统发育缺陷。

苯

汽油中含苯,因此汽车尾气中苯的浓度较高。这种无臭、无味的化合物还可在软饮料特别是无糖饮料中出现(苯甲酸钠和抗坏血酸结合可产生苯)。美发产品、香水、空气清新剂和日化清洁产品中也可含有苯。由于苯被归类为"非活性物质",因此产品的成分表中并不用特别注明。

然而,环境暴露研究表明,苯可引起染色体损伤,并影响胎儿的造血细胞,导致骨骼畸形和婴儿出生体重过低。此外,苯也可导致神经缺陷和儿童期癌症,如白血病、淋巴瘤、脑部肿瘤和泌尿系统肿瘤。

溶剂

有机溶剂和工业溶剂(如甲醇、乙二醇、丙酮、二硫化碳、正己烷、甲基异丁基酮、三氯乙烯、四氯乙烯、甲苯和二甲苯)具有神经毒性,并可增加流产的风险。目前认为,接触溶剂可引发包括结缔组织病和其他风湿性疾病在内的自身免疫性疾病。

在防水密封胶、润滑油、熨烫产品、干洗产品、消毒剂、除漆剂、乙烯基地板、黏合剂、涂料、罩光漆、染料、化妆品、香水、指甲油、洗甲水、胶水、地毯清洁剂等产品的制造过程中,均需要使用有机溶剂。

加拿大曾有研究者发现,孕早期女性接触溶剂后,其胎儿发生脊柱裂、畸形足、心脏病和耳聋等重大疾病的概率是正常孕妇的 13 倍。

研究表明,即使采取了防护措施,孕期因工作环境(如美甲店、工厂、实验室、广告公司、印刷厂和干洗店)接触溶剂 7 周以上的女性所产下的孩子,发生学习困难和多动症的风险更高。接触溶剂的孕妇产下的孩子与未接触溶剂的孕妇产下的孩子可表现出"巨大"的差距,因此研究认为,溶剂对人体的危害远超过人们从前的认知。

本章内容已获《孕前和孕期应了解的毒物(Identifying Toxic Risks Before and During Pregnancy)》的作者 Noah Chalfin 的授权进行改编。该文章于 2002 年由位于美国加州职业道德和有毒物质研究中心的 Marc Lappe 和 Noah Chalfin 共同为美国出生缺陷基金会所写。

Ⅱ

孕期接触毒素的后果

> "目前我们过分依赖新药和更强效的药物治疗来解决生育问题。但如果孕育下一代的身体遭受的是环境污染物的破坏，那么做什么也许都于事无补了。"
>
> *Alan E. Beer* 博士

胎儿的生存完全依靠母体，母体血液受到污染时，有害化学物质就可能进入胎儿体内，影响其正常的生长发育。胎儿的中枢神经系统对有毒物质极其敏感。小分子量化学物质可通过被动扩散进入胎盘，其扩散速度取决于化学物质的浓度和类型。水溶性化学物质可在孕妇体内驻留较长时间，这进一步提高了毒性。胎儿由于尚无分解代谢人工化合物的能力，所以更易受到有毒化学物质的侵害。美国环保局(EPA)在 2003 年提出，致癌物质对胎儿的影响约为成年人的 10 倍。

食品和饮用水中残留的农药和化肥，以及药品和生活用品中的有害化学物质均可通过胎盘进入胎儿体内。2005 年美国环境工作小组对参与者的脐带血进行检测后，发现了 287 种化学物质。调查报告总结说，美国未出生的孩子是"泡在汞、汽油副产品和农药等化学物质中的一代"。

尽管大多数行业都有适用于成年人的化学品安全标准，但不一定适用于胎儿。接触"安全"剂量时，母体或许不会因此造成伤害，但胎儿由于身体太小，化学物质的浓度可高出母体的数千倍，"安全"剂量也就变成了"危险"剂量。

美国国家统计局的数据显示，美国有 3%～5% 的婴幼儿伴有先天缺陷，也是目前导致婴幼儿死亡的首要原因。目前已经确认的婴幼儿先天缺陷已超过 3000种，4 岁以下的儿童死亡中有 13% 由此引发，这些问题还可导致终身残疾和行为障碍。早熟、肥胖、注意力缺陷障碍(多动症)、男孩女性化和女孩男性化等问题，都与母亲孕期以及儿童成长早期接触有毒物质有关。

例如，荷兰科学家发现，孕期接触多氯联苯的孕妇所产的男孩更易产生"女性化"行为，而女孩则更易产生"男性化"行为。二噁英类物质则会在使男婴女性化的同时，使女婴"更女性化"。因类雌激素化学物质导致雌激素过剩的女婴在出生时虽可没有任何异常，但这些化学物质对卵泡细胞的损害可使未来排卵问题的发生率提高，同时也更易患乳腺癌。

男婴血液中雌二醇水平的升高会刺激体内 TGF-α(转化生长因子-α)的过度释

放,从而导致内分泌介导的癌症。其他相关疾病还包括低睾酮水平引起的男性生殖器缺陷和精子数量减少。事实上,早在胚胎发育的第1个月,相关的各种病症就已经开始出现,科学家们给这些病症起了一个统称——"先天性睾丸发育不全综合征"。

癌症是美国1~20岁人群的首要死因。美国环保局(EPA)在其《致癌物风险评估指南》中指出,癌症人群中有50%是在2岁前发病的。由于幼童的疾病一般不是由生活方式所导致,因此,大多数儿童期癌症被认为与其出生前和出生后一段时间内非自愿接触环境毒素有关。

英国于2005年1月发表了一份关于环境污染对儿童健康危害的报道。在这份报道中,伯明翰大学的John Knox教授将未成年癌症患者的出生地与地图中重工业和道路污染重灾区的所在地进行对比后发现:"工业污染区附近出生的孩子在成年前死于白血病或非血液系统癌症的概率比非污染区的孩子高20%。"如此看来,当污染物进入母体并通过胎盘传递给胎儿时,癌症就已经开始了。

婴儿出生后,可进一步通过婴儿乳液、面霜、爽身粉、洗发水、沐浴露、食物、饮料、洗涤用品和香水等各种渠道继续摄入毒素。此外,婴儿的皮肤比成年人的皮肤更薄、通透性更好,因此毒素更容易透过皮肤进入婴儿体内。在婴儿的日常护理中,通常会从头到足使用各种护理产品,即使这些产品上标注着"有机""纯天然""无刺激"等字样,仍可能含有人工合成的防腐剂和柔软剂。这是因为护理产品只需含有一小部分天然或有机成分即可冠以这些名头,与食品不同,后者需含95%以上的有机成分才可称之为有机食品。这些物质经皮肤吸收进入婴儿体内后,在神经髓鞘、脂肪、大脑等全身各组织器官中蓄积,对婴儿造成潜在的伤害。

许多成年期疾病在儿童时期就已埋下了病根,如癌症和生育障碍。由于儿童代谢与排出毒素的功能尚未发育完全,许多孩子体内长期存在可致病的有毒化合物。野生动物慈善基金会(WWF)在2004年的一份报道中提到,通过对参与研究的儿童进行血检后发现,这些孩子(最小的只有9岁)体内可检测出75种有毒化合物,其中一些新型化合物的浓度较其祖父母高很多,还有一些化合物甚至是在这些孩子出生之前就已被禁止使用,包括杀虫剂、多氯联苯、阻燃剂、邻苯二甲酸盐和人工香料等与癌症、先天缺陷、低生育率以及神经损伤相关的化工品。

该组织发言人表示:"如果我们还不提高认识或采取相关措施,任由这些有毒物质继续被滥用,不仅会对我们这一代人产生危害,更会影响到下一代的成长。"

Ⅲ

吞噬我们健康的毒素

在即食食品(袋装加工食品)出现之前,我们通常都知道食物的具体食材是什么,产地是哪里。但今天我们吃下去的食品很多是食品工业的产物,加工过程中使用了大量的人造化学物质,但它们之间的相互作用几乎是未知的。

味精(MSG)和阿斯巴甜这两种调味品尤其受到人们的关注。味精是一种白色结晶状的增味剂,常在中餐店外卖食品、薯条(或薯片)、袋装汤料等加工食品中使用。有趣的是,味精原本是用来为实验室制备肥胖症老鼠用的。因为喂食味精后,老鼠的胰腺可以产生比正常值高3倍的胰岛素。

目前认为味精与很多健康问题有关,包括神经系统损伤、神经退行性疾病、激素紊乱和代谢紊乱等。动物实验显示味精可导致不孕。从20世纪40年代开始,食物中添加的味精含量每10年就增加1倍。由于味精的形式多样(如水解植物蛋白和酵母提取物等),因此鉴别的难度很大。

阿斯巴甜(代糖)是一种人工甜味剂,在软饮料、食品、药品和各类标有"低卡路里"或"无糖"的甜食中使用。人体摄入阿斯巴甜后,其中的某些成分会转变为甲醛,而后进一步代谢为高毒性的甲酸。长期摄入阿斯巴甜可能会引起脑肿瘤、偏头痛、癫痫、慢性疲劳综合征、糖尿病和关节炎等疾病。

目前认为儿童在生长发育过程中食用食品添加剂可导致行为异常,如多动症。某些由相关行业提供资金的研究声称阿斯巴甜可安全食用,但大量独立研究则持反对意见。例如,一项为期2年的独立研究表明,阿斯巴甜与其他常见食品添加剂(包括味精、亮蓝 E133、喹啉黄 E104、食用色素等)相互作用会影响儿童神经系统的发育。并且多种添加剂联合使用比单一添加剂对神经细胞的损伤更大。

这项独立研究是由《纳米毒理学杂志》编辑、利物浦大学毒理学研究组负责人 Vyvyan Howard 完成的。他警告人们,"尽管目前认为单一食品添加剂是相对安全的,对神经系统的发育无明显影响,但多种添加剂的共同影响仍不明确。至今还没有标准的方法可用来分析有害物质的混合物,也不清楚人体内各种人造化学物质混合后会怎样相互作用。但已有迹象表明,多种添加剂混合使用对人体的危害更大。"

食品加工过程中会用到数千种食品添加剂,但仅有一小部分会在包装上列出。有些添加剂甚至没有经过充分测试就已获批使用,其中包括各类药物、氮化合物、化肥以及农业生产中使用的有毒物质。

我们知道，抗生素可扰乱人体的内分泌系统。同样的，在牲畜饲养行业，特别是家禽饲养中使用抗生素的现象也十分普遍。现在的奶牛都是一边吃着高蛋白的转基因大豆，一边注射着类雌激素和生长激素。在美国，为了使肉牛加速生长，高达 66.7％的肉牛需要注射或埋植激素（主要成分为雌二醇、睾酮和孕酮）。而欧洲已经禁止使用此类做法。

蔬菜和水果的种植过程也在使用可扰乱内分泌的农药，发达国家尤为如此。美国环境工作小组发现，商业化种植的水果和蔬菜受农药污染的程度最严重。2004 年，英国政府资助的农药残留监测委员会对 1089 种食物样品进行检测后发现，存在农药残留的比例达到了 34％，某些水果和蔬菜中的农药残留水平甚至是儿童食用安全标准的 3.5 倍。

我们的日常饮食中含有至少 30 种各类残留物质，包括人工化合物、生长激素、色素和转基因成分等，这些物质均可通过胎盘进入胎儿体内。

来自英国政府农药咨询委员会的 Howard 博士指出："我们目前还没有方法评估这些化学物质混合后对健康的影响，可能永远都不会有办法。如果要评估常见的 1000 多种有毒化学物质中每 3 种的混合作用，我们至少需要开展 1.66 亿个实验。但我们已经观察到了一些化学物质组合使用时的相互作用。因此，减少对这些物质的接触并尽可能食用有机食品就是我们目前唯一能做的预防措施。"

我们不能指望医疗行业某天会造出一剂"万能药"来解决所有的环境污染问题。我们必须尽可能对自身以及后代的健康担起一份责任。现在有很多书籍和网络资源可以帮助人们养成低毒的生活方式，比如使用无化学添加的清洁产品、洗浴用品和化妆品，以及食用有机、未经加工的食品等。下一章将详述如何减轻免疫系统的负担以及提高生育能力。

Ⅳ

不孕症的替代疗法

"虽然整体疗法不是我的专长,但我的许多患者在使用我的治疗方案的同时,也会考虑联合使用其他自然疗法。我认为,尽管单纯的自然疗法无法解决所有免疫问题引起的生育障碍,但患者应该知晓这些方法以供参考。

我们生活的世界已经充斥着各种污染物,或许在不久的将来,每一个备孕的人都需要先'排毒'。作为对我所倡导的生殖免疫疗法的补充,整体疗法和健康饮食都是很好的辅助治疗手段。"

Alan E. Beer 博士

Beer 医师的许多患者同时也在与位于英国伦敦的一位整体治疗师合作配合治疗。这位治疗师非常了解 Beer 医师的免疫治疗方案,因此可以为患者量身定制一套既可以提高免疫治疗疗效,又可以尽量消除药物副作用的整体治疗方案。

这位治疗师名叫 Zita West,是 *The Zita West Pregnancy Program and Fertility and Conception* 的作者。她擅长运用实际可行的整体治疗法为患者实现更加健康的身体状态。

Zita 认为,生活在这个充满压力和有害物质的世界中的我们,在受孕前应该净化身体,将体内的污染物清除干净。以下是她的一些观点,可以帮助免疫治疗患者和试管婴儿患者提高身体素质和妊娠成功率。

自然免疫疗法

Zita West

在生殖免疫领域,Beer 医师已经可以算是经验丰富。但这一领域仍然争议不断,许多医师对其中涉及的治疗方法和药物依然持反对态度。该用哪种方案治疗?该找谁治疗?患者往往会不知所措。至于生育问题为什么变得越来越普遍,找到答案前或许还有很长的路要走。

　　我常帮助 Beer 医师的患者提高治疗效果，因此我很清楚他在试管婴儿和免疫治疗期间所使用的药物。这些药物一般都用于临时解决问题，大部分患者在成功生产后，都应停止使用这些药物。免疫系统和身体的其他器官一样，都会受到身体营养不足或失衡的影响。我们应该找出这些破坏免疫系统的不利因素，重建免疫平衡。

　　即便心力交瘁，也不一定能怀上孩子。怀孕是一个自然而然的渐进过程，需要身体的平衡与心情的愉悦。而营养则是这一切的基础。

　　免疫治疗的目的是使患者在孕前的关键时间段内达到一个暂时的平衡状态，有时甚至需要在整个孕期保持这一状态。治疗期间，我们可以通过合理的营养摄入以及整体疗法调理身体。最终，身体就可以达到适合怀孕的状态，这同时也说明身体达到了健康的状态。

健康饮食

　　我的女性患者中有许多饮食习惯很差，还酗酒，生活压力也很大。人体的内分泌系统和免疫系统受食物的影响很大。如果我们的身体每天在忙于清除化学物质和防腐剂等垃圾的同时，又在不断摄入这些东西，久而久之体内的重要营养物质就会逐渐被消耗殆尽。因此，对于患不育症患者，主要应注意以下几点。

1. 恢复消化功能
2. 平衡血糖水平
3. 平衡酸碱度
4. 排毒

　　一些正在接受免疫抑制治疗的患者会问我："你让我们吃的这些健康食品不是会增强免疫系统功能吗？那不会和现在的免疫抑制治疗相矛盾吗？"我认为回答这个问题的最好方法是告诉你人体免疫系统是如何处理摄入体内的物质的。

　　烟、酒、咖啡、加工食品、高糖高脂食物都会消耗人体的免疫系统。这是因为血液中的白细胞需要不停地应付体内的各种毒素和有害物质。换句话说，此时的免疫系统始终处于过度疲劳和过度活化的状态。久而久之，人体的免疫系统会因消耗过度而出现异常，并失去区分健康细胞和外来入侵物的能力。人体免疫系统处于过度活化的状态时，还会同时产生过量的炎性细胞因子，从而导致自身免疫性疾病、心脏病、疲倦和内分泌紊乱等慢性健康问题，甚至可能影响寿命。

　　在身体缺少必需的营养物质时，人体的内分泌腺会发出信号，提示身体摄入食物,而更多的食物会使本已疲倦不堪和体重超标的身体雪上加霜。结果就是你吃进去的不健康食品越来越多,免疫系统也变得越来越差。汽车尾气、日化品等人工合成品中的毒素会堆积在我们的脂肪和分泌物中,这为感染、自身免疫性疾病和慢性疾病的发生创造了条件。毫无疑问,这些毒素中没有一样有对生育有利。

因此,我们在说健康饮食"增强"免疫系统的时候,我们实际上是在说这些健康饮食不会给免疫系统增加额外的压力。健康饮食会使你的免疫系统处于一种稳定、平衡和高效的工作状态,而不会被大量的不健康食品和有毒物质压得不堪重负。

Beer 医师的免疫疗法能在短时间内起效也是基于同样的原理,同样是调节免疫反应,同样是调节白细胞的活性。这种治疗可以暂时压制免疫系统的"火力",给身体争取到休息的时间,使细胞得以修复,并使身体重建正常的内分泌节律。

然而,这种免疫疗法需要用到大量的药物,因此无法终身治疗。为了让身体在治疗后依然可以控制炎性免疫反应,我们应当认真考虑该吃什么的问题。健康饮食可以惠及每一个身体细胞,还可控制自身免疫性疾病的发展。Beer 医师的一些患者在食用"促进免疫活化"的食品后,NK 细胞活性过高和子宫内膜异位症的问题加重,而在停止食用这些食物后,她们的细胞因子比值回归到了健康水平。

我不是一个喜欢被别人牵着走的人,遇事我似乎总喜欢先说个"不",可以说我的潜意识就写着反叛二字。因此,我也只会告诉你哪些物质会影响生育能力以及如何影响,至于是否减少摄入或停止摄入,决定权在你自己。自己的生活方式自己做主,吃自己爱吃的食物,遵循适合自己的饮食计划,不必强迫自己吃不喜欢的食物,哪怕是健康食物,也不要因为偶尔喝了一杯咖啡就惩罚自己。生育障碍患者不应该把生活中所有可以带来快乐的东西都抛弃掉,因为那样的生活不仅无趣,还很悲惨。

首先,忘记"卡路里",先考虑"营养"。吃自己买得起的最好的、最新鲜的、最健康的、最保持食物原貌的食物(最好是有机食物),比如新鲜的鱼、肉、水果、蔬菜、坚果、全谷物、豆类和植物籽。快餐、长保质期蛋糕、馅饼、薯条和速食品通常都是深加工食品,含有香精等化学添加剂,这些食品会对肝脏造成负担、干扰内分泌并使免疫系统进入疲劳状态。

有一件事我认为需要格外强调,那就是咖啡成瘾问题。每天饮用一杯以上的咖啡会使受孕所需的时间延长最多50%。目前认为咖啡因与流产和低出生体重儿有关。从药理学上来讲,咖啡因与可卡因和安非他命类物质同属于一类,都是兴奋剂。

咖啡因能够刺激身体产生皮质醇,皮质醇可提高压力水平并与孕酮竞争受体,造成体内孕酮这一重要激素水平的不足。皮质醇还会限制受孕所需的铁和镁的吸收。由于加工方式的原因,我认为低咖啡因咖啡对免疫系统的危害并不比正常咖啡小。已有研究表明,低咖啡因咖啡与类风湿关节炎的发病有关。如果只是为了提神,何不试试喝茶呢?

软性毒品(娱乐毒品)和香烟毫无疑问都绝对不能碰。这句话看起来似乎是常识,但真的有很多患者以为偶尔吸一吸可卡因对生育能力没有影响。我可以明确地告诉你:会! 可卡因可引起输卵管病变,使精子无法与卵子结合,严重情况下还会导致胎儿的先天缺陷。可卡因还可显著提高身体的炎性免疫反应。这种毒品除了与不孕症关系密切外,孕早期吸食该毒品的孕妇患胎盘早剥和早产的风险还是健康孕妇的 2 倍。

香烟中至少含有 30 种影响生育能力的化学物质,这些化学物质可使子宫内膜变薄,还可降低血液中的氧气含量。吸烟可直接导致内分泌紊乱,进而抑制排卵。你知道吗? 烟民的生育能力可比非烟民低 30%~50%,吸烟还会使生育年龄缩短10 年以上。

香烟中的毒性碳氢化合物可使高质量卵子的数量减少、降低胚胎着床率、增加胎儿染色体畸变的风险,从而降低试管婴儿的成功率。吸烟还有促炎症作用,可导致血栓形成,这也是烟民的妊娠并发症远高于非烟民的一大原因。真想要孩子的话,就戒烟吧。

如果你认为大麻是香烟的"安全"替代品,那我也有坏消息告诉你。大麻中的四氢大麻酚(THC)——也就是让你"嗨"起来的物质——对卵巢中发育的卵子具有毒性,可引起染色体畸变。孕期吸食大麻同样可能对胎儿造成严重的危害。

最后再说说酒。紧张的一天结束后,小酌几杯红酒的确可以让你放松下来。但从生育和整体健康方面考虑的话,最好是少喝,或者干脆不喝。酒精可刺激TNF-α 的产生,进而影响生育能力和妊娠结局。有研究表明,试管婴儿前的 1 年,每天饮 1 杯酒可导致卵子数量减少,还可导致卵子受孕率降低。

要知道,但凡是进入我们身体的外来物质,我们都会一视同仁,予以消灭,这当然也包括我们主动摄入体内的有毒物质。消灭有毒物质的过程所带来的炎性反应可引起从不孕到严重慢性疾病等一系列健康问题。

不健康饮食

丑话说在前面,如果你是个甜食爱好者,还对牛排和薯条这类食品情有独钟的话,接下来的内容可能会让你开心不起来了。研究表明,美国人平均每年会摄入154 磅(译者注:约 70kg)的糖,其来源包括糖果、糕点、番茄酱和汤等,但最大的来源则是软饮料。这里所说的糖也包括蔗糖和葡萄糖等糖类物质。我们应当尽量少吃或者不吃这些高糖饮食。

不过说起来容易做起来却不见得。食用由精制糖制作的糕点和饼干等甜点后，体内会释放胰岛素并降低血糖水平，同时促进大脑中 5-羟色胺的分泌，有助于提高情绪和放松心情。因此，我们很容易对由糖、脂肪和精麦粉制成的食品上瘾，因为这些食品中的纯糖类给人体带来的欣快感最强烈，尽管效果仅会持续 1～2 小时。然而和所有的瘾一样，在欣快感结束后，这些纯糖类也会使 5-羟色胺的水平骤降。

此外，人体细胞需要始终维持在弱碱性才可以正常运作，而糖类物质却会酸化血液。大量摄入糖类物质还可导致微量矿物元素铬的流失，这会进一步加剧身体对糖类物质的向往。总之，充斥着饼干、糖果和蛋糕的饮食会助长免疫系统紊乱、内分泌系统紊乱和矿物质流失。如果你能戒掉这些"戒不掉"的食物，你将朝着提高健康和生育能力的方向迈出重大的一步。

摄入过多的红肉也会促进炎性反应。红肉包括牛肉、猪肉、羊肉和肉罐头、香肠、汉堡、腌熏肉（包括火腿和培根）等加工肉类。一项涉及 2.5 万人的研究表明，大量食用牛排、汉堡和羊肉可能是关节炎的一个独立危险因素。红肉中的高胶原蛋白含量会导致易感个体发生胶原蛋白过敏以及产生抗胶原抗体。大量食用红肉，特别是加工肉类，也与肠癌、乳腺癌和胰腺癌发病率的提高有关。牛肉烧烤中含有烧焦的肉质和氧化糖，相比于纯红肉，更易造成体细胞的突变，因此这类食品对人体的危害尤其严重。

脂肪的选择同样至关重要。现代饮食中常缺少 ω-3 必需脂肪酸（EFAs），而 ω-6"坏"脂肪酸却过剩。这种不平衡可导致炎性自身免疫性疾病在内的多种病症。ω-3 脂肪酸对健康至关重要，因为有确凿证据表明 ω-3 可抑制炎性免疫活性。ω-3 的最佳来源是未经提炼的植物油（如有机初榨橄榄油和牛油果）和油性鱼类。

有机奶酪、奶油、牛奶和黄油等有机乳制品中的 ω-3 脂肪酸含量都比非有机乳制品高。尽管如此，食用这类食品时仍应注意节制，因为这类食品中的反式脂肪（氢化脂肪）含量过高，可产生促炎症作用，并可导致糖尿病和心脏病。

总结一下，标有"低脂""无糖""低卡路里"等字样的食品通常都含人工甜味剂、代糖等化学添加剂。几乎所有的加工食品和饮品都含人造成分，都可能给免疫系统带来负担。

应少摄入或不摄入的

红肉、熏肉和腌肉

植物油（ω-6 多不饱和油，如葵花油、玉米油、大豆油、藏红花油）

氢化油或部分氢化油

人造黄油

油炸食品

盐

酒

咖啡

糖类和高果糖玉米糖浆

右旋糖类（玉米糖、葡萄糖）

精制谷物（如精面和精米）

饼干、糖果、蛋糕

加工食品

所谓"健康"的加工食品和饮料

平衡免疫系统，提高生育能力

说了这么多不能吃的，那我们应该吃什么和喝什么呢？我做过一些健康饮食指南，但总结起来就是吃营养丰富的"真"食物（天然食物）。每日饮食应包括 5 种果蔬，以及足量饮水。饮食的大方向是摄入多种蛋白质、糖类和"健康"脂肪，使人体获得持续且稳定的能量，而不会造成血糖水平的过大波动，从而避免内分泌和自体免疫性病症的发生，进而提高生育能力。这一饮食原则对于血糖水平失衡的人尤为适用。

购买食材时，你的购物清单中应该有这些东西：新鲜果蔬（可生吃，也可通过烤、蒸、炒做熟）、豆类、坚果，以及土豆、米、意大利面、面包、燕麦、全麦和早餐麦片等富含可溶性膳食纤维的食物，可降低卒中的风险。糖类的选择方面，建议多买"深色和粗糙"的，少买"浅色和光滑"的，因为更天然的食物可减少肠道对胆固醇的吸收，从而降低血液中的胆固醇水平。糖类是人体的基础燃料，对生育能力自然也是至关重要。

今天有许多女性因为害怕长胖，就认为糖类是不好的食物，而转向"高蛋白加低碳"的饮食模式。但其实以蛋白质为主的饮食可使身体产生毒素，影响胚胎的发育和生育能力。蔬菜、豆类和全麦等慢速消化的多糖类是最佳选择，因为它们富含膳食纤维和植物雌激素，可以降低血液中的胆固醇含量、调节肠道蠕动、稳定血糖、补充体力。

多糖类还能使身体更持久地产生快乐激素——5-羟色胺，让你身体健康、情绪稳定。绿色蔬菜、水果、全谷物、坚果和种子等多糖类中含有抗氧化剂和叶酸，有助于减缓血液凝固速度、调节免疫反应以及防止血栓形成。

蛋白质应占食物总摄入量的 10％～15％。我们需要蛋白质帮我们修复和更新身体细胞、产生激素、制造抗感染的抗体、生长肌肉，以及运送氧气和营养物质。适量摄入蛋白质还有助于女性制造高质量的卵子。健康的蛋白质来源包括奶酪、鱼、鸡蛋、白肉、扁豆、豌豆、坚果、糙米、燕麦片、小麦胚芽和种子。如果你打算放弃肉类和奶制品，则应该以鱼和蔬菜作为蛋白质的来源。

请努力试着让自己不喝咖啡和饮料，只喝白水——过滤过的自来水和玻璃瓶装饮用水都可以（塑料释放出的气体会污染水，未过滤的自来水可能含有氯化物和氟）。争取每天喝够 2L（8 杯）水。轻微脱水时，大脑不会发出口渴的信号，这会使脱水问题变得更加严重。此外，咖啡因或含乙醇饮料喝得越多，脱水的问题就越严重，并因此引发各种潜在问题。举例来说，脱水时，细胞周围会聚集更多的胆固醇以防止水分流失，这会使营养物质难以进入细胞，也会使细胞中的毒素难以排出。

如果你有血栓形成倾向，就更应注意避免饮水不足。因为脱水会使血液更黏稠，这不仅影响妊娠，还会造成严重的健康问题。脱水时，身体会将有限的水分分配给最重要的器官，如心脏和大脑，此时非关键器官（不会立即威胁生命的器官）就会因缺水受到影响，如卵巢和睾丸。

多饮水可以有效地帮助身体排出毒素，减轻免疫系统的负担。茶、蒲公英根煮水和压榨果汁都是很好的水分来源和排毒饮品。[需注意，100％纯果汁由于含糖量过高，饮用量应控制在每天 6～8 盎司（译者注：117～237ml），并建议用水稀释后饮用。]

我在帮助自身免疫性疾病患者做辅助治疗的过程中发现，增加饮水量、食用有机食品、戒掉咖啡因和糖、补充维生素和矿物质可以有效帮助她们控制症状和抑制免疫活性。一些患者仅仅通过改变饮食习惯就在短时间内显著提高了健康状况和生育能力。

应当摄入的（尽可能选择有机食物和饮品）

牛油果

（有机）乳制品（适度摄入）

蛋类

新鲜洋葱、大蒜和姜

新鲜蔬菜（大部分富含叶酸）

果汁和低脂水果奶昔

茶（如薄荷茶、玫瑰果茶、黑莓茶、覆盆子茶、桔茶、柠檬茶、洋甘菊茶；但不要喝紫草茶）

蜂蜜和糖蜜

瘦肉(适量)

白肉和禽肉

新鲜水果和果脯

橄榄油和橄榄

豆类和坚果

海鲜和鱼(尤其是油性鱼类)

紫菜

豆制品

麦芽和螺旋藻

全谷物和种子

重要提示:常见的致敏食物包括鸡蛋、花生、杏仁、榛子、核桃、大豆、小麦和咖啡豆。应根据自身情况加以避免。

补脑食品

ω-3 必需脂肪酸（EFAs）

研究证实，油性鱼类可有效调节免疫系统，其体内含有 ω-3 必需脂肪酸（EFAs）及其衍生物二十二碳六烯酸（DHA），具有抗炎作用。80％的女性饮食中缺乏 ω-3 脂肪酸，这可导致包括自身免疫性疾病在内的多种疾病。

科学人员发现，ω-3 脂肪酸含量丰富的饮食能显著降低自然杀伤细胞的活性，还可抑制 TNF-α 因子，从而减轻类风湿关节炎、子宫内膜异位症、银屑病甚至抑郁症的症状。ω-3 鱼油还可以提高子宫血流量，因此对存在血栓倾向的复发性流产患者也是个不错的选择。

先兆子痫、早产以及低体重儿的发病率提高与孕期摄入鱼肉不足有关。少量的 ω-3 脂肪酸就可以降低母体 Th1 型细胞因子的产生并可改善胎盘血流状况。营养物质通过胎盘和哺乳传给胎儿后，可促进胎儿脑部和中枢神经系统的健康发育。

三文鱼、鳟鱼、金枪鱼、鲱鱼、鲭鱼和沙丁鱼都是富含 ω-3 脂肪酸的鱼类，其中的一些还能买到有机品种。由于烹饪会破坏 ω-3 脂肪酸，加上某些鱼类受到了汞的污染，你也可以考虑 ω-3 含量在 65％～75％ 的药品级鱼油，这种鱼油的 ω-3 浓度和纯度都高于普通鱼油。

素食者也可以从植物中摄取 ω-3 脂肪酸，如亚麻、南瓜、芝麻、牛油果、核桃、橄榄、绿叶蔬菜、大豆、菜籽油、橄榄油和亚麻籽油等。但有证据表明，植物来源的 ω-3 脂肪酸对健康的促进作用不及鱼油。

由于鱼油具有稀释血液的作用（1g 鱼油的抗凝血作用与 1/16 片阿司匹林相当），因此接受肝素治疗的患者在服用鱼油前必须征得医生的同意。另外，由于鳕鱼肝油的维生素 A 含量极高，可能造成胎儿先天缺陷，因此最好在孕期避免服用。

黄酮类化合物（抗氧化剂）

自由基是氧气将脂肪和糖等食物转化为能量时的副产品。在这个过程中氧与氢结合形成水，但如果氧气在结合前发生了逃逸，就会形成自由基。空气污染、化学毒素和吸烟也会使体内产生自由基。

这些化学结构不稳定的自由基可以使细胞 DNA 发生变异，造成身体组织的结构和功能异常,进而刺激 TNF-α 细胞因子的产生,并导致关节炎、心血管疾病和癌症等退行性疾病。

久而久之,自由基带来的氧化应激作用会影响从卵子成熟、受精到胚胎发育的整个生殖过程。例如,如果卵泡液中出现自由基,卵子就会受到损害,当其中的氧化应激水平超过了安全水平时,就可能造成受孕失败。饮食中的抗氧化和促氧化成分可降低体内的自由基水平,并可促进 Th2 型细胞因子的产生,调节炎性反应。

黄酮类化合物是一类强抗氧化剂,广泛存在于水果和蔬菜中,它们可以逆转氧化反应造成的损害,并可延缓衰老以及提高整体生殖健康。它们还能增强维生素 C 的作用,提高血管壁的强度和弹性并减缓血液凝固速度。到目前为止,已发现的黄酮类化合物种类已超过 4000 种。

对生殖健康有益的强抗氧化剂包括锌、姜黄和葡萄籽提取物。但每天吃 5~8 种有机果蔬即可保证足够的抗氧化营养素。

例如,红葡萄酒、葡萄果汁和蔓越莓果汁中含有一种叫作槲皮素的抗氧化剂。每天喝 3 杯紫葡萄汁所产生的预防血栓效果与低剂量的阿司匹林相当,且没有副作用(接受抗凝治疗的患者服用前请遵医嘱)。白藜芦醇是在葡萄中发现的另一种化合物,具有抗炎、抗氧化、抗肿瘤和免疫调节的作用。

鲜姜可降低 TNF-α 等促炎因子的活性,因此印度的阿育吠陀医学中广泛使用鲜姜治疗自身免疫性疾病。鲜姜还可预防血栓形成以及降低胆固醇。

菠菜也是一种极好的免疫调节剂,可以降低促炎性 TNF-α 和 TNF-β 的水平。西红柿也含有谷胱甘肽和类胡萝卜素等抗氧化剂,有助于平衡免疫功能。最新研究表明,每天喝一杯西红柿汁可以使某些炎症标志物的水平降低 30% 以上。牛油果也含有消炎成分,很久以前就被人类用于缓解骨关节炎的症状。

柑橘类水果中含有抗氧化和保护心肌的成分,另外还含有一种叫作川陈皮素的成分,据文章描述,川陈皮素具有与地塞米松等类固醇药物相似的抗炎作用。大黄除具有强效清除自由基的能力外,还能舒张血管、抑制血管炎症。

最后,洋葱和大蒜是硒的主要来源,硒是一种强抗氧化剂和免疫调节剂。大蒜中含有大蒜素和半胱氨酸,能够调节 TNF-α 的免疫应答。大蒜也富含可"稀释血液"的物质,有助于保持冠状动脉的畅通。剁碎或压碎并烹饪后的大蒜可减少血小板的黏性。研究表明,每天吃 3 瓣大蒜(或同等剂量的提取物)可降低胆固醇、预防血栓。此外,大蒜还有调节血糖、抵御环境毒素、杀灭细菌和真菌的作用。

其他富含抗氧化剂的果蔬包括西兰花、蓝莓、李子、黑莓、波森莓和石榴(石榴果汁的抗氧化能力甚至比绿茶更强)。

Zita West 的"整体免疫疗法"

我为免疫介导的生殖障碍患者量身定制了一套辅助治疗方案，包括排毒、淋巴引流和电针疗法三个环节。排毒环节将身体中多余的分泌物和淤血排出。淋巴引流环节将沿着淋巴流动的方向按摩你的皮肤，达到清除废物的效果。最后通过电针（灸）疗法激活体内的元气。

排毒

膳食疗法辅助治疗免疫问题时，对身体做一次全面排毒至关重要。在试管婴儿或自然受孕前，我建议做一次肝排毒。肝是身体的"过滤器"，用以应对各种毒素和化学物质并处理代谢内无用的激素。如果肝脏持续处于高负荷状态，体内的农药、除草剂、食品添加剂和咖啡因等有害物质就无法有效的从血液中清除。

机体在处理蓄积在体内（尤其是在结肠和脂肪细胞中）的毒素时，会引起一系列副作用，如水潴留、头痛和恶心。每天补充适量具有抗炎效果的水飞蓟可保护肝，使其免受农药残留物的影响并可修复受损的肝。

整个排毒过程可持续 10 天，在此期间，应避免进食肉类、咖啡、乙醇、小麦和乳制品，以免刺激胃肠道，增加其通过性，使毒素得以趁虚而入进入血液。合理的膳食可将体内有害的化学物质和矿物质螯合、清除，从而恢复免疫系统和内分泌系统的平衡，为孕育生命创造条件。

螯合疗法指的是通过将螯合剂与有害物质结合，将其从体内清除的过程。它能去除体内的动脉斑块、钙化物以及（导致自身抗体产生的）有毒金属（如汞）。例如，维生素 C、果胶（苹果、梨和香蕉中的成分）、新鲜大蒜、洋葱、豆类和鸡蛋等富含硫的食物可以清除铅。胆碱和卵磷脂也是螯合物，可以与食物一同服用。胆碱是磷脂的组成元素，后者对细胞和脏器的正常运作十分重要，其来源为食物，主要为鸡蛋、鱼、豆类、坚果、肉类和蔬菜。

小球藻是一种营养丰富的淡水藻，可以与汞等重金属和化学物质结合，最后通过粪便将螯合物排出体外。水果、蔬菜、全谷物、燕麦和豆类等高膳食纤维食物也可将毒素"打包"清理。新鲜的香菜是（大脑和脊髓中）汞、铅、铝和锡的清道夫，它可将这些物质转移到身体的其他区域，在那里被小球藻等金属结合剂一并消灭。麦草汁和螺旋藻汁等富含叶绿素的绿色果汁也可以螯合有毒金属。

绿茶、维生素 A、维生素 C 和维生素 E 都是强抗突变物质，可以减少污染物对身体的伤害。绿茶还可以减少人类卵子的 DNA 损伤。每天喝 2 公升水,偶尔喝一些茶、果茶、蔬菜汁、水果汁,这些做法都可以帮助肾排毒,使身体保持舒畅健康。

出汗也是排毒的重要途径,提高运动量可加速汗液的排出,并可改善血液循环、提高组织的携氧量。此外,在烹饪时,应尽量使用不锈钢厨具,避免使用带有不粘涂层的厨具,以减少重金属的摄入。

对妊娠有益的微量元素

人体需要多种重要营养物质以维持健康,其中的一些对提高生育能力尤为重要,它们可以改善血液循环、促进细胞代谢以及控制不必要的炎性反应。人类本应从食物中获取所有必需的营养物质,但由于现代社会的量产食品中常缺乏一些必要的矿物质(购买有机食品的原因之一),我们有时仍需通过膳食补充剂对其进行补充。尽管如此,请记住,膳食补充剂不可代替不良饮食习惯。

研究表明,连续服用膳食补充剂 14 个月的女性更易受孕。此外,研究还发现抗氧化剂、复合维生素和氨基酸类保健品可平衡内分泌、促进卵子生成和提高精子质量。高质量的维生素和矿物质复合产品可以提供全面且均衡的必要营养物质。接受免疫治疗的女性患者格外需要补充某些维生素与矿物质以减轻药物造成的副作用。例如,使用皮质类固醇的患者需要补充维生素 C,而使用肝素的患者需要补充钙、维生素 D 和镁。

请注意:为避免与现有治疗药物产生相互作用,患者务必应遵医嘱服用膳食补充剂。一种维生素过量可能会造成另一种维生素缺乏,对孕妇和胎儿均会产生不良后果。孕期和哺乳期内,除了医师要求服用的膳食补充剂外,不应再额外服用。

针 灸

"电针(灸)疗法是一种深度按摩,疗效值得肯定。我的一些患者在接受 5 周以上电针疗法后,自然杀伤细胞水平得到了改善。还有文章显示,电针疗法可以改善血液循环和放松精神状态。我认为这是一个很不错的免疫治疗辅助项目。"

Alan E. Beer 博士

在平衡各脏器功能、促进气血流通和调节炎性自身免疫活性方面，针灸早已得到了广泛的认可。一些自身免疫性疾病患者反映，针灸可以明显改善她们的症状。我强烈建议存在免疫和生育问题的患者寻找熟悉这两种疾病的针灸师为你行针。

中医注重脏腑间的气血运行，其运行的通道称为经络。行针时，针灸师会将可导电的毫针插入分布在经络上的特定穴位中，再通过微弱的脉冲电流加强对穴位的刺激，达到更好的治疗效果。通过这种细微又相对强烈的刺激，电针疗法可改善肾、脾和肝的功能，从而提高生育能力。

针对相应的穴位，针灸可以调节月经周期、改善排卵、提高促卵泡激素水平和治疗子宫内膜异位症。针灸被认为对试管婴儿患者尤其有益，曾有文章指出，针灸可促进卵泡发育、提高卵子质量以及促进胚胎着床。另有研究表明，针灸可改善卵巢和盆腔部位的血液循环，对多囊卵巢综合征（PCOS）患者非常有帮助。

淋巴引流法

"我的患者常会将草药、深部按摩和针灸作为孕前免疫治疗方案的辅助项目。这些排毒和减压项目的确有益身心。我建议备孕患者从备孕前 1 个月开始使用这些辅助项目，一直坚持到怀孕报告结果出来。"

Alan E. Beer 博士

淋巴系统是由淋巴器官、淋巴结、淋巴管组成的一个网状系统，既能产生淋巴液，又可将多余的体液从组织引向血流中。淋巴液质地透明，由富含白细胞的血浆制成。疲劳、紧张、应激、缺乏体育锻炼以及摄入食品添加剂等因素可造成淋巴回流淤滞甚至停止，从而引起体内毒素蓄积，造成各种健康问题，并可影响生育能力。

与血循环系统不同的是，淋巴系统中没有泵和阀门，无法将淋巴液推送至身体和器官形成循环。它的流动完全依赖于运动等其他形式的刺激。淋巴引流法就是通过促进淋巴管收缩主动协助淋巴液回流。每天散步或跳蹦床半小时也有助于淋巴液回流，帮助淋巴液和其中的蛋白质和废物进入血液，通过这样的方式将体内的毒素交由肾清出体外。

淋巴引流法有助于恢复激素和神经递质的平衡、调节月经周期、促进消化以及减轻经前期综合征的症状。需要注意的是，作为一种深部按摩项目，备孕期排卵日、试管婴儿胚胎移植前 24 小时内以及胚胎着床期均应避免使用淋巴引流法。

调剂身心

对许多不孕症患者来说，反复怀孕未果势必会带来巨大的挫败感和焦虑感。而持续高压的心理状态会导致皮质醇水平长期居高不下，从而导致孕激素水平下降并使身体进入一种雌激素主导的状态，继续发展下去还可出现免疫功能失调和免疫疾病。已有研究发现，皮质醇水平异常与血糖水平升高、腹部脂肪堆积、失眠、心脏病、过敏和自身免疫障碍等多种病症有关。

要想为不堪重负的免疫系统减压，我们可以将健康饮食、健康生活方式与身心调剂配合进行。后者包括催眠疗法、正面思考法和冥想，可帮助你发现和排解负面情绪，代之以乐观的态度生活。此外，心理咨询也可以帮你减轻心理负担。

运动（尤其是与深呼吸相结合时）具有很好的抗炎效果，同时能够提高 5-羟色胺的水平。热水澡、读书、听音乐等简单愉快的活动都可以帮助你舒缓身心。瑜伽、太极和香熏按摩等活动同样可以提高幸福感。哪怕只是定期进行深呼吸、每天半小时的散步或是进行一些低强度的锻炼（如游泳），都会让你焕然一新。保持积极、主动的生活态度，并且善待自己，这些都会使你生活的更健康、更快乐，当然也会让你的身体更"好孕"。

致　谢

Alan E. Beer 博士

我衷心感谢我 47 岁的妻子 Dorothy，她是我们俩 4 个已经成年的孩子的母亲和 10 个孙子、孙女的祖母。我不知花了多少时间在这台计算机上，尽力去帮助那些被患免疫性不孕症和流产折磨的人，尽管其中很多都没有成为我的患者。但 Dorothy 对此毫无怨言，一直微笑着为我分担着生活中的琐事。感谢她的陪伴，让我在获得工作带给我快乐的同时，也体会到了为人父母的快乐。

我还想特别感谢 Chris Sanow。没有她的帮助、支持和对细节的关注，我的工作就不会进展得如此顺利。Chris 是一位持证医学检验师，我在美国加利福尼亚的门诊开张后，她就一直是我的同事，也是在她的帮助下，我的免疫治疗方案才得以实现。我认识 Chris 时，她还是我的患者，当时她深受复发性流产的折磨，经过免疫治疗后，生下了一个漂亮的男孩。

我们的门诊每个月都会接到 1000 多个电话，Chris 总是能用最尽职、体贴和温柔的方式对待每一位患者。在面对患者情绪失控、电话和传真机也响个不停的时候，她总是能够控制住局面，干净利落地处理好每一件事。真的可以称得上临危不乱、面面俱到。没有人比她更了解我的免疫治疗理念。在我所有一起工作过的同事中，没有一个人像她这般敬业、智慧和干练。

Betsy Ross 为美国做出了第一面国旗，Eleanor Roosevelt 起草了《世界人权宣言》，而说到生殖免疫学在公共领域的普及，就不得不提到 Jane Reed 和她倾全力管理和维护的雅虎群组。我与 Jane 初次见面的时候，她还不太了解互联网，那时的她只是一个被反复流产摧残到天旋地转的人。她和她的丈夫表面上看起来与常人并无不同，但内心却已被流产带来的伤痛与失望折磨得支离破碎。我能看得出来当时 Jane 内心的困惑，也看得出她想明确流产原因的迫切愿望。你应该已经在之前的章节读到过 Jane 的故事。而在她的群组中，同样有许许多多像她一样的患者，也读到过她的故事、得到过她的帮助。

Jane 现在每天都与 Chris Sanow 和 Julia Kantecki 一起通过电话和邮件为新、老患者解答问题并帮她们了解我们的生殖免疫治疗方案。能够邀请到 Jane 帮我合著本书我感到十分荣幸。Jane 逐字逐句地审阅过这本书的初稿，然后将其中"不太容易看懂的语句"修改成了读者容易理解的说法。我衷心感谢她夜以继日的付出。谢谢你 Jane，也谢谢你的丈夫和家人对你无私付出的支持。

曾有人说过"知识改变命运"，这句话对我的意义更大。Julia 就是活生生的例子。她历经艰辛后得到的无价之宝——她的宝贝儿子 Thomas——真的改变了她的命运，也激励了她将自己从治疗、重拾信心直到再次站起来的故事分享给全世界。我曾见过 Julia 漫步在美丽的英式花园中，她用大手拉着宝贝的小手，那一刻仿佛能从他们身上看到幸福的光芒散发出来。我还记得多年前她带着孩子来到我家，我拿出我自己的孩子们当年的玩具给他们玩的样子，这些玩具当年的小主人都已经有了自己的孩子。当看到 Julia 面前堆积成山的稿件时，我才意识到这本书从无到有的工作量有多么巨大。是她的全心投入和助人为乐的使命感让这本书呈现出了最好的样子。

在本书的编写和生殖免疫工作的过程中，我们有过欢乐也有过泪水。能与这样一位智慧与勤奋的朋友共事，我感到十分荣幸。

我想怀着谦卑的心情感谢 Christo Zouves 医师为本书写的前言，在我的心中，他是一位"巨人"，能够与之相识是我的荣幸。没有一位生殖内分泌专家像 Christo 和他的同事那样对我的疗法给予过如此多的帮助和支持。在我最艰难的时刻，正是这样的支持才让我得以支撑下去。此外，在 Lesley Regan 等英国名医大肆宣扬生殖免疫学是个骗局的时候，Mohamed Taranissi 先生和 George Ndukwe 医师始终站在我的一方，并在我的指导下，将生殖免疫疗法植根于英国伦敦和诺丁汉。正是有了他们的努力，才让许多欧洲的患者能够享受到为人父母的快乐。

最后，我想感谢一位了不起的益友，一位在全世界备受尊重的良师——已故的我的前同事 Rupert Billingham 医师。他曾是我的导师、研究合作者和最要好的朋友。我们对免疫系统的工作机制有着相同的理解和认识，我们都认为胚胎更像是移植物。我对他的崇敬从未停止过，他一定也会为这本书感到骄傲。

敬"Bill"——对生殖免疫学的爱永存。

Alan E. Beer 博士

合著者言

这本书耗时数年，其间得到过许多人的帮助，我想特别感谢他们。我亲爱的丈夫，我爱你。谢谢你的陪伴，谢谢你在那些晚归的夜里给我的耐心。也谢谢妈妈和爸爸，谢谢你们的开明，谢谢你们的体贴照顾，谢谢你们一直在身旁。

Jane Reed，你总是有问必答，为我疗伤，给我力量，为我支招。谢谢你 Jane，没有你就不会有这本书。

能与 Alan Beer 共事是我的荣幸。他为人善良、用人不疑，工作中的他喜欢拿自己开玩笑，我觉得和他工作的每一分钟都很快乐。Beer 医师自始至终都能做到以人为本、平易近人，并且有求必应，令我钦佩不已。

最后当然少不了我的宝贝儿子 Thomas，你是我所做这一切的理由。我想让更多的人能体会到我抱你入怀时的幸福,让更多人感受到你给我带来的美好。我爱你,我独一无二的宝贝。

Julia Kantecki

谢谢你们,我亲爱的孩子们,谢谢你们在我对着计算机没日没夜的工作时给我的理解。谢谢你,我亲爱的天才丈夫 Ed,谢谢你一丝不苟地帮我审稿,给我提出宝贵的意见。

我想把最真挚的敬意带给 Douglas 医师,谢谢你的倾听,谢谢你的远见,你是不孕症领域的骄傲。我还要感谢雅虎网生殖免疫互助群组,那里让我领略了知识的神奇力量,为我治愈了心灵的创伤,也被他人的故事深深地触动。

最后我要深深地感谢我的英雄,也是我的挚友 Alan Beer 医师。他不仅用高超的医术送给过我 4 个漂亮的孩子(Jessica、Robert、Jonathan 和 McKenna),更用他的热情和远见教会了我为真理而战的光荣。

谢谢你,Alan。谢谢你给我的力量。

Jane Reed

后　记

Alan E. Beer 博士

1937—2006

　　2006 年 5 月 1 日,也就是距离本书付印仅有几周时,Beer 医师不幸过世,享年 69 岁。一个伟大的生命在此时陨落,不知算幸运还是不幸。Beer 医师在生前看过了这本书的最后一稿,却没能亲眼见到最后的成书,可谓是造物弄人。我们都看得出他在完稿时的满足感,对这样一本忠实记录了他毕生心血的书稿,他心怀感激。他在最后的日子显得很平静,因为他知道会有这样一本书作为他对后人的馈赠。

　　2006 年初,Beer 医师一直梦寐以求的实验室终于落成,实验室的员工都是来自全球各地的顶尖专家。此外,他的生殖免疫诊所的患者数量自 2003 年开业以来几乎翻了一番。尽管工作量越来越大,但他从未考虑过退休,甚至连休息的时间都很少。他曾开玩笑说:"我得死在办公桌上。"没想到成真了。为那些痛苦的不孕和流产患者诊断、治疗并完成她们的梦想是 Beer 医师毕生的使命,他将这个使命一直延续到了生命的终点。而这正是 Beer 医师此生的成就——无论患者位于世界的哪个角落,现在都能够通过他创立的治疗方案得到帮助。

　　他将被千千万万的患者和医师怀念,他的献身和开拓精神令人感动。追求生殖免疫学真理的道路上,再也不会出现 Beer 医师这样不畏强敌的战士和高明远识的智者;也再也不会有一个医师可以像他那样对患者全心投入。

　　最后,我将引用林肯总统的一段文字作为本段的结尾,这也是 Beer 医师曾想分享给人们的一段话:

　　"且不说回应,要是我只是花时间去听那些对我的攻击,我就什么都不用干了。我需要做的就是竭尽所能地把事情进展下去,要是结果证明我是对的,那之前的攻击就都无关紧要了;要是结果证明我真的错了,就算站出来 100 个人替我说话也无济于事。"

Beer 医师的继任者言

Raphael Stricker 博士

Alan E. Beer 医师离世的消息让整个生殖免疫学界都感到震惊和悲伤。他在研究人员和临床医师中享有很高的威望，和我一样有幸追随他治疗理念的人从他身上学到了很多东西。

1990 年时我在美国旧金山儿童医院做专科医生培训。我当时的工作之一就是为复发性流产患者做淋巴细胞免疫治疗（LIT），后来我很快发现是 Beer 医师发明了这种先进的治疗方法，那也是我第一次听说 Beer 医师。

之后我听到了 Beer 医师在生殖免疫学会议上的演讲，他对复发性流产这一医学难题的远见卓识给了我深刻的印象。他所提出的封闭抗体和子宫细胞炎症的相关理论已经成为今天免疫性流产治疗的理论基础。这些是 Beer 医师的遗产，直到今天仍被人们广泛使用。

Beer 医师从事了一辈子生殖免疫的工作与研究，是我们所有人的恩人。尽管淋巴细胞免疫治疗（LIT）在美国遇到了监管问题，但 Beer 医师治疗复发性流产的方式依然疗效确切，并且十分超前。

接管他的工作后，我会继续在 Beer 医师曾铺设的道路上不断前行，目前工作的重点是推动淋巴细胞免疫治疗（LIT）在美国的复用。我希望通过 Beer 医师开创的治疗方案，继续帮助那些"没有希望"的复发性流产患者拥有自己的孩子，延续 Beer 医师的辉煌。

站在 Beer 医师这样的巨人肩膀上，我希望实现一个愿景——把"Beer 宝宝"从美国带到世界的其他角落。如果 Beer 医师还在世，我相信他也会因此开心。

Raphael Stricker 博士
Alan E. Beer 生殖中心

生殖中心主任言

Edward E. Winger 博士

第一次和 Alan Beer 见面是 6 年前。我当时是一家免疫检测实验室的主任,这家实验室专为 Beer 医师的患者做各类检测项目。从那时起,我们的关系越来越紧密。Alan 和我讨论生殖免疫的话题时,所表现出的热情真的很有感染力,受到他的带动,我也投入到了这个领域中,直到今天。

Alan 是个具有远见卓识的人。他用自己的预见性、洞察力和干劲打造了一个被全球众多医师所追随的学科。2006 年 6 月美国生殖免疫学年会的主题演讲和开幕词就是献给他的。他是公认的行业先驱,其治疗理念在行业中遥遥领先。他离世后,我们有幸能够继续享用他留下的宝贵遗产并将其发扬光大。Beer 生殖中心和实验室会努力实现新的突破,打造更好的检测治疗手段,因为 Alan 最不希望看到的事就是生殖免疫学的停滞不前。

Alan 是一个横向思考问题的天才,在临床实践中引入了许多新点子,胚胎移植后的排异机制理论就是其中之一。他认为在胚胎着床前,子宫内膜中可形成一道免疫屏障,并认为这将导致妊娠失败。他通过子宫内膜活检找出其中对妊娠不利的细胞,然后通过治疗清除掉这些细胞。在我和 Alan 一同完成的研究中,投入了很多精力去了解这些细胞。作为免疫病理学家,我曾为 Alan 检测过许多样本,通过这些研究,我们获得过很多发现,为进一步的研究打下了基础。

Alan 一直梦想着能有一个实验室来支持他的临床决策。由于我在免疫学实验室方面的经验丰富,Alan 聘请我帮他建立这个实验室。我们聊过许多次关于要在这个新实验室里做哪些临床和基础研究。但 Alan 是个彻底的完美主义者,因此讨论时说到的那些试验终究还是没能成为现实。这个实验室真正开始临床试验已经是 2 年后的事了。

能够和他共同建立他梦想中的尖端实验室我感到十分荣幸。Alan 尽管看到了实验室的启动,却再也没有机会和我一起实现当初共同设想的试验了。他的生殖中心和我们未完成的工作将继续进展下去,这是我对已故的他的承诺。

Edward E. Winger 博士
Alan E. Beer 生殖中心主任

注　释

（内容见二维码，页码 1～154）

术语解释

艾迪生病:因肾上腺功能不全或受损而引起的一种疾病,可导致皮质醇和醛固酮激素缺乏(醛固酮可调控血压、盐水平衡以及应对压力和疾病时的免疫反应)。症状包括疲劳、体重减轻、低血压、抑郁、恶心和皮肤变黑。自身免疫疾病引起的艾迪生病患者中,有 50% 会继发自身免疫疾病,常累及甲状腺。

白癜风:自身免疫性疾病,其特征是皮肤色素细胞遭到破坏,可导致皮肤白斑和脱发。

白细胞:包括粒细胞(中性粒细胞、嗜碱性粒细胞和嗜酸性粒细胞)、淋巴细胞(B 细胞、T 细胞和自然杀伤细胞)、单核细胞和巨噬细胞。

白细胞介素(IL):由血液中的白细胞产生的细胞因子,细胞间可通过白细胞介素相互通信。例如,IL-2 由活化的 CD4 细胞产生,可促进 T 细胞和自然杀伤细胞的增殖和增加其活性。

白细胞抗体检测(淋巴细胞交叉配合试验,LAD):用于判断女性是否已经产生针对男伴白细胞的封闭抗体。正常妊娠女性的 LAD 水平通常较高,而复发性流产或不孕症女性患者的水平通常较低。

斑秃:自身免疫性疾病。患者的免疫系统攻击自身毛囊,导致头皮、脸部和身体其他部位的毛发脱落。由于负责毛囊生长的干细胞未受攻击,患者的毛发通常会在治疗后恢复生长。

垂体:位于大脑底部的一个豌豆大小的激素分泌腺,能调节包括生殖功能在内的诸多人体功能。

纯合子:某一基因的 2 个等位基因相同,2 个等位基因分别遗传自父亲和母亲。

雌激素:包括 3 种由卵巢产生的激素[雌酮(E1)、雌二醇(E2)和雌三醇(E3)],可促进女性性征的发育。子宫内膜可在雌激素与孕酮的共同作用下进入适合妊娠的状态。

促黄体生成素(LH):刺激卵巢在月经周期内产生并排出卵子的激素。

促卵泡激素(FSH):垂体中产生的刺激卵泡发育的激素。

等位基因:染色体内的某个基因座(位点)上的基因。2 个不同的等位基因构成一个人的基因型,分别遗传自父亲和母亲。以 DQα 基因为例,等位基因以数字标注,如 0101、0201 等,代表的是细胞表面的蛋白质或"天线"。

毒性弥漫性甲状腺肿(Graves 病):自身免疫性甲状腺疾病,体征为甲状腺激素、甲状腺素(T4)过多。症状包括体重减轻、食欲增加、心搏加快、高血压、震颤、抑郁、焦虑和腹泻。女性受影响的概率是男性的 7 倍,且常存在家族性甲状腺疾病史。

多发性硬化:进展缓慢的自身免疫性疾病。机体的免疫系统攻击神经细胞周围的髓鞘,破坏神经元的信号传递。症状包括肢体麻木、瘫痪、癫痫、震颤,共济失调、肌无力和视力障碍。

多囊卵巢综合征(PCOS):PCOS 患者存在内分泌紊乱,症状常表现为卵巢多发性囊肿、胰岛素抵抗、雄激素增多、无排卵、体重增加和不孕症。

非整倍体:染色体数量太少或太多。

分化群(CD):定义淋巴细胞表面分子的标记,包括分子类型和是否活化。

封闭抗体:孕期为保护胎盘免受母体排斥并促进其发育的抗体。

干扰素(IFN):免疫系统应对病毒、细菌、寄生虫和肿瘤细胞时产生的细胞因子。干扰素-γ(IFN-γ)是具有抗病毒功能的蛋白质。

干燥综合征:免疫系统攻击制造眼泪和涎液的腺体而引发的自身免疫性疾病。

肝素:由肝和肺产生的天然物质。用作药物时,它的作用是防止血液凝固过快。

睾酮:主要由睾丸分泌的雄性激素,负责精子的产生和发育、男性性征的形成以及调控性欲。女性的卵巢和肾上腺也可产生少量的睾酮。

过敏：对非有害物质（过敏原）的过度免疫反应。IgE 抗体结合过敏原引起的炎症。

过敏原：任何引起变态反应的物质。

合胞体：2 个或 2 个以上细胞膜融合在一起时形成的细胞样结构。

核型：一套完整的人类染色体。

坏死：由于血液供应不足而引起的细胞、组织或整个器官的局部死亡。

黄体：卵泡在释放卵子后形成的组织，可分泌孕酮。

黄体期：女性排卵与行经之间的时期。缺乏雌激素或孕酮可能引发黄体期缺陷（黄体期缩短），从而影响子宫内膜的正常发育。

基因：位于细胞核内，是生物体中具有遗传功能的结构单位。

检测（检查，测试）：测定混合物中一种成分浓度的生物学试验。

静脉注射免疫球蛋白 G(IVIg)：由若干供者的血样制成的抗体制剂。血清经净化后可保证不受感染。IVIg 通过静脉给药，给药时间 2～4 小时。

抗核抗体(ANA)：攻击 DNA 或细胞核内与 DNA 有关的内容物的自身抗体。

抗磷脂抗体(APA)：附着在磷脂（在所有细胞表面上存在的脂肪分子）上的抗体。抗磷脂抗体阳性常意味着发生血栓的风险增高。

抗磷脂抗体综合征(APLS 或 APS)：患者表现为抗磷脂抗体阳性、存在血栓形成问题、反复流产和（或）血小板数量减少。抗磷脂抗体综合征也称为 Hughes'综合征，因风湿病学家（英国伦敦圣托马斯医院的）Graham R. V. Hughes 医师而得名。

抗体：免疫系统用来识别细菌和病毒等外来物的蛋白质。也称为免疫球蛋白(Ig)。

抗原:任何能够引起免疫反应(包括抗体的产生)的物质。

空囊:异常妊娠,胎盘有发育但超声检查看不见胚胎。

赖特综合征:自身免疫性疾病,症状包括关节炎、尿道炎和结膜炎,常在衣原体感染后发病。

类风湿因子:大多数类风湿关节炎等风湿疾病患者血液中发现的一种抗体。

类固醇:通常指一类与雄性激素睾酮化学效果类似的强效分子。然而,在生殖免疫学中,类固醇也可以指皮质类固醇(如用于减少炎症的泼尼松和地塞米松等药物)。

粒细胞:是包括嗜碱性粒细胞、中性粒细胞和嗜酸性粒细胞等的白细胞,可以攻击并消灭外来入侵物。

淋巴结:大量豆状小腺体,是淋巴系统的一部分,分布于腹股沟、腋窝、颈部、腹部等部位。免疫反应开始于淋巴结,伴随着淋巴结的肿大,淋巴细胞的数量开始增加以消灭外来入侵物。

淋巴细胞:B 细胞、T 细胞和自然杀伤细胞。

淋巴细胞免疫疗法(LIT):从男性伴侣或其他男性供体的血液中提取白细胞所制成的疫苗。通过离心法分离出 $CD3^+$ T 细胞和 $CD19^+$ B 细胞后,将最终制备好的细胞制剂进行皮下注射。患者通常会产生封闭抗体、降低 NK 细胞的杀伤力并将免疫状态转变为更有利妊娠的 Th2 型。

淋巴:血液中流动性的细胞质,含有免疫系统中的淋巴细胞。

淋巴因子:T 细胞产生的细胞因子。

磷脂:所有细胞膜的主要分子成分,由甘油、磷酸盐和脂肪酸残基组成。

流式细胞术:对液体中的悬浮微粒进行计数的实验室检测技术。使用单色光照射液体和微粒(通常是细胞)组成的串流并按微粒类型计数和排序。

卵巢早衰(POF):40岁以下女性因遗传、自身免疫、发育、心理和(或)环境原因所致的卵巢功能减退。

卵母细胞:卵巢中仍在发育的卵子。

酶联免疫吸附测定法(ELISA):检测抗原或抗体的试验方法。酶联免疫吸附测定法主要用于检测激素、细菌抗原和抗体等蛋白质。

免疫球蛋白:也称为抗体。免疫球蛋白由B细胞产生,可与外源性抗原结合。免疫球蛋白共有五种不同类型:IgM是免疫应答启动时产生的第一种抗体。IgG存在于淋巴系统,由IgM制造。IgA存在于器官处,可保护这些器官。IgD是血液中的一种"记忆抗体",可记住过去的免疫信息。IgE存在于全身,可引起过敏和哮喘。

免疫抑制性糖蛋白A:分泌到子宫内膜的免疫抑制性糖蛋白。

囊胚:经过若干天细胞分裂后的受精卵。囊胚呈球形,内部细胞将形成胚胎,外层细胞将形成胎盘。

内啡肽:"天然镇痛药"。内啡肽是垂体和下丘脑产生的肽类,与吗啡的作用相似。

内皮细胞:位于血管内表面的扁平细胞,是血液循环和血管壁之间的交界。从心脏到最小的毛细血管,内皮细胞遍布整个血液循环系统。

胚胎:从着床到孕8周期间的妊娠产物。

桥本病:自身免疫系统破坏甲状腺的一种自身免疫性疾病。患者的甲状腺激素水平低,可引起疲劳、体重增加、抑郁、脱发、皮肤粗糙、甲状腺肿(甲状腺肿大引起的颈部肿胀)和上呼吸道感染。女性患病率是男性的50倍,30~40岁为女性患病高峰期。

清宫术:流产后去除妊娠组织的外科手术。将一个狭长的器具通过宫颈插入子宫后,刮下或吸出子宫中的妊娠组织。

染色体：携带遗传信息的 DNA 所在的蛋白质链。共有 23 对染色体（共 46 条），其中有两条性染色体，称为 X 和 Y，女孩有两条 X 染色体，男孩有一条 X 染色体和一条 Y 染色体。

人类白细胞抗原(HLA)：存在于人类细胞表面的分子，可决定白细胞的类型。这些分子被细分为 A、B、C、DR 和 DQ，其中 50% 来自母亲，另 50% 来自父亲。不孕症和流产患者常与男伴的 HLA-DR 和 HLA-DQ 中的多个抗原相同。

人绒毛膜促性腺激素(HCG)：妊娠期胎盘细胞产生的激素。HCG 是妊娠试验中的必查项目。

绒毛膜下出血或血肿：可导致胎盘从子宫壁过早分离的积血（妊娠超声扫描可见）。血液聚集可产生血栓，靠近胎盘的血栓比远离胎盘的更危险。

神经递质：在神经元和另一个细胞（通常是另一个神经元）之间传递电信号的化学物质。神经递质在大脑和神经系统中运作。

肾上腺：一对分泌激素的腺体（位于肾上方），可分泌调控心率和血压的肾上腺素和去甲肾上腺素以及调控身体其他重要功能的类固醇激素。

生殖免疫表型：通过流式细胞仪对 8 种最重要的白细胞进行计数的一个血液检测项目。

生殖免疫医师：专门治疗妊娠期免疫障碍的医师。

生殖内分泌专家：专门治疗不育不孕症的医师。

试管婴儿(IVF)：在实验室环境中使卵子和精子结合的辅助生殖手段。卵子受精后形成的胚胎转移到女性的子宫中，使其着床和发育。

嗜酸性粒细胞：负责对抗体内寄生虫的白细胞。

胎盘早剥：胎盘过早从子宫剥离，常因子宫凝血障碍、感染或炎性免疫反应引起。胎盘早剥可导致严重的出血，危及孕妇和胎儿的生命。

肽类：可结合抗原等蛋白质的氨基酸链。

特纳综合征：出生时染色体仅有一条 X 而非 XX 的女性，这样的女性存在女性性征，但发育不良。

同型半胱氨酸：能破坏动脉血管内壁、促进血液凝块、导致卒中和血管疾病的氨基酸。

同种免疫：通过另一个人（非己）的细胞获得的免疫力。例如，淋巴细胞免疫疗法可使女性产生针对男伴 T 和 B 淋巴细胞的同种免疫反应。

透明带：卵母细胞周围较厚的一个透明层。

蜕膜：妊娠期间的子宫内膜，分娩时会随胎盘一同脱落。此外流产时也会排出。

细胞凋亡：有序的细胞自我毁灭过程，如细胞萎缩、表面出现小泡，接着发生 DNA 断裂。

细胞毒性：对细胞产生毒性作用。

细胞发生：细胞的起源、发育与变化。

细胞因子：白细胞（淋巴细胞）产生的"信使分子"，使免疫系统中的其他细胞得以进行信息传递，并可召集这些细胞抵抗感染或将外来组织排出身体。

先兆子痫：子痫的前期症状，可在妊娠后半期发生。先兆子痫的表现为高血压，手部、足部和足踝严重水肿，以及蛋白尿过多。

纤维蛋白：血液凝固所必需的蛋白质。凝血时，纤维蛋白形成网状结构并"捕获"血小板和红细胞。

纤维化：纤维组织（瘢痕组织）的形成。

心磷脂：磷脂家族的一种。

形态：有机体或其某个部位的外形或构造。

血管炎：小动脉或小静脉的炎症，有时可导致纤维化和血栓形成。

血清：将血细胞、血小板和纤维蛋白原分离后，血液中残留的黄色透明液体部分。

血栓形成：血管内形成血栓块。

血小板：血小板可聚集在创伤部位并彼此附着堵住伤口，在血液凝固过程中起着至关重要的作用。血小板组成的堵塞物与纤维蛋白结合有助于止血，使伤口愈合。血小板中还储存了人体 2％的 5-羟色胺。

严重变态反应：急性、可致命的过敏性免疫反应。

营巢：胚胎在子宫内膜上着床。

硬皮病：罕见的全身性疾病，因免疫细胞攻击结缔组织而在皮肤、内脏和小血管中发生炎症和瘢痕组织（纤维化）所导致。硬皮病的症状包括手指皮肤溃疡、关节僵硬、吞咽困难和腹泻。女性患硬皮病的数量是男性的 8 倍，发病高峰年龄 30～55 岁。

诱变物：可提高细胞突变概率的物质，如毒性化学品和紫外线。

原核：受精前的精子或卵子的细胞核。

孕酮：黄体期排卵后卵巢分泌的雌性激素，在黄体产生。孕酮是怀孕成功的关键。

杂合子：某一基因的 2 个等位基因不同。

肿瘤坏死因子 α（TNF-α）：附着于细胞 TNF 受体上的细胞因子，可促进炎症。克罗恩病、银屑病、类风湿关节炎、部分复发性流产和不孕症患者等自身免疫性疾病患者常见肿瘤坏死因子 α 水平升高。

重症肌无力：神经肌肉接点受到免疫攻击引起的慢性自身免疫性疾病，可导致肌肉逐渐无力，通常从面部肌肉开始。症状包括眼睑下垂、复视，以及呼吸、说话和吞咽困难。重症肌无力常见于 40 岁以下的女性。

主要组织相容性复合体(MHC)：遗传系统，可决定免疫应答被诱发和表达（开始）时淋巴细胞表面的分子将何种抗原呈递给 T 淋巴细胞。当 DR 和 DQ 等位基因过于接近时，个体间，以及母体和胚胎(胎儿)之间会发生排斥反应。

滋养层：胚胎早期发育过程中形成囊胚外壁的细胞膜。滋养层可协助胚胎在子宫壁中着床，也是胚胎的养分过滤器。

子宫肌瘤：生长在子宫内的良性肿瘤。

子宫内膜异位症：子宫内膜组织在子宫外的部位生长。

子宫内膜：月经期间子宫内膜会增厚，为胚胎的附着和发育创造适宜的环境。

子痫：妊娠晚期血压过高导致的癫痫发作，可危及生命。

自然杀伤 T 细胞(NK T 细胞)：自然杀伤 T 细胞具有 T 细胞和自然杀伤细胞两者的属性。

自然杀伤细胞(NK 细胞)：淋巴细胞，也是固有免疫反应的参与者。NK 细胞含有能够杀死感染细胞和癌细胞的酶。NK 细胞也称大颗粒淋巴细胞。

自身免疫：免疫系统攻击人体自身组织的状况。

组蛋白：染色体中与 DNA 相连的蛋白质。

组织相容性：一组基因中的等位基因全部或大部分相同（器官移植时是否排异的考虑因素）。母亲和胎儿之间组织相容性过高可严重影响妊娠成功率。

C 反应蛋白(CRP)：随着全身性炎症的病程而增加的蛋白质。CRP 被认为在心血管疾病的发生和发展中发挥作用。

DNA(脱氧核糖核酸):引导细胞生物发育的遗传指令。大多数遗传性状通过DNA传递,并可在繁殖过程中复制。

DQα:在某些白细胞(淋巴细胞)上存在的HLA蛋白,可帮助细胞相互识别。每个人有两个DQα等位基因,以数字表示(如1.2、4.1或0102、0501),每个数字遗传自双亲之一。夫妻的DQα过于相似(数字相同)往往不利于妊娠。

Epstein Barr病毒(EB病毒,EBV):疱疹病毒家族的成员。EB病毒在咽喉细胞和血液中终身休眠(潜伏),激活时可能无症状。它是传染性单核细胞增多症的主要诱因,并与慢性疲劳综合征和某些癌症的发展有关。

HELLP综合征(溶血性贫血、肝酶升高和血小板减少):怀孕后期发生的先兆子痫并发症,可危及生命,常造成母体和婴儿的健康状况迅速恶化。症状包括水肿、蛋白尿、高血压和胎儿生长受限。

IgG(免疫球蛋白G):血液中数量最多的抗体类型。IgG可提示新发或过往感染。这种抗体由B淋巴细胞(CD19)产生且主要存在于淋巴系统中。

MTHFR(亚甲基四氢叶酸还原酶):人体必需的酶,可代谢和消除同型半胱氨酸。编码这种酶的基因(C677T)发生突变常可引起同型半胱氨酸水平的升高,从而导致流产率提高、神经管缺陷或心血管疾病的发生。基因突变的杂合子携带一个突变基因(遗传自父亲或母亲),纯合子则携带两个突变基因(遗传自父亲和母亲)。

Rh阴性:15%的女性红细胞上没有Rh抗原,也即是Rh阴性。如果Rh阴性的女性怀上了Rh阳性的孩子,就可能产生针对孩子Rh阳性抗原的抗体并破坏孩子的红细胞。可通过孕期使用Rh免疫球蛋白预防这种情况的发生。

5-羟色胺(5-HT、血清素):重要的神经递质,存在于多个组织中,尤其是血管和神经组织。5-羟色胺可调控神经细胞(神经元)之间信息的传递并可刺激平滑肌。5-羟色胺被认为在调节情绪、睡眠、性欲和食欲方面发挥着重要作用。

索　引

（＊为注释部分的页码）

A

Alan E. Beer 生殖免疫与生殖遗传中心

成立　XIV,134

实验室　187

未来发展　186,187

艾迪生病　58

定义　192

阿尔茨海默病　62

阿司匹林　94-95,＊97-98

个人用药经验　xix,139,142-143,147

提高妊娠率　121-122

阿斯巴甜　164-165,＊133-134

癌症

DNA 修复机制出错　71

儿童期癌症　162,＊133

睾丸癌　157

宫颈癌

细菌相关　48

炎症相关　44

接触毒素相关　4,157,158,159-160,

162-163,＊132-133

对抗癌症的免疫作用相关　1-2,6,

16,22-23

免疫治疗以及风险　76,96

乳腺癌

患病率　157

接触中毒相关　160,162,＊132

与肥胖的关系　59,＊132

预防　56-57

用治疗癌症的方法保胎　23-26,40-43

饮食危险因素　170,174-175

艾滋病 HIV

主动免疫治疗前筛查　89

注射免疫球蛋白前筛查　88,89

B

B 细胞　17

B 族链球菌

与死产相关　11

白癜风

定义　192

与 Th1 型免疫反应有关　18

与卵巢早衰的关系　58

白细胞

定义　192

白细胞介素

Th2 细胞相关　18

定义　16,192

肿瘤坏死因子-α 相关　42

斑秃

定义　192

是一种 Th1 型免疫应答　18

斑秃与抗核抗体　37,＊35

斑秃与抗磷脂抗体　31,＊26

伴侣基因相似度（DQ-α 相似）　25-26,

＊17-18

避孕药

血栓形成的危险因素　31,34,＊27

与念珠菌感染相关　49

避孕疫苗　58,＊65

病毒感染

自身免疫病　19,31

慢性疲劳综合征　67,81-82

甲状腺肿　45,＊48

多发性硬化　19

干燥综合征　37,＊34

系统性红斑狼疮　45,48

不孕

"不明原因"的　9-10,14,46

译者跋

在本书即将付梓之际，非常荣幸能够在文末与读者分享我自己的一点感怀。有比尔教授和刘湘源教授的珠玉之序在前，木渎为跋，我简单说一下本书翻译的过程。

本书英文版：*Is Your Body Baby Friendly?* 原作者 Alan E. Beer 教授，生前是美国生殖免疫学界的领军人物。与本书结缘，始于 2016 年 5 月一个晴朗的上午，刘教授郑重地将本书的翻译工作交给我，并一再叮嘱本书之于学界的权威性、之于患者的重要性。彼时我还刚刚接触免疫学界不久，只得按图索骥联系了本书作者之一 Julia Kantecki，通过信件往来，得知比尔教授已然离世，Julia Kantecki 在获悉我的意愿后，坚定支持我们将教授遗作翻译为中文版。于是，在获得对方授权后，本书的翻译工作正式立项。为了不辜负老师们的信任和嘱托，我只能焚膏继晷，笔耕朝夕，以期早日成书。

到 2018 年初，译稿已初具雏形。在此过程中，我通读了妇产生殖学、免疫学、分子生物学等各学科教材，又不断查询国内外文献。不懂之处，或向教授请教，或向原作者学生函询，总算克尽厥职，完成了任务。之后是漫长的校对，虽然诸方专家一再对译文表示肯定，但错漏之处仍旧很多，好在有各位老师的一一亲自标注，看着批红注释，赫然之余，我也只能继续打起精神，不断修正。

最终，历经五稿三校，该书的中文翻译版得以出版，呈现在读者面前。这里，我要感谢科学出版社的责任编辑程晓红为此书付出的智慧和辛劳；感谢赵爱民教授的时时激励和点拨；感谢李大金、付锦华、鲍时华、王芳、郭仲杰等专家亲笔作序推荐或校稿；感谢我的好友杨博先生从专业翻译的角度帮我解决了很多实际困难；感谢当年赠书的患者（隐名），没有她当年的引介，也许就没有今天《你的身体适合怀孕吗？》一书的出版。最后，还要特别感谢刘湘源教授和北京大学第三医院的宝贵支持。

本书是中国生殖免疫医学领域的拓荒之作，全书的统稿定稿工作由刘湘源教授总负其责，我与杨博深度跟进了全书翻译校对的始终，刘教授的同事、好友、学生也纷纷参与了本书的翻译。对于译本可能存在的错谬不当之处，敬请各位业内同仁及读者批评指正。踵事增华，与有荣焉。能够与大师们一起参与到此项工程中，虽然我只尽了绵薄之力，亦感机缘殊胜。本书若能有些许裨益以飨读者，则此心足矣。

是为跋。

金 鑫 谨识

2020 年 1 月